莱姆病发病机制研究

宝福凯　柳爱华　梁　张　编著

科学出版社

北　京

内 容 简 介

本书系统总结了近二十年来我们有关莱姆病研究的最新进展。本书内容包括莱姆病的发病机制的系列研究，包括伯氏疏螺旋体转录组学、毒力因子鉴别、宿主可能的相关受体、信号转导机制、炎症相关的细胞因子风暴。

本书可供莱姆病研究人员、传染免疫研究人员、临床医师、卫生防疫工作者、医学院校师生和其他相关专业人员参考。

图书在版编目（CIP）数据

莱姆病发病机制研究/宝福凯，柳爱华，梁张编著. —北京：科学出版社，2021.1
　　ISBN 978-7-03-059627-7

　　Ⅰ. ①莱… Ⅱ. ①宝… ②柳… ③梁… Ⅲ. ①螺旋体病–研究 Ⅳ. ①R514

中国版本图书馆 CIP 数据核字（2018）第 272124 号

责任编辑：朱　华 / 责任校对：郑金红
责任印制：李　彤 / 封面设计：陈　敬

斜 学 出 版 社 出版
北京东黄城根北街 16 号
邮政编码：100717
http://www.sciencep.com

北京凌奇印刷有限责任公司 印刷
科学出版社发行　各地新华书店经销
*
2021 年 1 月第　一　版　　开本：787×1092 1/16
2023 年 1 月第二次印刷　　印张：10 1/4
字数：231 000
定价：98.00 元
（如有印装质量问题，我社负责调换）

前　言

　　莱姆病是 20 世纪 70 年代中期首先在美国发现的一种以蜱作为传播媒介，由伯氏疏螺旋体感染所致的人畜共患传染病。1975 年，美国康涅狄格州卫生部得知该州旧莱姆镇（Old Lyme）及附近地区有许多孩子患幼年类风湿关节炎，科学家在对此病进行流行病学调查中发现其与欧洲早已报道过的慢性游走性红斑（ECM）极为相似。他们以莱姆关节炎（Lyme arthritis）报道了此病，1978 年该病被改称为莱姆病（Lyme disease）。

　　莱姆病在世界上分布广泛，全球有 60 多个国家存在本病流行或发现本病。本病主要分布在美国东北部、中西部、西部，加拿大东南部，欧洲中部及北部，亚洲东部、北部。我国艾承绪等于 1986～1987 年相继在黑龙江省和吉林省发现此病，现在已证实至少 27 个省、自治区、直辖市有此病发生。

　　我们于 2017 年总结了近些年莱姆病研究的主要进展，并结合自己的研究工作，编写了《莱姆病：基础与临床》，为临床医学和预防医学相关专业人员提供了比较系统的参考资料，本书是继《莱姆病：基础与临床》之后，进一步系统总结了近二十年来我们实验室有关莱姆病研究的最新进展。本书内容包括莱姆病的发病机制的系列研究，包括伯氏疏螺旋体转录组学、毒力因子鉴别、宿主可能的相关受体、信号转导机制、炎症相关的细胞因子风暴。

　　本书的编写和出版受到国家自然科学基金项目（81860644，81060134，81371835，31560051，81560596）、云南省应用基础研究计划项目（2007C069M）、云南省科技厅-昆明医科大学联合专项（2010CD221，2011FB244，2012FB011，2013FZ057，2014FA011，2014FB001，2017FE467-001）的资助；也受到云南省儿童重大疾病研究重点实验室、云南省热带传染病示范型国际科技合作基地、云南省高校热带传染病重点实验室和昆明医科大学重大成果培育项目的大力支持，在此深表感谢。感谢实验室历届研究生做出的贡献。由于我们水平有限，本书不足之处，敬请读者不吝指正。

编　者

2018 年 5 月

目　　录

第一章　伯氏疏螺旋体感染动物模型中螺旋体组织载量的定量研究

　　莱姆病（Lyme disease，LD）是由蜱（tick）传播的伯氏疏螺旋体（*Borrelia. burgdorferi*，*BB*）引致的炎症性疾病。莱姆病在世界上分布广泛，有 60 多个国家存在本病流行或发现本病，主要分布在美国东北部、中西部、西部，加拿大东南部，欧洲中部及北部，亚洲东部、北部[1, 2]。全世界每年发病人数在 30 万左右[3]。我国 1986～1987 年相继在黑龙江省和吉林省发现此病，现在已证实 27 个省（自治区、直辖市）有此病发生[4]。

　　研究已经证明，伯氏疏螺旋体感染后可沿皮肤，继而沿血液循环扩散至全身，并进入不同组织定居，但对不同组织的损伤程度却大为不同。在人类主要表现为皮肤、神经、心脏及关节炎症损伤，在小鼠主要表现为关节和心脏炎症，皮肤红斑极少发生[1, 2, 5, 6, 7]。而我们在动物实验和流行病学调查中发现，伯氏疏螺旋体最容易从小鼠膀胱中培养出来，从而提示我们，可能在膀胱中伯氏疏螺旋体存在较多，但膀胱的炎症却不明显。为了探索不同组织伯氏疏螺旋体载量与组织损伤的关系，我们决定对伯氏疏螺旋体感染小鼠后在不同组织中的载量进行定量研究。

一、材料和方法

　　1. 菌株及供试菌液　低传代（第 3 代）伯氏疏螺旋体 B31 株 5A11 克隆引种自得克萨斯大学 Steven Norris 实验室，为广泛应用的毒株。伯氏疏螺旋体在实验室中大量增菌一次，然后将培养物以每份 50 μl 分装到菌株储存瓶中，加等量甘油后，置于−80℃低温冰箱长期保存备用。在动物实验前，取一份储存菌株接种到含 5 ml BSK-H 完全培养液的带旋盖的 15 ml 培养管中，置于 37℃、CO_2 浓度为 5%的 CO_2 培养箱中培养，第七天后每日取培养物在细菌计数板上计数，当伯氏疏螺旋体增殖至对数生长期末期，浓度达到 1×10^7/ml 时终止培养，用磷酸盐缓冲液（PBS）将伯氏疏螺旋体菌液浓度调整为 1×10^5/ml 备用[4, 8]。

　　2. 小鼠及小鼠实验[9, 10]　所有 4 周龄无特殊病原体（SPF）C3 h/HeJ 实验小鼠均购自美国缅因州 Jackson 实验室。小鼠收到后立即饲养在 ABSL-2 动物实验室中，由专门饲养人员管理，观察 1 周无异常方可进行实验。小鼠分 2 组，伯氏疏螺旋体感染组（16 只），健康对照组（8 只）。伯氏疏螺旋体感染组：在第 0 天造成伯氏疏螺旋体感染。方法是，在每只小鼠下背部皮内注射 1×10^5/ml 菌液 100 μl。健康对照组：在第 0 天在每只小鼠下背部皮内注射 PBS 100 μl。在第 9 天取各组小鼠耳组织片做 PCR 检测伯氏疏螺旋体，以判断实验性感染成功与否。检测伯氏疏螺旋体的 PCR 引物以伯氏疏螺旋体 *flaB*（BB0147）基因序列（下载自 www.tigr.com）为模板设计，正向引物序列为 5′-CAA GCG TCT TGG ACT TTA AGA GTT-3′，逆向引物序列为 5′-GAA AGC ACC TAA ATT TGC CCT TTG A-3′。

3. 标本采集 在伯氏疏螺旋体感染后第 12 天和第 18 天,分别取感染组小鼠 8 只和健康对照组小鼠 4 只放入 CO_2 盒中处死,消毒后立即取皮片、心脏、膀胱、膝关节标本置于标本瓶中,编号后储存于 $-80℃$,用于总 DNA 提取。另一部分标本立即用甲醛(福尔马林)固定,用于病理学研究。

4. 组织总 DNA 的提取与纯化 分别提取每份标本的组织总 DNA。采用 Qiagen 公司(Valencia,CA,USA)的 DNAeasy 试剂盒,并按其说明书操作。将柱中滤膜上的 DNA 用 200 μl 无菌去离子水洗脱,转入 1.5 ml Ependof 管中,用分光光度计测定 DNA 标本在 260nm 和 280nm 处的 OD 值,确定标本的纯度和含量。

5. 实时荧光定量 PCR(FQ-PCR)测定组织伯氏疏螺旋体载量[11, 12]

(1)FQ-PCR DNA 浓度标准的制备:为了测定组织中伯氏疏螺旋体 DNA 的含量,需要制备伯氏疏螺旋体鞭毛蛋白 B(FlaB)基因 DNA 浓度标准和小鼠 β-肌动蛋白(β-actin)基因 DNA 浓度标准。*flaB* 基因浓度标准制备方法如下:用 5 ml BSK-H 培养基培养伯氏疏螺旋体 B31 株 5A11 克隆至对数生长期末期(9 d),选择 4000 r/min 离心沉淀细菌 20 min,弃上清液,用 PBS 清洗细菌 3 次。用 Qiagen 公司 DNAeasy 试剂盒提取伯氏疏螺旋体总 DNA,最后将伯氏疏螺旋体总 DNA 滤出到 200 μl 无菌去离子水中,$-20℃$ 保存备用。然后,以伯氏疏螺旋体总 DNA 为模板,用常规 PCR 扩增全长 *flaB* 基因。所用的 *flaB* 基因 PCR 引物:正向引物序列为 5′-ATG ATT ATC AAT CAT AAT ACA TCA-3′,逆向引物序列为 5′-TTA TC AAG CAA TGA CAA-3′。PCR 反应条件:反应体积 50 μl,*Taq* DNA 聚合酶 1U,200nmol/L dNTP,5μl 10×缓冲液。每个循环包括 94℃变性 40s,54℃退火 1 min,72℃延伸 1 min,共进行 36 个循环。PCR 扩增产物经琼脂糖凝胶电泳证实后,用 Qiagen PCR 纯化试剂盒纯化,滤出到 200 μl 无菌去离子水中,测 OD 值确定 PCR 产物浓度,再根据 PCR 产物分子量计算出每微升所含全长 *flaB* 基因 PCR 产物拷贝数(分子数),并依次稀释为每微升含 10^7、10^6、10^5、10^4、10^3、10^2、10^1 系列浓度备用。

β-肌动蛋白基因 DNA 浓度标准制备方法与 *flaB* 基因 DNA 浓度标准制备方法类似,具体如下:取 6 周龄 C3 h/HeJ 实验小鼠 1 只,CO_2 箱中处死,消毒后立即取脾脏置于无菌平皿上。用无菌解剖刀切下 20g 新鲜脾组织,用 Qiagen 公司 DNAeasy 试剂盒提取脾组织总 DNA,总 DNA 滤出到 200 μl 无菌去离子水中,$-20℃$ 保存备用。然后,以小鼠脾总 DNA 为模板,用常规 PCR 扩增全长基因。小鼠 β-肌动蛋白基因 PCR 引物以小鼠全长 β-肌动蛋白基因(GenBank 进入号:X03672)为模板设计,正向引物序列为 5′-AGA GGG AAA TCG TGC GTG AC-3′,逆向引物序列为 5′-CAA TAG TGA TGA CCT GGC CGT-3′。PCR 反应条件:反应体积 50 μl,*Taq* DNA 聚合酶 1U,200nmol/L dNTP,5μl 10×缓冲液。每个循环包括 94℃变性 1 min,54℃退火 1 min,72℃延伸 1 min,共进行 36 个循环。PCR 扩增产物经琼脂糖凝胶电泳证实后,用 Qiagen 公司 PCR 纯化试剂盒纯化,滤出到 200 μl 无菌去离子水中,测 OD 值确定 PCR 产物浓度,再根据 PCR 产物分子量计算出每微升所含全长 β-肌动蛋白基因 PCR 产物拷贝数(分子数),并依次稀释为每微升含 10^7、10^6、10^5、10^4、10^3、10^2、10^1 系列浓度备用。

(2)Q-PCR 定量组织伯氏疏螺旋体 DNA:组织伯氏疏螺旋体 *flaB* 基因拷贝数的定量分析采用 *Taq*Man 探针法,在 BioRad 公司的 iCycler IQ 实时荧光定量 PCR 仪(Bio-Rad laboratories,Hercules,CA,USA)上进行,分别测定每份样品 2μl 中所含的 *flaB* 基因和 β-肌动蛋白基因拷贝数。

　　Q-PCR 的反应体积是 50 µl，反应所用试剂盒为 Invitrogen 公司的 Platinum *Taq* DNA 聚合酶高保真试剂盒（Carlsbad，CA，USA），Q-PCR 引物和 *Taq* Man 探针由作者用 Primer3 软件设计，引物由耶鲁大学 Keck 寡核苷酸合成中心合成，探针由美国应用生物系统公司（Applied Biosystems，Foster，CA，USA）合成，5′端用荧光素 FAM（6-carboxyfluorescein）标记，3′端用荧光猝灭剂 TAMRA（6-carboxy-*N*，*N*，*N*′，*N*′-tetramethylrhodamine）标记。所用 *flaB* 基因正向引物（FW）为 5′-TTG CTG ATC AAG CTC AAT ATA ACC A-3′，逆向引物（RV）为 5′-TTG AGA CCC TGA AAG TGA TGC-3′，扩增片段（372～484）长 111bp，探针序列为 5′-FAM CAG CTG AAG AGC TTG GAA TGC AGC CT-TAMRA-3′。β-肌动蛋白基因正向引物（FW）为 5′-AGA GGG AAA TCG TGC ATG AC-3′，逆向引物（RV）为 5′-CAA TAG TGA TGA CCT GGC CGT-3′，探针为 5′-FAM-CAC TGC CGC ATC CTC TTC CTC CC-TAMRA-3′。50 µl PCR 反应体系：每种引物 200nmol/L，探针 500nmol/L，dNTP 100nmol/L，MgCl$_2$ 3.50nmol/L，DNA 样品 2µl，*Taq* 酶 1 单位，10×PCR 缓冲液 5µl。反应过程：94℃充分解链 10 分钟，然后进行 50 个如下循环（95℃ 30s，60℃ 1 min），最后一个循环后延伸 5 min。每次检测均设标准曲线，并保证 $R \geqslant 0.990$，斜率=0.328。反应结束后用 BioRad iCycler IQ PCR 分析软件分析，得出每个样品中的 *flaB* 和 β-肌动蛋白基因的拷贝数。

　　（3）组织伯氏疏螺旋体含量的标准化：为了使不同样品中的 *flaB* 基因拷贝数具有可比性，必须对组织中伯氏疏螺旋体含量加以标准化。方法是以 β-肌动蛋白基因拷贝数为分母，换算成每 10^6 β-肌动蛋白基因拷贝对应的 *flaB* 拷贝数。已知 *flaB* 基因在伯氏螺旋体中为单拷贝基因，即 1 个伯氏疏螺旋体只含 1 个 *flaB* 基因。因此，1 个 *flaB* 基因对应 1 个伯氏疏螺旋体，*flaB* 基因拷贝数等于伯氏疏螺旋体数。

　　6. **小鼠组织炎症的确定**[13]

　　（1）小鼠关节肿大的测量：在伯氏疏螺旋体感染后第 12 天和第 18 天，在双盲状态下先用目测法对左膝关节和左胫跗关节肿大程度进行分级，再用卡尺测量各组小鼠的左后肢胫跗关节厚度（前后径）并记录。

　　（2）小鼠组织的病理学评定：在伯氏疏螺旋体感染后第 12 天和第 18 天，取关节、皮肤、心脏和膀胱为标本，用甲醛固定，石蜡包埋，纵向垂直切片，HE 染色，高倍镜（×40）观察，按炎性细胞浸润、纤维渗出和肿胀等炎症程度进行病理分级。0 级：正常组织。1 级：轻度炎症；2 级：中度炎症；3 级：重度炎症。

　　7. **资料统计方法**　所有资料均用生物医学专用统计软件 GraphPad Prism version 4（Prism 4）（GraphPad Software INC.，San Diego，CA，USA）处理。各种动物组织中的伯氏疏螺旋体载量（burden）比较用单因素方差分析（one way ANOVA），并用 Tukey 多重比较检验（Tukey's multiple comparison test）进行事后检验（post hoc test）。$P < 0.05$ 表示差异有统计学意义。

二、结　果

　　1. **不同小鼠组织的炎症情况**　为了保证模型复制的可靠性，我们在感染的第 12 天和第 18 天对感染模型进行病理学监测，结果证明模型复制成功，与文献报道的结果一致，见表 1-1。

表 1-1　伯氏疏螺旋体感染小鼠不同时间点的组织病理学改变

感染后时间点	关节		皮肤		心脏		膀胱	
	实验组	对照组	实验组	对照组	实验组	对照组	实验组	对照组
第 12 天	7/8	0/4	0/8	0/4	5/8	0/4	0/8	0/4
第 18 天	8/8	0/4	0/8	0/4	8/8	0/4	0/8	0/4

2. 不同时间点小鼠组织的伯氏疏螺旋体载量　在伯氏疏螺旋体感染后第 12 天和第 18 天，我们分别定量检测了关节、皮肤、心脏、膀胱四种代表性组织的伯氏疏螺旋体载量，发现不同组织中伯氏疏螺旋体载量差异很大，其中，膀胱中伯氏疏螺旋体最多，关节次之，皮肤和心脏最少。统计学比较表明，比较感染第 12 天的不同组织伯氏疏螺旋体载量，结果是：关节与皮肤，$P<0.05$；关节与心脏，$P<0.05$；关节与膀胱，$P<0.05$；皮肤与心脏，$P>0.05$；皮肤与膀胱，$P<0.05$，心脏与膀胱，$P<0.05$。比较感染第 18 天的伯氏疏螺旋体载量，结果与第 12 天有所不同：关节与皮肤，$P>0.05$；关节与心脏，$P>0.05$；关节与膀胱，$P>0.05$；皮肤与心脏，$P>0.05$；皮肤与膀胱，$P<0.05$；心脏与膀胱，$P<0.05$，但仍然以膀胱载量最高。结果如图 1-1 和图 1-2 所示。

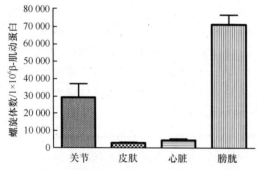

图 1-1　伯氏疏螺旋体感染第 12 天小鼠不同组织的伯氏疏螺旋体载量

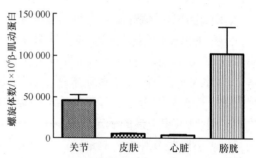

图 1-2　伯氏疏螺旋体感染第 18 天小鼠不同组织的伯氏疏螺旋体载量

三、讨　论

一般来说，组织中病原体载量与组织损伤程度密切相关。但在对莱姆病的研究中，我们和其他学者均发现，伯氏疏螺旋体感染后，在人类主要表现为皮肤、神经、心脏及关节炎症损伤，在小鼠主要表现为关节和心脏炎症损伤，皮肤红斑极少发生。而在动物实验和流行病学调查中发现，伯氏疏螺旋体最容易从小鼠膀胱中培养出来，这提示我们，可能在膀胱中伯氏疏螺旋体较多。但有趣的是，小鼠膀胱病理改变并不明显[9, 10]。为了探索不同组织伯氏疏螺旋体载量与组织损伤的关系，我们决定对伯氏疏螺旋体感染小鼠后在不同组织中的载量进行定量研究。

首先，我们建立了莱姆病小鼠感染模型。通过病理学研究证实，模型建立成功，病理改变与其他报道类似。在此基础上，我们应用我们建立并长期使用的定量检测组织中伯氏疏螺旋体载量的实时荧光定量 PCR 方案，在不同时间点对小鼠模型代表性组织的伯氏疏螺旋体载量进行定量分析。结果证实了我们的假说，小鼠膀胱组织中伯氏疏螺旋体载量最高，其次是关节，皮肤和心脏载量最低。在感染第 12 天，膀胱伯氏疏螺旋体载量最高，与其他组织相比，差异均有高度显著性；在感染第 18 天，膀胱伯氏疏螺旋体载量仍然最高，与皮肤、心脏组织相比，差异均有高度显著性，与关节相比，差异无显著性。小鼠感染伯氏疏螺旋体主要表现为关节和心脏炎症，皮肤红斑极少发生，膀胱损伤也不明显。上述结果表明，组织伯氏疏螺旋体载量与组织损伤程度无明显正相关性。因此，我们提出假说，伯氏疏螺旋体致病与伯氏疏螺旋体的存在相关，但与载量不直接相关。由于伯氏疏螺旋体在不同环境可以明显改变其基因表达谱，因此，伯氏疏螺旋体在不同组织中的选择性致病作用可能与伯氏疏螺旋体在不同组织表达不同的基因产物有关[14]。下一步，我们准备用微阵列（基因芯片）技术检测伯氏疏螺旋体在不同组织的基因表达谱，并尝试找到与关节组织损伤相关的伯氏疏螺旋体基因。

参 考 文 献

[1] Steere AC. Lyme disease. N Engl J Med，2001，345（2）：115-125

[2] Stone BL，Tourand Y，Brissette CA. Brave New Worlds：The Expanding Universe of Lyme Disease. Vector Borne Zoonotic Dis，2017，17（9）：619-629

[3] Aguero-Rosenfeld ME，Wang G，Schwartz I，et al. Diagnosis of Lyme borreliosis. Clin Microbiol Rev，2005，18（3）：484-509

[4] 万康林. 中国莱姆病的研究进展. 中华流行病学杂志，2002，23（1）：19-22

[5] Steere AC，Glickstein L. Elucidation of Lyme arthritis Nat Rev Immunol，2004，4：143-152

[6] Hengge UR，Tannapfel A，Tyring S，et al. Lyme borreliosis. Lancet Infect Dis，2003，3（8）：489-500

[7] Nardelli DT，Callister SM，Schell RF. Lyme arthritis：Current concepts and a change in paradigm. Clin Vaccine Immunol，2008，15（1）：21-34

[8] Ramamoorthi N，Narasimhan S，Pal U，et al. The Lyme disease agent exploits a tick protein to infect the mammalian host. Nature，2005，436（7050）：573-577

[9] Barthold SW，Persing DH，Armstrong AL，et al. Kinetics of *Borrelia burgdorferi* dissemination and evolution of disease afer intradermal inoculation of mice. Amer J Pathol，1991，139（2）：263-273

[10] Barthld SW，Beck DS，Hansen GM，et al. Lyme borreliosis in selected strains and ages of laboratory mice. J Infect Dis，1990，162（1）：133-138

[11] Wang G. Direct detection methods for Lyme Borrelia，including the use of quantitative assays. Vector Borne Zoonotic Dis，2002，2（4）：223-231

[12] Pal U，Li X，Wang T，et al. TROSPA，an *Ixodes scapularis* receptor for *Borrelia burgdorferi*. Cell，2004，119（4）：457-468

[13] Yang L，Ma Y，Schoenfeld R，et al. Evidence for B-lymphocyte mitogen activity in *Borrelia burgdorferi*-infected mice. Infect Immun，1992，60（8）：3033-3041

[14] Tracy KE，Baumgarth N. *Borrelia burgdorferi* Manipulates Innate and Adaptive Immunity to Establish Persistence in Rodent Reservoir Hosts. Front Immunol，2017，8：116

第二章 伯氏疏螺旋体在小鼠关节中的特异性转录谱

伯氏疏螺旋体所致的莱姆病涉及皮肤、关节、心脏和神经系统。当肩突硬蜱叮咬老鼠或人时，螺旋体就被散布到局部皮肤中。伯氏疏螺旋体在皮肤中复制后播散到远处皮肤或其他器官，包括关节在内[1-3]。莱姆关节炎多数发生在未接受治疗的患者身上，常发生在叮咬后的几周至几个月并与螺旋体侵入关节有关。在多数案例中抗生素治疗是有效的，但是有些患者会发展成与持续感染无关的抗生素抵抗型关节炎[4-6]。

对莱姆病的理解得到了一些动物模型的帮助，其中最著名的是小鼠模型。感染伯氏疏螺旋体的 C3 h/HeJ 小鼠表现为严重的关节肿胀，这部分模拟了人类疾病并有助于理解莱姆关节炎的发病机制[3]。小鼠关节中伯氏疏螺旋体的存在和对病原体的固有免疫、适应性免疫应答都导致了炎症的发展。螺旋体基因也牵涉到小鼠莱姆关节炎，因为伯氏疏螺旋体缺乏质粒而不导致炎症。在炎症中伯氏疏螺旋体 Arp 蛋白在很多组织中表达且抗 Arp 血清可以减弱小鼠莱姆关节炎程度[7, 8]。但是能优先在关节中诱导并和关节炎发生机制相关的特定螺旋体抗原还未被鉴定出来。

在螺旋体的生存周期中，螺旋体在病媒和哺乳动物宿主优先上调特定的螺旋体基因对病原体的存活有重要意义[9-11]。在各种哺乳动物组织中，不同的新陈代谢速率或免疫微环境可能会影响伯氏疏螺旋体在不同的宿主组织中持续存在的能力[12-14]。因此，我们假设特定的伯氏疏螺旋体基因在小鼠关节中选择性表达，其促成了螺旋体在关节中定植和关节炎的发展。以组织特异性表达的微生物配体的特征对理解复杂传染病的发病机制至关重要。

哺乳动物宿主中相对很少的伯氏疏螺旋体限制了我们在体内直接检测螺旋体基因的表达。为了克服这个限制，我们运用自定义放大库（DECAL）进行了差异表达分析[15, 16]。DECAL 这种选择性放大特定的原核转录组技术首次用于体外培养的结核分枝杆菌基因表达的全球分析。这项技术可以用低至 10 ng 的细菌总 RNA 来完成，可以检测到低至 4 倍的基因表达差异，并且可以在宿主材料有污染时使用。近年来，伯氏疏螺旋体全基因组微阵列分析被用来检测 pH 和温度对体外培养的螺旋体和在透析膜室内生长的螺旋体转录组的影响[17-19]。因此，利用 DECAL 联合全基因组膜阵列可以比较在小鼠莱姆病模型中关节、心脏、皮肤和膀胱中伯氏疏螺旋体的转录组。通过比较发现，小鼠关节中存在特定的伯氏疏螺旋体转录组，最终发现伯氏疏螺旋体的关节特异性基因。

一、材料与方法

1. **微阵列技术和 Bb-CAL 构建** 全基因组的微阵列技术包含的由伯氏疏螺旋体 B31 基因组编码的 1697 个假定开放阅读框被打印到前述的带正电的尼龙薄膜上。一个自定义放大的伯氏疏螺旋体库如前所述被构建。用 Eco R V 和 Sma I 限制性核酸内切酶消化，获得 200～2000 bp 的 DNA 片段并加以纯化，将其连接到 PCR 接头，进行 PCR 扩增，扩增 PCR 的产物即是 Bb-CAL[15, 18]。

2. **螺旋体准备** 所有实验中使用的均是伯氏疏螺旋体 B31 株 5A11 克隆（由得克萨斯大学的 Steven Norris 实验室馈赠）。冷冻的伯氏疏螺旋体在 33℃下于 Barbour-Stoenner-

Kelly H 完全培养基中扩增（Sigma 化学公司，密苏里州圣路易斯市）。将螺旋菌培养至对数生长期，再评估其生存能力，然后使用细菌计数仪在暗场中计数。最后，在 0.1 ml 的 BSKII 培养基中将螺旋体稀释为 $1×10^5$/ml。

3. 小鼠和动物实验　10 只 5 周大的 SPF 级 C3 h/HeJ（C3 h）小鼠来源于美国巴尔港的杰克逊实验室，其中 8 只用于感染实验，2 只用于阴性对照。给小鼠皮内注射 0.1 ml 螺旋体 $1×10^5$ 稀释液。将 4 只感染伯氏疏螺旋体的小鼠和 1 只对照组小鼠在感染后第 15 天和第 105 天处死。并取其膀胱、心脏、关节和背部皮肤（非注射处）后立即冷冻至液氮中。提取 RNA 前将冰冻标本保存在−80℃的冰箱中。实验重复操作 3 次。

4. 提取 RNA　根据制造商说明书，使用 RNAWIZ RNA 试剂（安比恩，奥斯汀，得克萨斯州）来提取感染伯氏疏螺旋体小鼠和对照组小鼠的关节、心脏、皮肤和膀胱组织中的 RNA。总 RNA 中的 1μg 用于制备生物素化的 cDNA，它使用了生物素的随机六聚体引物—biotin-dATP，以及用于反转录的试剂盒（Life Technologies 公司，Gaithersburg，MD）[19]。

5. 阳性选择与扩增　从感染伯氏疏螺旋体小鼠和对照组小鼠的关节、心脏、皮肤和膀胱中分离出的全部 RNA 样本，分别在 biotin-dATP 中被反转录。在严格的条件下，生物素化的 cDNA 标本与 Bb-CAL 杂交。从关节、心脏、皮肤和膀胱（根据 *flaB* 转录本的水平进行标准化）制备等量的生物素化 cDNA，分别与 Bb-CAL 和生物素化 cDNA-Bb-CAL 杂合体杂交，并与链霉亲和素磁珠（Dynal，Lake Success，NY）相结合。如前所述，通过煮沸和利用 Uniamp 引物的 PCR 扩增技术，结合于磁珠上的 Bb-CAL 被洗脱。PCR 产物（关节 Bb-DECAL、心脏 Bb-DECAL、皮肤 Bb-DECAL 及膀胱 Bb-DECAL）代表了在关节、心脏、皮肤和膀胱组织中表达的伯氏疏螺旋体转录体。

6. 全基因组阵列进行差异杂交分析　等量的 PCR 产物对应于关节 Bb-DECAL、心脏 Bb-DECAL、皮肤 Bb-DECAL 和膀胱 Bb-DECAL（基于使用特定 PCR 引物获得的 *flaB* 扩增子水平的标准化的模板 DNA）被随机标记为[32P]。根据杂交强度，也将放射性标记探针标准化，使之与等量的 *flaB* PCR 产物涂抹在尼龙膜上。然后，根据制造商的协议，利用 Rapid-Hyb 缓冲液（Amersham Pharmacia-Pharmacia）使标准化探针用于探测重复的阵列。杂交通过视觉计分。根据杂化的强度，给出从 0 到 3 的分数，再将结果绘制成表，得到两个时间点的具体组织相关的转录组。

7. 检测伯氏疏螺旋体关节特异性表达谱　比较在同一时间点组织相关的转录组，所有只在关节组织中而不在其他组织中表达的基因被选择，绘制成表，其是在指定的时间点上伯氏疏螺旋体的关节特异性表达谱。实验重复操作 3 次。

8. 通过实时荧光定量反转录 PCR 验证芯片结果　表 2-1 中列出了具体的用于 PCR 操作的各种引物的核苷酸序列。定量 PCR 操作如下所述：简而言之，在第 12 天和第 15 天用 RNA-easy 盒（Qiagen Inc.）提取伯氏疏螺旋体感染小鼠组织的总 RNA，并利用 proSTAR cDNA 合成盒将其反转录成 cDNA。由 ABI 公司（Applied Biosystems Inc.）合成 qRT-PCR 荧光探针，其包含了一个 5′端（FAM）和一个 3′端（TAMRA）。在定量 PCR 反应中，*BmpA* 和 *BmpB* 的相对表达水平被表示为每千份 *flaB* 转录体的 *bmp* 转录体数。

表 2-1　当前研究中寡核苷酸引物

序列（5′→3′）	用途
TTGCTGATCAAGCTCAATATAACCA	定量 PCR 伯氏疏螺旋体 *flaB* 上游引物
TTGAGACCCTGAAAGTGATGC	定量 PCR 伯氏疏螺旋体 *flaB* 下游引物
CAGCTGAAGAGCTTGGAATGCAGCCT	定量 PCR 伯氏疏螺旋体 *flaB* 探针

续表

序列（5′→3′）	用途
ATCTACTCAGTATATTGGTAGTTTGC	定量 PCR 伯氏疏螺旋体 *BmpA* 上游引物
CATGATGAATAATGTCTATCTCATCAG	定量 PCR 伯氏疏螺旋体 *BmpA* 下游引物
CCTTGAAGCTGGTAGAAGCGTTGCAACTAG	定量 PCR 伯氏疏螺旋体 *BmpA* 探针
AGATTTTCCAGAAAATATTGAAGAAGT	定量 PCR 伯氏疏螺旋体 *BmpB* 上游引物
CGATGAAACCAATAAAGATGCG	定量 PCR 伯氏疏螺旋体 *BmpB* 下游引物
GCTATTTCTGGAGTTTATTCTAGTTATGTTTCAGATCTTGA	定量 PCR 伯氏疏螺旋体 *BmpB* 探针

9. 生物信息学　通过 PSORT 程序（www.psort.org）对选定的伯氏疏螺旋体的预测蛋白进行分析，以评估输入蛋白定位在内膜（IM）、外膜（OM）、胞质位点上的可能性。并对 PROSITE 数据库（http://ca.expasy.org/prosite）进行分析，确定是否存在脂质附着和处理的位点，以确定输入蛋白编码的潜在脂蛋白。

二、结　果

1. 小鼠宿主感染后第 15 天伯氏疏螺旋体关节特异性表达谱　在比较了伯氏疏螺旋体感染第 15 天在小鼠皮肤、膀胱、心脏、关节处的转录组后，我们发现伯氏疏螺旋体在小鼠关节组织特异地表达 21 个基因，其中 13 个基因位于伯氏疏螺旋体染色体上，8 个基因位于质粒上（图 2-1，表 2-2），且 3 次实验显示相同的结果。

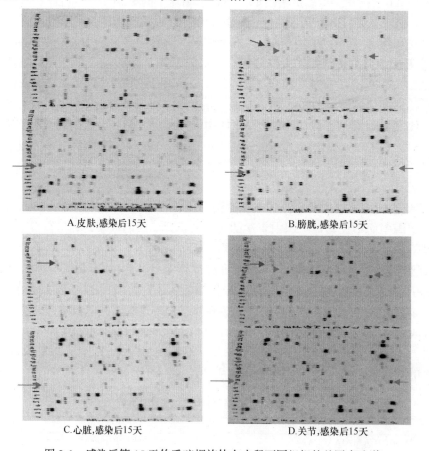

A. 皮肤, 感染后15天　　　B. 膀胱, 感染后15天

C. 心脏, 感染后15天　　　D. 关节, 感染后15天

图 2-1　感染后第 15 天伯氏疏螺旋体在小鼠不同组织的基因表达谱

表 2-2　感染后第 105 天伯氏疏螺旋体关节特异性表达谱

基因名称	基因产物描述	差异倍数
染色体上的基因		
BB0014	PriA，原生质蛋白	3
BB0016	GlpE 蛋白	3
BB0021	S-腺苷甲硫氨酸：tRNA 核糖转移酶的异构酶	3
BB0210	病毒潜伏膜蛋白，膜表面蛋白	4
BB0235	GTP-连接蛋白	4
BB0300	FtsA，细胞分裂蛋白	4
BB0363	膜间质蛋白	3
BB0382	BmpB，基底膜蛋白 B	16
BB0383	BmpA，基底膜蛋白 A	24
BB0574	膜内在蛋白	5
BB0660	GTP-连接蛋白	3
BB0678	rbsC-1，通透膜蛋白	5
BB0731	假定蛋白	3
质粒上的基因		
BBF01	Arp，关节炎相关蛋白	3
BBH33	假定蛋白	3
BBJ09	OspD，外膜蛋白 D	3
BBK33	假定蛋白	3
BBO06	假定蛋白	3
BBP31	假定蛋白	3
BBQ26	假定蛋白	4
BBQ72	假定蛋白	5

2. 小鼠宿主感染后第 105 天伯氏疏螺旋体关节特异性表达谱　在比较了伯氏疏螺旋体感染第 105 天在小鼠皮肤、膀胱、心脏、关节处的转录组后，我们发现伯氏疏螺旋体在小鼠关节组织特异地表达 24 个基因，其中 13 个基因位于伯氏疏螺旋体染色体上，11 个基因位于质粒上（图 2-2，表 2-3），且 3 次实验显示相同的结果。

3. 实时定量 PCR 验证 *BmpA* 和 *BmpB* 在小鼠关节特异性上调　微阵列数据被用作一种指南，用于对感兴趣的基因进行更详细的定量 RT-PCR（qRT-PCR）分析。伯氏疏螺旋体 *bmp* 基因家族有四个同源成员，分别是 *BmpA*、*BmpB*、*BmpC* 和 *BmpD*，*BmpA* 和 *BmpB* 在双顺反子操纵子上受同一个启动子调控。利用基因特异性 qRT-PCR 分析技术，在伯氏疏螺旋体感染的开始几周的整个过程中，我们对多种组织中每种 *bmp* 基因的独立表达进行了评估。用 C3 h 小鼠感染伯氏疏螺旋体并在第 3、6、9、12、15、18 天收集其组织。将分离的 mRNA 转换成 cDNA，通过 qRT-PCR 分析后用于测量单个的伯氏疏螺旋体 *bmp* 转录体。与皮肤、心脏、膀胱相比，*BmpA* 和 *BmpB* 在关节显著表达，并在第 2 周左右（关节炎急性期）选择性上调（图 2-3）。因为 *BmpA* 和 *BmpB* 在关节中最大程度上选择性上调，其基因产物将在后续进一步研究以探索组织特异性基因表达对关节炎的影响。

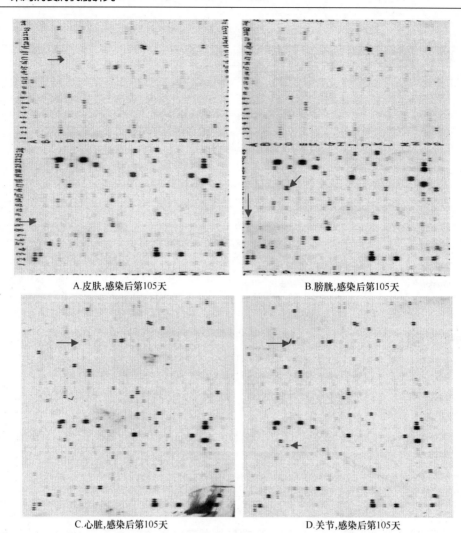

A.皮肤,感染后第105天 B.膀胱,感染后第105天

C.心脏,感染后第105天 D.关节,感染后第105天

图 2-2 感染后第 105 天伯氏疏螺旋体在小鼠不同组织的基因表达谱

表 2-3 感染后第 105 天伯氏疏螺旋体关节特异性表达谱

基因名称	基因产物描述	差异倍数
染色体上的基因		
BB0023	RuvA,DNA 螺旋酶	3
BB0228	假定蛋白	3
BB0237	载脂蛋白 *N*-酰基转移酶	4
BB0335	OppF	4
BB0342	GatA,谷氨酸-tRNA 氨基转移酶	4
BB0380	MgtE,Mg^{2+} 转运蛋白	4
BB0382	BmpB	12
BB0383	BmpA	18
BB0394	NusG,转录抗终止因子	5
BB0446	AspS,天冬氨酰-tRNA 连接酶	5
BB0528	假定蛋白	6
BB0574	膜内在蛋白	6
BB0660	GTP-连接蛋白	6

续表

基因名称	基因产物描述	差异倍数
质粒上的基因		
BBA36	假定蛋白	3
BBA72	假定蛋白	3
BBF01	Arp，关节炎相关蛋白	2
BBH27	假定蛋白	3
BBK33	假定蛋白	4
BBL21	假定蛋白	5
BBM21	假定蛋白	5
BBM36	假定蛋白	7
BBP21	假定蛋白	6
BBS06	假定蛋白	5
BBU03	假定蛋白	4

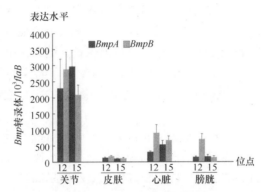

图 2-3　小鼠关节中特异性上调的伯氏疏螺旋体 BmpA 和 BmpB 基因

注：BmpA（黑柱）和 BmpB（灰柱）相对表达水平被表示为每千份 flaB 转录体的 bmp 转录体数。从伯氏疏螺旋体感染小鼠的各种组织中提取总 RNA，并将其转化为 cDNA，在第 12 天和第 15 天通过定量 PCR 来测量 bmp 转录体数。柱子代表三次独立实验的平均值±标准误差。关节中的转录水平显著高于在皮肤、心脏和膀胱，且有统计学意义（$P<0.001\sim0.01$）

三、讨　　论

伯氏疏螺旋体有选择性地在整个生命周期中表达一些特定的基因，包括在节肢动物（肩突硬蜱）和脊椎动物宿主中。人们普遍认为，这种不同基因表达的过程与螺旋体的生存和疾病的发病机制相关。伯氏疏螺旋体基因表达显然受环境因素精心调控，包括 pH、温度和宿主免疫反应[15, 19]。对有限数量基因的组织特异性表达的分析表明，在脊椎动物宿主和蜱的不同组织中，伯氏疏螺旋体也表达不同的抗原，这说明除了 pH 和温度能调节伯氏疏螺旋体基因的表达外，还有生理因素的额外作用。哺乳动物宿主中相对很少的伯氏疏螺旋体限制了我们直接检测其基因表达的能力。为了克服这个问题，我们利用 DECAL 进行差异表达分析[15, 19]。近年来，伯氏疏螺旋体全基因组微阵列技术用于检测 pH 和温度对体外培养螺旋体转录组和体内 DMCs 培养螺旋体的影响[18-20]。因此，运用 DECAL 连同全基因组膜阵列技术可用来比较莱姆病小鼠模型中关节、心脏、皮肤和膀胱处伯氏疏螺旋体的转录组。

当伯氏疏螺旋体在节肢动物和哺乳动物间循环时，其基因表达谱发生变化，而特定的基因帮助维持螺旋体的本质。寄养在哺乳动物宿主上的硬蜱叮咬时会在真皮中沉积一种异质的伯氏疏螺旋体，它最终会扩散到多个器官。在不同的组织位置中，伯氏疏螺旋体基因可能优先表达，然而，目前尚不清楚，在组织中被优先诱导的基因产物是否会直接导致生物发病。在这里，我们展示了在受感染的小鼠关节中，伯氏疏螺旋体 *BmpA/B* 操纵的两个转录体都有显著的上调。

与节肢动物相比，在哺乳动物中，伯氏疏螺旋体面临着更复杂的免疫系统。然而，它能够建立持续性的小鼠感染，并能在多个器官中存活。来自伯氏疏螺旋体感染宿主的免疫血清，或特定的抗血清，在被转移之前或在伯氏疏螺旋体感染的时候会启动保护。尽管可以注射抗血清来调节疾病（如关节炎），但同样的抗血清在经过几天治疗后，也没能清除伯氏疏螺旋体。这些研究清楚地划分了免疫血清中伯氏疏螺旋体化合物和疾病修饰成分[21, 22]。

在自然条件下，伯氏疏螺旋体在一个动物周期中存活了下来，在这种循环中，不成熟的蜱虫从野生啮齿动物中获取病原体，然后保存伯氏疏螺旋体，随后将螺旋体传播入小鼠体内。由于蜱虫叮咬的部位主要位于小鼠皮肤，所以持续存在于皮肤的伯氏疏螺旋体最有可能完成蜱虫—鼠—蜱虫的生命周期，并且在自然界中应该有选择性的优势。螺旋体传播到更深的宿主器官有适应性意义，如在关节时，它们不太可能被蜱虫所捕获，但具体情况仍不清楚，尽管在确定的部位可能因为宿主反应的保护、结合在微环境中的配体或营养物质而获得生存优势。事实上，我们的微阵列数据证实，除了特定的 *bmp* 基因外，一些在关节中上调的伯氏疏螺旋体其他基因和它们的基因产物也可能在特定的微环境中促进螺旋体的适应性[23, 24]。

莱姆关节炎是宿主局部炎症反应的直接结果，可能是对抗入侵螺旋体表面大量的抗原所导致。关节诱导性、表面暴露和伯氏疏螺旋体蛋白的高抗原性可能潜在地引发了复杂的宿主炎症反应，最终导致关节炎。比较了螺旋体感染小鼠不同组织伯氏疏螺旋体的转录体数，我们描述了在不同时间点有选择性地表达在受感染关节处的两种关节特异性的伯氏疏螺旋体的表达谱。我们的研究结果表明，在体内的伯氏疏螺旋体基因表达主要是由特定组织的微环境所特有的生理因素调节的。本报告将促进在分子水平上理解关节和螺旋体的相互作用及疾病发病机制。

总之，我们在此提供了直接证据，首次证明了体内伯氏疏螺旋体的动态转录组的存在，并证明了差异性上调基因可能对在特定宿主环境中螺旋体的持续存在及影响发病机制至关重要。这些信息将有助于我们理解面对多种宿主已高度进化的病原体的适应性策略，并且可能得出新的策略来调节莱姆关节炎。

参 考 文 献

[1] Barbour AG, Fish D. The biological and social phenomenon of Lyme disease. Science, 1993, 260（5114）: 1610-1616

[2] Steere AC. Lyme disease. N Engl J Med, 2001, 345（2）: 115-125

[3] Barthold SW, Persing DH, Armstrong AL, et al. Kinetics of *Borrelia burgdorferi* dissemination and evolution of disease following intradermal inoculation of mice. Amer J Pathol, 1991, 139（2）: 263-273

[4] Steere AC, Glickstein L. Elucidation of Lyme arthritis. Nat Rev Immunol, 2004, 4（2）: 143-152

[5] Nadelman RB, Wormser GP. Lyme borreliosis. Lancet, 1998, 352（9127）: 557-565

[6] Radolf J. Posttreatment chronic Lyme disease--what it is not. J Infect Dis, 2005, 192（6）: 948-949

[7] Feng S, Hodzic E, Barthold SW. Lyme arthritis resolution with antiserum to a 37-kilodalton *Borrelia burgdorferi* protein. Infect Immun, 2000, 68（7）: 4169-4173

[8] Feng S, Hodzic E, Barthold SW, et al. Immunogenicity of *Borrelia burgdorferi* arthritis-related protein. Infect Immun, 2003, 71（12）: 7211-7214

[9] de Silva AM，Fikrig E. Arthropod- and host-specific gene expression by *Borrelia burgdorferi*. J Clin Invest，1997，99（3）：377-379

[10] Rosa PA，Tilly K，Stewart PE. The burgeoning molecular genetics of the Lyme disease spirochaete. Nat Rev Microbiol, 2005，3（2）：129-143

[11] Schwan TG，Piesman J. Vector interactions and molecular adaptations of Lyme disease and relapsing fever spirochetes associated with transmission by ticks. Emerg Infect Dis，2002，8（2）：115-121

[12] Fisher MA，Grimm D，Henion AK，et al. *Borrelia burgdorferi* sigma54 is required for mammalian infection and vector transmission but not for tick colonization. Proc Natl Acad Sci USA，2005，102（4）：5162-5167

[13] Liang FT，Nelson FK，Fikrig E. Molecular adaptation of *Borrelia burgdorferi* in the murine host. J Exp Med　2002，196（2）：275-280

[14] Narasimhan S，Caimano MJ，Liang FT，et al. *Borrelia burgdorferi* transcriptome in the central nervous system of non-human primates. Proc Natl Acad Sci USA，2003，100（26）：15953-15958

[15] Narasimhan S，Santiago F，Koski RA，et al. Examination of the *Borrelia burgdorferi* Transcriptome in *Ixodes scapularis* during Feeding J Bacteriol，2002，184（11）：3122-3125

[16] Alland D，Kramnik I，Weisbrod TR，et al. Identification of differentially expressed mRNA in prokaryotic organisms by customized amplification libraries（DECAL）：The effect of isoniazid on gene expression in *Mycobacterium tuberculosis*. Proc. Natl. Acad. Sci. USA，1998，95（22）：13227-13232

[17] Revel AT，Talaat AM，Norgard MV. DNA microarray analysis of differential gene expression in *Borrelia burgdorferi*，the Lyme disease spirochete Proc. Natl. Acad. Sci. USA，2002，99（3）：1562-1567

[18] Ojaimi C，Brooks C，casjens，et al. Profiling of temperature-induced changes in *Borrelia burgdorferi* gene expression by using whole genome arrays. Infect Immun，2003，71（4）：1689-1705

[19] Akins DR，Bourell KW，Caimano M J，et al. A new animal model for studying lyme disease spirochetes in a mammalian host-adapted state. J Clin Invest，1998，101（10）：2240-2250

[20] Brooks CS，Hefty PS，Jolliff SE，et al. Global analysis of *Borrelia burgdorferi* genes regulated by mammalian host-specific signals. Infect Immun，2003，71（6）：3371-3383

[21] Narasimhan S，Caimano MJ，Liang FT，et al. *Borrelia burgdorferi* transcriptome in the central nervous system of non-human primates. Proc Natl Acad Sci USA，2003，100（26）：15953-15958

[22] Fikrig E，Barthold SW，Sun W，et al. *Borrelia burgdorferi* P35 and P37 proteins，expressed in vivo，elicit protective immunity. Immunity，1997，6（5）：531-539

[23] Hodzic E，Feng S，Freet K J，et al. *Borrelia burgdorferi* population dynamics and prototype gene expression during infection of immunocompetent and immunodeficient mice. Infect. Immun，2003，71（9）：5042-5055

[24] Narasimhan S，Caimano MJ，Liang FT，et al. *Borrelia burgdorferi* transcriptome in the central nervous system of non-human primates. Proc Natl Acad Sci USA，2003，100（26）：15953-15958

第三章 伯氏疏螺旋体膜蛋白A（BmpA）的分子克隆和亚细胞定位研究

　　莱姆病是20世纪70年代发现的一种以蜱（tick）作为传播媒介（vector），由伯氏疏螺旋体感染所致的人兽共患病（zoonosis）。

　　1. 病原学　1975年11月，美国康涅狄格州卫生部得知该州莱姆（Lyme）镇、旧莱姆（Old Lyme）镇、Hamden镇及附近地区有许多儿童患幼年型类风湿关节炎。Steere等在对此病进行流行病学调查中发现其与欧洲发生的慢性游走性红斑（erythema chronicum migrans，ECM）极为相似。Steere认为此病与ECM相关，且传播模式相似。因此，他们以莱姆关节炎（Lyme arthritis）首次报道此病。1976年改称为莱姆病（Lyme disease）。1977年Steere发现鹿蜱（deer tick）是引起ECM的媒介。Burgdorfer等（1982年）对鹿蜱成虫进行研究时发现，鹿蜱消化道匀浆内有许多外形不规则的螺旋体。用纯培养的螺旋体检验莱姆病患者血清，呈明显的抗体反应。用感染螺旋体的蜱叮咬兔子可以使其出现类似ECM的病变，兔皮肤标本亦可检出螺旋体。莱姆病患者的血液、皮肤病灶和脑脊液中也分离出了和上述螺旋体形态一致的螺旋体。明尼苏达州大学的Johnson及其同事根据该螺旋体的rDNA序列将其鉴定为螺旋体属（*Borrelia*）的一个新种（new species）。1984年将这个新种命名为伯氏疏螺旋体[1, 2]。随着研究的深入，到目前为止，引起人莱姆病的疏螺旋体共发现三种：伯氏疏螺旋体，主要分布在美国和欧洲；伽氏疏螺旋体（*B. garinii*），主要分布在欧洲和日本；埃氏疏螺旋体（*B. afzelii*），主要分布在欧洲和日本[3]。我国引起莱姆病的病原体，北方以伽氏疏螺旋体和埃氏疏螺旋体居多，而南方以*B. burgdorferi* sensu stricto 为主[4]。

　　2. 宿主　美国已从多种动物体内分离到病原体，并认为白脚鼠和白尾鹿是最重要的动物宿主[5]。在我国已有牛、羊、犬、野鼠、野兔等感染莱姆病的情况存在，牛、羊和犬的感染率分别为18.18%～32.61%、17.12%～61.21%和38.50%～60.00%。犬作为我国北方林区莱姆病螺旋体的主要生物媒介全沟硬蜱的主要供血者之一，可能是重要的宿主动物。野鼠的感染率在41.18%～86.05%。血清学和病原学调查结果证实，黑线姬鼠和棕背鼠是中国莱姆病螺旋体的重要储存宿主[6]。

　　3. 生物媒介　莱姆病螺旋体是通过媒介生物蜱的吸血活动来传染给人和动物，在美国主要是肩突硬蜱（*Ixodes scapularis*）、太平洋蜱（*Ixodes pacificus*）。在欧洲主要是蓖麻硬蜱（*Ixodes ricinus*）。全沟硬蜱是我国北方林区莱姆病螺旋体的主要生物媒介，南方的粒形硬蜱和二棘血蜱在莱姆病螺旋体传播中可能起重要作用[4]。

　　4. 流行情况　莱姆病在世界上分布广泛，全球每年发病人数在30万左右[7]。莱姆病是美国常见的媒介传染病，美国国家疾病控制与预防中心2006年报道的病例就有1900例[8]。万康林于2002年总结报道了1985年以来我国莱姆病病原体和流行病学的调查情况，全国28个省的林区居民血清莱姆病抗体阳性率为5.06%。经病原学证实全国19个省份有自然疫源地，并且在11个省存在典型的莱姆病患者，患病率为1.06%～4.53%[9]。该病主要分布在美国东北部、中西部、西部，以及加拿大东南部，欧洲中部及北部，亚洲东部。到目前为止全球 60 多个国家存在本病流行或发现本病。可见莱姆病螺旋体分布之广、危害之大，莱姆病已成为全球性公共卫生问题。

5. 莱姆病的临床表现 人体感染伯氏疏螺旋体可造成皮肤、神经、心脏、骨骼肌的损害。虽然目前的研究表明欧洲和北美的莱姆病的临床表现有一定差异，但可以肯定的是全世界的莱姆病的基本临床表现还是类似的[1, 10, 11]。存在这种差异主要是由于地区间螺旋体种类不同，同时造成欧洲不同地区感染者的临床表现亦不同[12, 13, 14]。在感染早期，患者可能出现一个或者多个临床症状，常常会出现局部游走性红斑，随着感染扩散会影响神经系统、心脏或者关节，引起相应临床症状[1, 10, 15, 16, 17]。北美地区患者往往出现关节炎[18, 19]，在欧洲则更多地会出现淋巴结肿大、慢性萎缩性肢端皮炎（acrodermatitis chronica atrophicans，ACA）、脑脊髓炎[20]。另外有些未接受治疗的患者在感染后数月到数年会发展为晚期莱姆病（late LD），临床表现包括关节炎、神经疏螺旋体病、慢性萎缩性肢端皮炎等。

6. BmpA（*Borrelia Burgdorferi* membrane protein A） 莱姆病螺旋体表面存在有大量脂质蛋白，与莱姆病螺旋体的致病性有关，作为抗原又能刺激机体产生抗体，为莱姆病诊断提供依据。在莱姆病研究早期，研究者发现莱姆病患者血清中的抗体，能与螺旋体中分子量为 39kDa 的抗原结合，因此这种抗原称为 P39[21]。随着研究深入，研究者将 P39 按其细胞定位命名为 BmpA（*Borrelia* membrane protein A）[22]。BmpA（P39）位于螺旋体外膜的表面，是膜脂蛋白[23]，1997 年 Fraser 等报道伯氏疏螺旋体 B31 株的基因序列，至少编码 105 种脂蛋白，而 *bmp* 基因位于染色体上 391 932 至 396 563 之间，排列顺序为 *bmpD-bmpC-BmpA -BmpB*。BmpA 就属于 *bmp* 基因家族编码 Bmp 蛋白家族成员[24]，是伯氏疏螺旋体的主要免疫原，可以作为人和动物莱姆病诊断的主要抗原[7, 25]。

7. BmpA 与莱姆关节炎关系 莱姆病的中期和晚期主要表现为慢性关节炎、神经和心脏疾病[26]。如果未接受抗生素治疗，发病数月后，约 60%的患者会出现间歇性大关节的肿胀和疼痛，尤其是膝关节[27]。病变关节病理表现为滑膜增生肥厚、血管扩张、单核细胞浸润等[28]。经过几次反复发作约有 10%患者发展为持续性关节炎，尤其是带有 *HLA-DRBI**0401 或者相关基因的患者[29]，即使经过 30 天的静脉注射抗生素或口服 60 天抗生素治疗，膝关节炎仍然可能持续数月甚至数年[30]。关节炎的反复发作轻则影响患者生活，严重的甚至导致患者失去劳动力，可见其危害之大。因此，莱姆关节炎的发病机制引起各国科学家的重视，经过多年的研究，对其机制已有一定了解并取得了一定成绩，但仍未完全弄清楚。其详细过程需进一步阐明[26]。研究表明，莱姆病感染者关节中有螺旋体存在是莱姆关节炎发生、发展所必需的[31]。伯氏疏螺旋体在其整个生命周期，在不同宿主如蜱和脊椎动物中有不同的基因表达[32, 33]，这种适应性的表达有利于螺旋体的生存，并引起机体的病变。在伯氏疏螺旋体感染的小鼠模型中，感染后第 15 天，伯氏疏螺旋体在小鼠关节组织特异性表达 21 个基因，其中 13 个基因位于伯氏疏螺旋体染色体上，8 个基因位于质粒上；在感染后第 105 天，伯氏疏螺旋体在小鼠关节组织特异性表达 24 个基因，其中 13 个基因位于伯氏疏螺旋体染色体上，11 个基因位于质粒上，其中 *BmpA/B* 基因表达是明显上调的，这就说明伯氏疏螺旋体在小鼠关节中存在独特的基因表达谱，这可能与关节炎的发生发展有关[34]。2008 年有研究者报道伯氏疏螺旋体 *BmpA* 和 *BmpB* 基因与莱姆关节炎有直接的关系，研究者通过基因敲除技术分别敲除或同时敲除 *BmpA* 或 *BmpB*，结果表明，敲除了 *BmpA* 或 *BmpA/B* 的螺旋体突变株仍能感染小鼠，但引起关节炎的能力显著降低（*BmpA*⁻突变株），或者不引起关节炎（*BmpA/B*⁻突变株）。向突变株敲入野生型 *BmpA* 或 *BmpA/B* 基因可恢复螺旋体的致病能力[35]，接着有研究者报道在小鼠和人的关节诱导 *BmpA/B* 基因操纵子表达产物（BmpA）有诱导炎症的性质。BmpA 结构某部分功能域可以启动炎症反应，其机制主要是通过激活关节滑膜细胞的 NF-κB 和 p38MAP 激酶信号通路，释放前炎症细胞因子（pro-inflammatory cytokines）TNF-α 和 IL-1β，从而启动炎症反应，引起莱姆关节炎[36]。由此可见，*BmpA* 基因及其产物 BmpA 在莱姆关节炎的发病中起关键作用。

综上所述，莱姆病在全世界流行，危害人类健康，其中以莱姆关节炎危害最大，伯氏疏螺旋体基因 *BmpA* 表达产物 BmpA 作为莱姆螺旋体的膜蛋白是其主要抗原，其能够刺激机体产生相应抗体，可用于莱姆病的诊断。BmpA 亦是莱姆关节炎发生中起关键作用的因子。因此，BmpA 蛋白的功能值得进一步研究。获得重组 BmpA 是进行后续研究的前提。本实验通过构建 BmpA 蛋白的原核表达体系，优化表达条件，纯化 BmpA，获得重组 BmpA，以便我们进行后续研究。

一、实 验 材 料

1. 主要仪器（表 3-1）

表 3-1　主要仪器

仪器	厂商
水浴恒温振荡器	常州丹瑞实验仪器设备有限公司
7200 型可见分光光度计	尤尼柯（上海）仪器有限公司
电子天平 AL204	梅特勒-托利多仪器（上海）有限公司
电子天平 DT1000	湖南湘仪离心机仪器有限公司
高速离心机	美国 Sigama
低速离心机	湖南湘仪离心机仪器有限公司
高压消毒锅	上海博迅医疗生物仪器股份有限公司
隔水式电热恒温培养箱	上海跃进医疗器械有限公司
水平摇床	北京市六一生物科技有限公司
多用途旋转摇床	海门市其林贝尔仪器制造有限公司
垂直电泳仪	北京百晶生物技术有限公司
超低温冰箱	中科美菱低温科技有限责任公司
冰箱	海尔集团有限公司
生物安全柜	美国 Thermo Fisher 公司
pH 计	上海仪电科学仪器股份有限公司
凝胶成像仪	美国 Bio-Rad 公司
微量移液器	法国 Gilson 公司
超声破碎仪	美国 Sonics 公司
核酸蛋白检测仪	美国 ACTGene 公司
酶标仪	美国 Bio-Rad 公司
纯水机	法国 Millipore 公司
0.22μm 滤器	法国 Millipore 公司

2. 主要试剂（表 3-2）

表 3-2　主要试剂

试剂	厂商/来源
T₄DNA 连接酶	TaKaRa 大连宝生物公司产品
*Eco*R I 和 *Xho* I 限制性内切酶	TaKaRa 大连宝生物公司产品
蛋白 Markers，DNA Markers	TaKaRa 大连宝生物公司产品
E.coli DH5α，*E.coli* BL21	TaKaRa 大连宝生物公司产品

续表

试剂	厂商/来源
PCR 快速纯化试剂盒	TaKaRa 大连宝生物公司产品
质粒抽提试剂盒	TaKaRa 大连宝生物公司产品
核酸电泳用 6×Loading Buffer	TaKaRa 大连宝生物公司产品
pGEX-6p-1	美国 GE 公司
Glutthione Sepharose 4B	美国 GE 公司
Prescission Protease	美国 GE 公司
Econo-Pac Columns	美国 Bio-Rad 公司
伯氏螺旋体基因组 DNA 模板	美国耶鲁大学医学院 Fikrig 实验室提供
莱姆病患者血清	中国疾病预防控制中心传染病预防控制所万康林、郝琴研究员赠送
正常人的血清	采自 2008 级昆明医科大学 39 名新生志愿者
TMB	武汉博士德生物工程有限公司
HRP 标记的羊抗人抗体	武汉博士德生物工程有限公司
空白酶标板	武汉博士德生物工程有限公司
样品稀释液	武汉博士德生物工程有限公司
抗体稀释液	武汉博士德生物工程有限公司
酵母提取物（yeast extract）	英国 OXOID 公司
胰蛋白胨（tryptone）	英国 OXOID 公司
异丙基硫化半乳糖苷（IPTG）	北京鼎国昌盛生物技术工程有限公司
青霉素	北京鼎国昌盛生物技术工程有限公司
丙烯酰胺	北京鼎国昌盛生物技术工程有限公司
N,N'-亚甲基双丙烯酰胺	昆明云科生物工程有限公司
过硫酸铵	昆明云科生物工程有限公司
低熔点琼脂糖	北京鼎国昌盛生物技术工程有限公司
冰醋酸	天津市红岩化学试剂厂
无水乙醇	汕头市达濠精细化学品有限公司
考马斯亮蓝 G-250	天津市标准科技有限公司
二硫苏糖醇（DTT）	美国 Sigma 公司
溴化乙锭（EB）	美国 Sigma 公司
溴酚蓝（BPB）	天津市标准科技有限公司
氯化钠（NaCl）	汕头市西陇化工厂有限公司
十二烷基硫酸钠（SDS）	徐州人元化工有限公司
碳酸钠（Na_2CO_3）	广州化学试剂厂
十二水磷酸氢二钠（$Na_2HPO_4 \cdot 12 H_2O$）	上海试剂二厂
磷酸二氢钾（KH_2PO_4）	上海化学试剂总厂试剂二厂
氯化钾（KCl）	上海化学试剂总厂试剂二厂
Tween-20	国药集团化学试剂有限公司
甘氨酸（glycine，Gly）	北京鼎国昌盛生物技术工程有限公司
乙二胺四乙酸二钠（$Na_2EDTA \cdot 2 H_2O$）	汕头市西陇化工厂有限公司
三羟甲基氨基甲烷（Tris）	武汉华美生物工程有限公司
磷酸二氢钠（NaH_2PO_4）	北京益利精细化学品有限公司
磷酸氢二钠（Na_2HPO_4）	汕头市化学试剂厂
氢氧化钠（NaOH）	广东石岐化工厂
碳酸氢钠（$NaHCO_3$）	上海虹光化工厂
甘油	上海华东试剂有限公司
β-巯基乙醇	美国 Amresco 公司
$N，N，N'，N'$-四甲基乙二胺（TEMED）	美国 Sigma 公司

3. 主要溶液试剂配制

（1）LB 培养基

1）称取下列试剂，置于 1 L 烧杯中：胰蛋白胨 10g，酵母提取物 5g，NaCl 10g。

2）加入约 800 ml 的去离子水充分搅拌溶解。

3）滴加 5mol/L NaOH 溶液约 0.2 ml，调节 pH 至 7.0。

4）加去离子水将培养基定容至 1 L。

5）高温高压灭菌后，4℃保存。

（2）氨苄西林（100mg/ml）储存液

1）称量 5g 氨苄西林置于 50 ml 的离心管内。

2）加入 40 ml 的灭菌水，充分溶解，定容至 50 ml。

3）用 0.22μm 的滤器过滤除菌。

4）小份分装后（1 ml/份），–20℃保存。

5）工作液浓度为 100μg/ml。

（3）IPTG（24mg/ml）储存液

1）称量 1.2g IPTG 置于 50 ml 的离心管内。

2）加入 40 ml 的灭菌水，充分溶解，定容至 50 ml。

3）用 0.22μm 的滤器过滤除菌。

4）小份分装后（1 ml/份），–20℃保存。

（4）LB/Amp 平板培养基

1）称取下列试剂，置于 1 L 烧杯中：胰蛋白胨 10g，酵母提取物 5g，NaCl 10g。

2）加入约 800 ml 的去离子水充分搅拌溶解。

3）滴加 5mol/L NaOH 溶液约 0.2 ml，调节 pH 至 7.0。

4）加去离子水将培养基定容至 1 L 后，加入 15g Agar。

5）高温高压灭菌后，冷却至 60℃左右。

6）加入 1 ml 氨苄西林（100mg/ml）均匀混匀。

7）铺制平板（30～35 ml 培养基/90mm 培养皿）。

8）4℃避光保存。

（5）30%（*W/V*）丙烯酰胺（acrylamide）

1）称量下列试剂，置于 1 L 的烧杯中：丙烯酰胺 290g，Bis 10 g。

2）向烧杯中加入约 600 ml 的去离子水，充分搅拌溶解。

3）加入去离子水定容至 1 L，用 0.45μm 滤器除去杂质。

4）于棕色瓶保存。

（6）10%（*W/V*）过硫酸铵

1）称取 1g 过硫酸铵。

2）加入 10 ml 去离子水后搅拌溶解。

3）于 4℃保存。

（7）5×Tris-Glycine Buffer（5×SDS-PAGE 电泳缓冲液）

1）称取下列试剂，置于 1 L 烧杯中：Tris 15.1 g，Glycine 94g，SDS 5.0g。

2）加入约 800 ml 的去离子水，搅拌溶解。

3）加入去离子水定容至 1 L，室温保存。

（8）磷酸盐缓冲液（pH 7.4）

1）称取下列试剂，置于 1 L 的烧杯中：KH_2PO_4 0.27g，Na_2HPO_4 1.42g，NaCl 8.0g，KCl 0.2g。

2）加入去离子水约 800 ml，充分搅拌溶解。

3）滴加浓盐酸将 pH 调至 7.4，加入去离子水定容至 1 L。

4）高温高压灭菌后，室温保存。

（9）5×SDS-PAGE Loading Buffer

1）量取下列试剂，置于 10 ml 的离心管中：1mol/L Tris-HCl 1.25 ml，SDS 0.5g，溴酚蓝 25mg，甘油 2.5 ml。

2）加去离子水溶解后定容至 5 ml。

3）小份（500μl/份）分装后，于室温保存。

4）使用前加入 25μl 的 2-甲氧基雌二醇（2-ME）。

（10）考马斯亮蓝 G-250 染色液

1）称取 0.25g 考马斯亮蓝 G-250，置于 1 L 的烧杯中。

2）加入 100 ml 冰醋酸。

3）加去离子水定容至 1 L。

（11）考马斯亮蓝染色脱色液

1）量取下列液体，置于 1 L 烧杯中：乙酸 100 ml，乙醇 50 ml。

2）加入去离子水 850 ml。

（12）50×TAE buffer

1）称量 Tris 242g，Na$_2$EDTA·2 H$_2$O 37.2g 置于 1 L 的烧杯中。

2）向烧杯中加入约 800 ml 的去离子水，充分搅拌溶解。

3）加入 57.1 ml 的乙酸，充分搅拌。

4）加去离子水定容至 1 L，室温保存。

（13）溴化乙锭（10mg/ml）

1）称取 1g 的溴化乙锭，加入 100 ml 的容器中。

2）加入 100 ml 去离子水，充分搅拌至完全溶解。

3）将溶液转至棕色瓶，室温避光保存。

4）溴化乙锭浓度为 0.5μg/ml。

（14）5 mol/L NaCl

1）称取 292.2g NaCl 置于 1 L 的烧杯中。

2）加入去离子水约 800 ml，充分搅拌溶解。

3）加入去离子水定容至 1 L。

4）高温高压灭菌后，4℃保存。

（15）0.5 mol/L EDTA

1）称取 186.1g Na$_2$EDTA·2 H$_2$O 置于 1 L 的烧杯中。

2）加入去离子水约 800 ml，充分搅拌溶解。

3）用 NaOH 溶液调节 pH 至 8.0。

4）加入去离子水定容至 1 L。

5）分装成小份，高温高压灭菌后，室温保存。

（16）1mol/L 二硫苏糖醇（DTT）

1）称取 3.09g DTT，加入到 50 ml 塑料离心管中。

2）加入 20 ml 的 0.01mol/L 乙酸钠（pH5.2），溶解后用 0.22μm 滤器过滤。

3）适量分装，−20℃保存。

（17）包被缓冲液（pH 9.6 0.05mol/L NaHCO$_3$ 缓冲液）

1）称取下列试剂置于 1 L 的烧杯中：Na$_2$CO$_3$ 1.59g，NaHCO$_3$ 2.93g。

2）加入去离子水约 800 ml，充分搅拌溶解。

3）加入去离子水定容至 1 L。

（18）洗涤缓冲液（pH 7.4 PBS）

1）称取下列试剂置于 1 L 的烧杯中：KH$_2$PO$_4$ 0.2g，Na$_2$HPO$_4$·12 H$_2$O 2.9g，NaCl 8.0g，KCl 0.2g。

2）加入去离子水约 800 ml，加入 Tween-20 0.5 ml，充分搅拌混匀溶解。

3）加入去离子水定容至 1 L。

4）室温保存。

二、实 验 方 法

（一）*BmpA* 基因序列分析和 *BmpA* 特异性引物设计

从 TIGR 网站下载伯氏疏螺旋体 *BmpA*（BB0382）基因全序列，设计克隆引物，以伯氏疏螺旋体 B31 基因组 DNA 为模板，克隆全长 *BB0382* 基因序列，删除信号肽部分 23bp。

正向引物：5′-AC<u>GAATTC</u>CTTGGGAGCGAATTCCTAA-3′（下划线部分为酶切 *Eco*R Ⅰ 位点）；反向引物：5′-AG<u>CTCGAG</u>TTAAATAATTCTTTAAGAAA-3′（下划线部分为酶切 *Xho* Ⅰ 位点）。

（二）*BmpA*-pGEX-6p-1 原核表达质粒的构建及鉴定

以伯氏疏螺旋体基因组 DNA 为模板，用 PCR 法扩增 *BmpA* 编码基因。PCR 循环条件如下：92℃ 10 min；92℃ 1 min、56℃ 1 min、72℃ 1.5 min；32 个循环；72℃ 10 min；4℃保存。1%琼脂糖凝胶电泳检测 PCR 结果。应用 PCR 纯化试剂盒纯化并回收 PCR 产物。用 *Eco*R Ⅰ 和 *Xho* Ⅰ 双酶切纯化的 PCR 产物和 pGEX-6p-1，将酶切后的 *BmpA* 和 pGEX-6p-1 进行连接反应。构建 *BmpA*-pGEX-6p-1，通过化学方法转化至 E.coli DH5α。用氨苄抗性平板筛选转化成功的菌株，阳性菌落增菌培养后提取质粒并进行双酶切鉴定和测序。经鉴定正确的 *BmpA*-pGEX-6p-1，通过化学方法转化至 E.coli BL21 进行蛋白表达。

（三）*BmpA*-pGEX-6p-1 重组质粒表达 GST-BmpA 融合蛋白的条件优化

1. **IPTG 浓度** 将鉴定阳性的单克隆菌落扩大培养，按 1∶10 比例将过夜培养的菌液 5 ml 接种于 50 ml 含 100 μg/ml 氨苄西林的 LB 培养基中，37℃摇床 230 r/min 培养，当菌液 OD$_{600}$ 约为 0.6 时，分别加入终浓度为 0.01 mmol/L、0.05 mmol/L、0.1 mmol/L、0.5 mmol/L、1 mmol/L、2 mmol/L、3 mmol/L、4 mmol/L 的 IPTG，37℃诱导培养 6 h。用 1.5 ml 离心管收集菌液，10 625×*g* 离心收集菌体。

2. **诱导时间优化** 将鉴定阳性的单克隆菌落扩大培养，按 1∶10 比例将过夜培养的菌液 5 ml 接种于 50 ml 含 100 μg/ml 氨苄西林的 LB 培养基中，37℃摇床 230 r/min 培养，当菌液 OD$_{600}$ 约为 0.6 时，加入终浓度为 0.1 mmol/L 的 IPTG 诱导剂，分别于 0 h、1 h、2 h、3 h、4 h、5 h、6 h、7 h 用 1.5 ml 离心管收集菌液，10 625×*g* 离心收集菌体。

3. **温度优化** 将鉴定阳性的单克隆菌落扩大培养，按 1：10 比例将过夜培养的菌液 5 ml 接种于 50 ml 含 100 μg/ml 氨苄西林的 LB 培养基中，27℃、29℃、31℃、33℃、35℃、37℃、39℃、41℃摇床 230 r/min 培养，当菌液 OD_{600} 约为 0.6 时，加入终浓度为 0.1 mmol/L 的 IPTG 诱导剂，诱导培养 6 h。用 1.5 ml 离心管收集菌液，10 625×g 离心收集菌体。

4. **诱导时机优化** 将鉴定阳性的单克隆菌落扩大培养，按 1：10 比例将过夜培养的菌液 5 ml 接种于 50 ml 含 100 μg/ml 氨苄西林的 LB 培养基中，37℃摇床 230 r/min 培养，当菌液 OD_{600} 约为 0.34、0.69、1.32 时，加入终浓度为 0.1 mmol/L 的 IPTG，37℃诱导培养 6 h。用 1.5 ml 离心管收集菌液，10 625×g 离心 2 min 收集菌体。

将上述离心收集的菌体，重悬于 100 μl 的 1×SDS 蛋白上样缓冲液，100℃煮沸 15 min，静置室温冷却，10 625×g 离心 2min，并取 10 μl 上样，12%SDS-PAGE 凝胶电泳并用考马斯亮蓝染色，鉴定融合蛋白的表达情况。

（四）目的蛋白的纯化

1. **培养细菌和收集菌体** 将鉴定阳性的单克隆菌落扩大培养，接种于 5 ml LB 培养基中过夜培养，按 1：9 比例将过夜培养的菌液 5 ml 接种于 45 ml LB 培养基，当 OD_{600} 为 0.8 时，按 1：4 比例将 50 ml 菌液接种于 200 ml LB 培养基中，当 OD_{600} 为 0.6 时（LB 培养基中含 100 μg/ml 氨苄西林，37℃摇床 230 r/min 培养），加入终浓度为 0.1 mmol/L 的 IPTG，37℃诱导培养 5 h，收集菌体。同时进行 4 个 250 ml 菌液培养，将上述 1 L 菌液离心收集菌体，并用 PBS 洗涤一次。

2. **超声破碎** 用含 1% Triton×100 的 PBS 25 ml 重新溶解菌体，于冰浴中超声 8 min，破碎重组菌。

3. **纯化** 在 4℃，14 000 r/min，离心 15 min，收集上清液并用孔径为 0.22 μm 除菌过滤器过滤。滤液与 50% Glutthione Sepharose 4B 2 ml 混合，于室温旋转 30 min 混匀。将混合液转移到 Econo-Pac Columns 柱子，去除滤液，用 15 ml 的 PBS 洗涤 3 次，再用裂解缓冲液洗涤一次，关闭柱子用 1 ml 裂解缓冲液（含有 60 个单位 Prescission Protease）于 4℃过夜酶切。用 1 ml PBS 洗涤一次收集目的蛋白 BmpA。用 15 ml 的 PBS 洗涤柱子 2 次，关闭柱子用洗脱缓冲液（50 mmol/L Tris-HCl，10 mmol/L 还原型谷胱甘肽，pH8.0）混合 20 min，收集 GST 蛋白。同样方法处理另 1 L 重组菌液，但不酶切，直接用 2 ml 洗脱缓冲液混匀 20 min，并收集融合蛋白 GST-BmpA。

4. **SDS-PAGE 电泳分析** 取 10 μl 的蛋白液进行 12% SDS-PAGE 凝胶电泳，并用考马斯亮蓝染色检测目的蛋白纯化情况。

（五）*BmpA* 在伯氏疏螺旋体中的亚细胞定位研究

1. **实验动物** 成年新西兰兔。

2. **实验器材** 特制兔盒；刀片；25G 针头；1 ml 注射器；20 ml 血液收集管；药铲；离心机及塑料离心管；加样器及加样管；烧杯。

3. **实验试剂**

（1）BmpA 抗原；乙醇；20 mmol/L 磷酸盐缓冲溶液（pH 7.2）；羊抗兔荧光标记的二抗。

（2）福氏完全佐剂和福氏不完全佐剂（表 3-3）。

表 3-3 福氏完全佐剂和福氏不完全佐剂的成分

成分		完全佐剂	不完全佐剂
石蜡油	6 份	+	+
无水羊毛脂	4 份	+	+
杀死的分枝杆菌	3～5 mg	+	—
磷酸盐缓冲溶液	10 份	+	+

注：福氏完全佐剂的制备：使用前在福氏不完全佐剂中加入适量杀死的分枝杆菌

4. 实验方法

（1）抗原的制备：抗原制备的主要目的在于在免疫动物体内产生最强、最适当的抗体。由于纯化的抗原适合产生抗体，因此在注射前通常采用一些经典的方法，如柱层析、分级萃取、亚细胞分离等进行抗原的分离和纯化。如果多肽抗原在 SDS/PAGE 中为可见的单一带，抗原从凝胶中的抽提可作为纯化的最后一个步骤。

（2）预放血：轻轻地将兔子放在特制兔盒中，处于放松状态的兔子采血会较容易。按压兔子耳根部直至血管突出，然后将针头插入耳部血管的中上部，观察到血液进针后小心推出活塞收集血液 1～5 ml。结束收集后，退出针头并按压伤处以止血，再用乙醇消毒。取收集的血液在 37℃ 恒温箱中放置 30 min 以防止激活补体系统，再将试管在 4℃ 放置过夜使血液凝固。用药铲将血凝块从管壁上拨落，将血液转移至塑料离心管中，4℃，10 000 × g 离心 10 min，收集上清液在 4℃ 保存。

（3）注射抗原

1）准备两只成年兔，将 100 μg 抗原溶入 1 ml 磷酸盐缓冲溶液中待用。在 1 ml 福氏不完全佐剂中加入分枝杆菌制成完全佐剂，并加入 1 ml 抗原溶液，剧烈振荡使之充分乳化，用 3 ml 注射器抽取该乳化液，接上 25G 针头，排除注射器中的气泡。从笼中取出兔子放在平坦处，选 4 个不同的部位进行皮下注射，两处在后背，两处在大腿处。抚去注射处的兔毛并用乙醇消毒暴露的皮肤。捏出皮肤，将针头以相对皮肤 15° 的角度进针，进针深度为 1～2 cm，小心不要刺入肌肉中，在 4 个不同部位分别各注射约 500 μl 抗原溶液。注射结束后，将针在注射处放置几秒后再轻轻拔出，并用乙醇在注射处消毒。在 4 个部位重复上述操作。用相同方法免疫另一只家兔。

2）每 4～6 周注射一次抗原，并在注射后的 7～10 天按照预放血步骤收集血液。将收集的血液与注射前收集的血液进行比较，检查是否有抗体产生。

（4）测定血清效价：间接酶联免疫吸附试验（enzyme-linked immunosorbent assay，ELISA），10 μg/ml 抗原包被，效价 1∶64 000 以上可以放血。也可以再加强免疫一次：生理盐水稀释抗原，耳缘静脉注射，一周内放血。

（5）收集血液

1）将家兔轻轻放入固定架上，用二甲苯涂于耳部血管的上中部，用刀片倾斜 45° 在该处切出 0.23～0.30 cm 的切口使血液能自由地流出。用消毒后的血液收集管收集滴出的血液，若在收集结束之前出现凝固可用温水轻擦切口处，再继续收集。收集适量血液后可用消毒后的纱布轻擦患处，轻按患处 10～20 s 确定血流停止后方可结束。

2）将血液在 37℃ 恒温箱中放置 30 min，再在 4℃ 放置过夜。用药铲将血凝块从管壁上拨落，将血液转移至塑料离心管中，4℃，10 000×g 离心 10 min，收集上清液即为抗血清，可在−20℃保存数年。

（6）*BmpA* 亚细胞定位：取对数生长期的伯氏疏螺旋体（1×10⁶/ml）涂片，用戊二醛固定，加入效价为 1∶800，1∶1600，1∶3200 的抗 *rBmpA* 兔血清，37℃反应 30 min。用硫酸缓冲液清洗 3 次。加 1∶2000 稀释的羊抗兔荧光标记的二抗，37℃反应 30 min，清洗玻片 6 次。荧光显微镜下观察结果并照相。

三、实 验 结 果

（一）*BmpA* 基因重组与鉴定

PCR 扩增纯化的 PCR 产物经 *Eco*R Ⅰ 和 *Xho* Ⅰ 双酶切后被连接到原核表达载体 pGEX-6p-1 上，构建重组质粒 pGEX-6p-1，重组质粒纯化经 *Eco*R Ⅰ 和 *Xho* Ⅰ 双酶切，目的片段大小与预期一致。图 3-1 证实 *BmpA* 基因已成功克隆并正确连接到表达载体中。

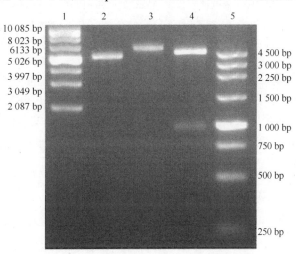

图 3-1　重组质粒 pGEX-6p-1-*BmpA* 鉴定

注：1. 超螺旋的质粒 DNA 标志物；2. 质粒 pGEX-6p-1；3. 重组质粒 pGEX-6p-1-*BmpA*；4. *Eco*R Ⅰ 和 *Xho* Ⅰ 双酶切重组质粒；
5. 250bp DNA 标志物

（二）融合蛋白诱导表达条件优化体系的建立

1. 重组蛋白 IPTG 诱导浓度的确定　重组菌在不同的 IPTG 浓度（0 mmol/L、0.01 mmol/L、0.05 mmol/L、0.1 mmol/L、0.5 mmol/L、1.0 mmol/L、2.0 mmol/L、3.0 mmol/L、4.0 mmol/L）条件诱导表达 6 h 后，用 12% SDS-PAGE 电泳鉴定。可以看到重组菌经 IPTG 诱导后有特异性的蛋白条带出现（图 3-2），分子量为 65 kDa。从图 3-2 可以看出，IPTG 浓度达到 0.1 mmol/L 时，蛋白表达明显增强，继续提高 IPTG 浓度至 0.5 mmol/L、1.0 mmol/L 时，融合蛋白表达量无明显变化，因此，在后续试验中确定 IPTG 使用终浓度为 0.1 mmol/L。

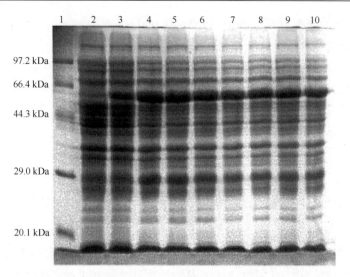

图 3-2　不同 IPTG 浓度诱导重组菌表达融合蛋白的 SDS-PAGE 电泳分析

注：1. 蛋白质分子量标准；2. 未加 IPTG 诱导细菌裂解液；3～10. 在 37℃分别加入终浓度为 0.01 mmol/L、0.05 mmol/L、0.1 mmol/L、0.5 mmol/L、1.0 mmol/L、2.0 mmol/L、3.0 mmol/L、4.0 mmol/L 的 IPTG 诱导 6 h 的重组菌裂解液

2. 重组蛋白诱导表达时间的确定　重组菌在不同的诱导时间（0 h、1 h、2 h、3 h、4 h、5 h、6 h、7 h）诱导表达后，分别提取蛋白进行 12% SDS-PAGE 电泳分析，可以看到重组体经诱导后有特异性的蛋白条带出现（图 3-3），分子量为 65 kDa。从图 3-3 可以看出，IPTG 诱导 6 h 时，蛋白表达明显增强，而后随着诱导时间的延长，融合蛋白表达量无明显变化，因此在后续试验中确定 IPTG 诱导时间为 6 h。

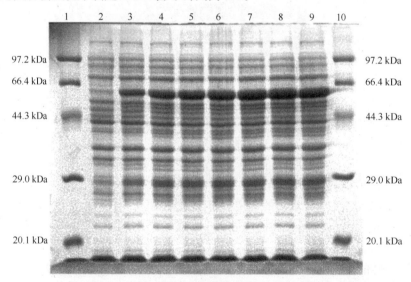

图 3-3　不同诱导时间重组菌表达融合蛋白的 SDS-PAGE 电泳分析

注：1 和 10. 蛋白质分子量标准；2～9.在 37℃加入终浓度为 0.1 mmol/L 的 IPTG 诱导重组菌 0 h、1 h、2 h、3 h、4 h、5 h、6 h、7 h 的重组菌裂解液

3. 重组蛋白诱导表达温度的确定　重组菌体在不同的诱导温度（27℃、29℃、31℃、33℃、35℃、37℃、39℃、41℃）诱导表达 6 h 后，用 12%SDS-PAGE 凝胶进行电泳鉴定，

结果如图3-4所示。可以看到重组体经诱导后有特异性的蛋白条带出现，大小为65 kDa。随着培养温度增加，重组蛋白的产率增加，考虑到37℃培养有助于减少重组菌生长，故在后续试验中确定IPTG诱导温度为37℃。

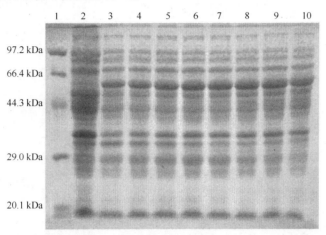

图3-4　不同温度诱导重组菌表达融合蛋白的SDS-PAGE电泳分析

注：1.蛋白质分子量标准，2.未加IPTG诱导的重组菌裂解液，3~10.27℃、29℃、31℃、33℃、35℃、37℃、39℃、41℃加入终浓度为0.1 mmol/L的IPTG诱导6 h的重组菌裂解液

4. 诱导细菌密度优化　重组菌体在不同的OD_{600}（0.34、0.69、1.32）诱导表达6 h后，用12% SDS-PAGE凝胶进行电泳鉴定，结果如图3-5所示，可以看到重组体经诱导后有特异性的蛋白条带出现，大小为65 kDa。随着OD_{600}增加，重组蛋重组菌液的特异性的蛋白条增加，故在后续试验中确定IPTG诱导OD_{600}在0.5~1.0。

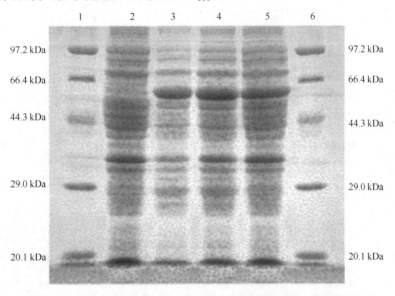

图3-5　不同OD_{600}值诱导重组菌表达融合蛋白的SDS-PAGE电泳分析

注：1和6.蛋白质分子量标准；2.未加IPTG诱导的重组菌裂解液；3.OD_{600}为0.34时加入终浓度为0.1 mmol/L的IPTG诱导6 h重组菌裂解液；4.OD_{600}为0.69时加入终浓度为0.1 mmol/L的IPTG诱导6 h重组菌裂解液；5.OD_{600}为1.32时加入终浓度为0.1 mmol/L的IPTG诱导6 h重组菌裂解液

（三）目的蛋白纯化

利用 pGEX-6p-1 载体表达外源蛋白时，融合蛋白 N 端含有 GST 标签，可以利用 Glutthione Sepharose 4B 柱进行纯化；蛋白样品经 12%SDS-PAGE 凝胶电泳显示，蛋白分子量约为 65 kDa（图 3-6）。

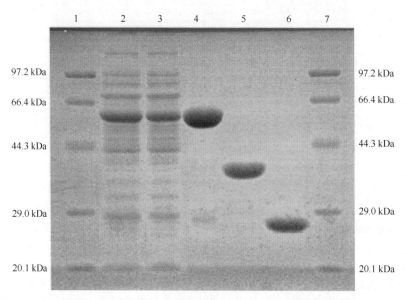

图 3-6　纯化重组菌表达融合蛋白的 SDS-PAGE 电泳分析

注：1 和 7. 蛋白质分子量标准；2. 重组菌裂解；3. 重组菌裂解液滤液；4. 融合蛋白 GST-BmpA；5. rBmpA；6. 标签蛋白 GST

（四）BmpA 亚细胞定位

用兔抗 BmpA 与伯氏疏螺旋体孵育，再用羊抗兔荧光标记的二抗与一抗结合，结果表明，BmpA 位于伯氏疏螺旋体细胞膜表面。结果见图 3-7。

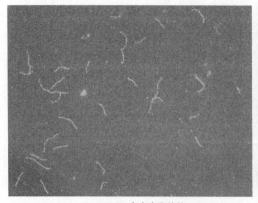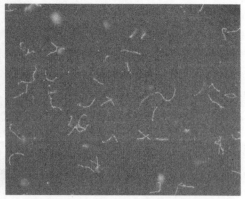

A. 1：3200 BmpA 兔多克隆抗体，×1000　　　　B. 1：1600 BmpA 兔多克隆抗体，×1000

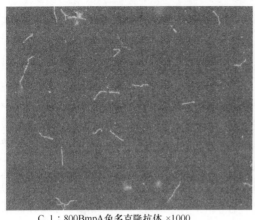 

C. 1：800BmpA 兔多克隆抗体,×1000　　　　　　　　　　D. 阴性对照（正常兔血清）

图 3-7　BmpA 亚细胞定位研究结果

四、讨　论

莱姆病流行广泛，危害大，严重危害人类健康，我们需要一种快速诊断方法、有效疫苗和治疗方法。本实验的目的就是获得大量的 rBmpA，这将为我们后面的研究打下坚实基础。

本实验构建了用于 *BmpA* 基因表达的载体 pGEX-6p-1-*BmpA*，将其转化至 *E. coli* BL21 中诱导表达，分别研究了诱导温度、诱导时间、诱导剂的用量对重组融合蛋白 GST-BmpA 表达量的影响。结果表明：在 35～39℃融合蛋白有较高的表达量，过高或过低的温度不利于重组菌生长，不利于融合蛋白的表达。OD_{600} 在达到 0.32 与 0.69 和 1.32 这三点时诱导有利表达，其他数值则表达量少且差异明显。但 $OD_{600}=0.69$ 与 $OD_{600}=1.32$ 差异不大，考虑到细菌在对数生长期时进行诱导有利于蛋白表达，于是就将诱导 OD_{600} 定为 0.5～1.0。通过本实验，我们发现只要 IPTG 的终浓度不小于 0.05 mmol/L，对融合蛋白的表达影响不大，因此，将 IPTG 的浓度定为 0.1 mmol/L。增加诱导时间，有利于获得更多的融合蛋白，但 6 h 后增加量不明显，因此我们确定的诱导时间为 6 h。通过对融合蛋白表达条件的优化可以获得大量的 GST-BmpA 蛋白。可见，pGEX-6p-1 和 *E. coli* BL21 也非常适合用于表达 rBmpA。

构建原核表达载体的目的就是为了获得 BmpA 蛋白，确定 GST-BmpA 高效表达的条件，探索 BmpA 蛋白的纯化条件。用最佳表达条件培养 1 L 重组菌液收集菌体，用 25 ml 的含有 1%Triton 的 PBS 溶解菌体,超声破碎 8 min,用 2 ml 的 50% Glutthione Sepharose 4B 装柱子，用 80 单位 Prescission Protease 酶可以纯化得到 2.8～3.1mg 的 BmpA。

1990 年 Simpson 等就报道莱姆病患者的血清能与伯氏疏螺旋体特异性抗原 P39 发生反应[21]，接着又报道该抗原的抗体是实验室和自然界动物感染的标志[37]，从而开始了 BmpA 作为抗原在莱姆病诊断中应用研究的先河。1993 年 Fawcett 等报道重组 P39 蛋白抗原与伯氏疏螺旋体全抗原在酶联免疫吸附试验和蛋白印迹诊断中的特异性和敏感性，P39 重组蛋白的敏感性较伯氏疏螺旋体全抗原低，蛋白印迹在诊断莱姆病感染中的特异性比酶联免疫吸附试验好。实验证明 P39 抗原在莱姆病诊断中具有应用价值[38]。2002 年 Pachner 等报道了灵长类莱姆病感染模型 IgM 和 IgG 抗体的检测情况。在免疫功能正常和短暂免疫抑制动物模型中，在感染早期检测到与 IgM 抗体反应的主要蛋白是 P39、P41、重组 BmpA 和重组 OspC。而在感染晚期检测到与 IgG 抗体反应的主要蛋白是 P39、P41、P18、P60、P66、重组 BmpA 和重组 DbpA，该实验表明可以通过以重组 BmpA 作为抗原检测抗体而诊断莱姆病[39]。然而我们的实验结果让人很失望，检测所有标本都为阳性，表明 rBmpA 特异性差，敏感性高。我们反复进行试验但还是得到同样的结果，可以排除人为操作错误，且设计的蛋白纯化方案所获得的 rBmpA 蛋白液中含有其他杂质蛋白可能性不大，蛋白液污染可能性可排除。分析可能原因：①用 *E.coli* BL21 作为表达载体，大肠杆菌的某一种蛋白可能与融合蛋白在胞质就紧密结合在一起，在纯化过程中未能将其除去。人体本身肠道就有大肠杆菌，血清中存在抗大肠杆菌的抗体，因此，试验获得的蛋白当然可以与人血清结合，出现所有检测标本呈阳性的结果。②我们用原核作为表达体系，融合蛋白还含有标签蛋白 GST，是否会对人 BmpA 的正确折叠构成影响或者影响有多大，这是未知的，如果蛋白质折叠错误，就会影响蛋白质的功能，就会引起非特异性结合。③rBmpA 可以和血清中除莱姆病 IgG 外的其他成分结合，该成分目前并不清楚。BmpA 在伯氏疏螺旋体感染哺乳动物过程中起到重要作用，BmpA 作为层粘连蛋白的结合蛋白介导伯氏疏螺旋体与层粘连蛋白的黏附，BmpA 抗体能够抑制两者的结合，其与层粘连蛋白结合的结构域主要由羧基端的 80 个氨基酸构成。我们推测与 BmpA 结合的蛋白质可能与层粘连蛋白有相同功能结构域的蛋白质[40, 41]。总之，rBmpA 有待我们进一步研究，这不仅有利于了解莱姆病致病机制，加强对莱姆病的防治，同时亦可以 BmpA 为靶目标设计疫苗和治疗药物。

五、结　　论

综上所述，在本实验室人员的努力下，成功地构建了表达重组蛋白 BmpA 的大肠杆菌原核表达系统，并且本研究在基因水平和蛋白水平上得到鉴定，同时亦找到了高效表达重组 BmpA 的最佳方案，并建立了用 GSH 柱纯化重组 BmpA 的最适体系。但通过荧光免疫研究，BmpA 定位在伯氏疏螺旋体细胞膜表面。

参 考 文 献

[1] Steere AC. Lyme disease. N Engl J Med，2001，345（2）：115-125

[2] Halperin JJ. Diagnosis and management of Lyme neuroborreliosis. Expert Rev Anti Infect Ther，2018，16（1）：5-11

[3] Wang G，van Dam AP，Schwartz I，et al. Molecular typing of *Borrelia burgdorferi* sensu lato：taxonomic，epidemiological，and clinical implications. Clin Microbiol Rev，1999，12（4）：633-653

[4] 张哲夫，万康林，张金声. 我国莱姆病的流行病学和病原学研究.中华流行病杂志，1997，18（1）：8-11

[5] Steere AC. Lyme disease. N Engl J Med，1989，321：586-596

[6] 万康林，张哲夫，王宏英，等.中国莱姆病螺旋体宿主动物的初步调查研究. 卫生研究，1999，28（1）：7-9

[7] Aguero-rosenfeld ME，Wang G，Schwartz I，et al. Diagnosis of Lyme borreliosis. Clin Microbiol Rev，2005，18（3）：484-509

[8] Bacon RM，Kugeler KJ，Mead PS. Surveillance for Lyme disease—United States，1992–2006. MMWR Surveill Summ，2008，57（10）：1-9

[9] 万康林.中国莱姆病的病原学和流行病调查. 旅行医学科学. 2002，8（4）：15-17

[10] Nadelman RB，Wormser GP. Lyme borreliosis.Lancet，1998，352：557-565

[11] Masuzawa T. Terrestrial distribution of the Lyme borreliosis agent Borrelia burgdorferi sensu lato in East Asia. Jpn J Infect Dis，2004，57（6）：229-235

[12] Hubalek Z，Halouzka J. Distribution of *Borrelia burgdorferi* sensu lato genomic groups in Europe，a review Eur J Epidemiol，1997，13（8）：951-957

[13] Saint Girons I，Gern L，Gray JS，et al. Identification of *Borrelia burgdorferi* sensu lato species in Europe. Zentbl. Bakteriol. 1998，287（3）：190-195

[14] van Dam AP，Kuiper H，Vos K，et al .Different genospecies of *Borrelia burgdorferi* are associated with distinct clinical manifestation of Lyme borreliosis. Clin Infect Dis，1993，77：708-717

[15] Stanek G，Strle F . Lyme borreliosis Lancet，2003，362：1639-1647

[16] Steere AC，Batsford WP，Weinberg M，et al. Lyme carditis ： cardiac abnormalities of Lyme disease. Ann Intern Med，1980，93（1）：8-16

[17] Wormser GC，Nadelman RB，Nowakow ski J，et al. Asymptomatic *Borrelia burgdorferi* infection. Med Hypotheses，2001，57（4）：435-438

[18] Steere AC，Schoen RT，Taylor E，et al .The clinical evolution of Lyme arthritis. Ann Intern Med，1987，107（5）：725-731

[19] Strle F，Nadelman RB，Cimperman J，et al .Comparison of culture-confirmed erythema migrans caused by *Borrelia burgdorferi* sensus stricto in New York State and by Borrelia afzelii in Slovenia. Ann Intern Med，1999，130（1）：32-36

[20] Stanek G，O'Connell S，Cimmino M，et al .European Union concerted action on risk assessment in Lyme borreliosis ：clinical case definitions for Lyme borreliosis. Wien Klin Wochenschr，1996，108（23）：741-747

[21] Simpson WJ，Schrumpf ME，Schwan TG. et al.Reactivity of human Lyme borreliosis sera with a 39-kilodalton antigen specific to *Borrelia burgdorferi*. J Clin Microbiol，1990，28（6）：1329-1337

[22] Simpson WJ. Cieplak W，Schrumpf ME，et al.Nucleotide sequence and analysis of the gene in Borrelia burgdorferi encoding the immunogenic P39 antigen. FEMS Microbiol Lett，1994，119（3）：381-387

[23] Bryksin AV，Tomova A，et al.BmpA is a surface-exposed outer-membrane protein of *Borrelia burgdorferi*. FEMS Mirobiol Lett，2010，309（1）：77-83

[24] Fraser CM，Casjens YS，Huang WM，et al .Genomic sequence of a Lyme disease spirochete，*Borrelia burgdorferi* Nature，1997，390：580-586

[25] Bryksin AV，Godfrey HP，Carbonaro CA，et al.*Borrelia burgdorferi* BmpA，BmpB，and BmpD protein are expressed in human infection and contribute to P39 immunoblot reactivity in patients with Lyme disease. Clin Diagn Lab Immun，2005，12（8）：935-940

[26] 宝福凯，柳爱华，马海滨，等. 莱姆关节炎发病机理研究进展.中国病原生物学杂志，2009，4（5）：380-382

[27] Steere AC. Lyme disease. N Engl J Med，1989，321：586-596

[28] Steere AC，Duray PH，Batcher EC .Spirochetal antigens and lymphoid cell surface markers in Lyme synovitis ： comparison with rheumatoid synovium and tonsillar lymphoid tissue Arthritis Rheum，1988，31：487-495

[29] Steere AC，Baxter-Lowe LA .Association of chronic，treatment-resistant Lyme arthritis with rheumatoid arthritis（RA）alleles. Arthritis Rheum，1998，41：Suppl：S81

[30] Steere AC，Levin RE，Mollog PJ，et al. Treatment of Lyme arthritis. Arthritis Rheum，1994，37（6）：878-888

[31] Nocton JJ，Dressler F，Rutledge BJ，et al . Detection of *Borrelia burgdorferi* DNA by polymerase chain reaction in synovial fluid from patients with Lyme arthritis. N Engl J Med，1994，330：229-234

[32] Narasimhan S，Santiago F，Koski RA，et al.Examination of the *Borrelia burgdorferi* transcriptome in Ixodes scapularis during feeding. Bacteriol，2002，184（11）：3122-3125

[33] Akins DR，Bourell KW，Caimano MJ，et al.A new animal model for studying Lyme disease Spirochetes in a mammalian host-adapted state. Clin Invest，1998，101（10）：2240-2250

[34] BAO Fukai. Erol Fikerig. The Joint-specific Expression Profile of Borrelia burgdorfri in the Murine Hosts. Bulletin of Science and Technology，2008，24（6）：832-840

[35] Pal U，Wang P，Bao F，et al .*Borrelia burgdorferi* basic membrance proteins A and B participate in the gensis of Lyme arthritis. J Exp Med，2008，205（1）：133-141

[36] Yang X，Izadi H，Coleman AS，et al. *Borrelia burgdorferi* lipoprotein BmpA activates pro-inflammatory responses in human synovial cells through a protein moiety. Microbes Infect，2008，10（12-13）：1300-1308

[37] Simpson WJ，Burgdorferi W，Schrumpf ME，et al. Antibody to a 39-kilodalton Borrelia burgdorferi antigen（P39）as a marker for infection in experimentally and naturally inoculated animals. J Clin Microbiol，1991，29（2）：236-243

[38] Fawcett PT，Rose C，Gibney KM，et al.Detection of antinbodies to the recombinant P39 protein of Borrelia burgdorferi using enzyme immunoassay and immunoblotting. J Rheumatol，1993，20（4）：734-738

[39] Pachner AR，Dail D，Li L，et al .Humoral Immune Response Associated with Lyme Borreliosis in Nonhuman Primates：Analysis by Immunoblotting and Enzyme-linked Immunosorbent Assay with Sonicates or Recombinant Proteins. Clin Diagn Lab Immunol，2002，9（6）：1348-1355

[40] Ashutosh Verma，atherine A. et al. *Borrelia burgdorferi* BmpA is a Laminin-Binding protein. Infection and Immunity，2009，77（11）：4940-4946

[41] Aslam B，Nisar MA，Khurshid M，et al. Immune escape strategies of *Borrelia burgdorferi*. Future Microbiol，2017，12：1219-1237

第四章 伯氏疏螺旋体膜蛋白 BmpA 对小鼠的致关节炎作用研究

第一节 概 述

莱姆病临床表现复杂，一般可分为早、中、晚三期。早期临床症状以皮肤出现慢性游走性红斑（erythema chronicum migrans，ECM）为特征；中期以神经系统损害和心脏异常表现为特征；晚期以慢性关节炎为特征并继发慢性萎缩性肢端皮炎（acrodermatitis chronica atrophicans，ACA）；其中，莱姆关节炎（Lyme arthritis）发病率最高（60% 的感染者有关节炎症状），危害也最大[1-4]。

1. **膜蛋白 BmpA** 莱姆病疏螺旋体表面存在大量脂质蛋白，其与莱姆病疏螺旋体的致病性有关，作为抗原又能刺激机体产生抗体，为莱姆病诊断提供依据。在莱姆病研究早期，研究者发现莱姆病患者的血清中的抗体，能与螺旋体的分子量为 39kDa 的抗原结合，因此这种抗原称为 P39[5]。随着研究深入，研究者将 P39 定义为 BmpA（*Borrelia burgdorferi membrance Protein A*），即伯氏疏螺旋体外膜蛋白 A[6]。BmpA（P39）位于螺旋体外膜的表面，是膜脂蛋白[7]，1997 年 Fraser 等报道伯氏疏螺旋体 B31 株的基因序列，至少编码 105 种脂蛋白，而 *bmp* 基因位于染色体上 391 932 至 396 563 之间，排列顺序为 *bmpD-bmpC-BmpA-BmpB*。BmpA 就属于 *bmp* 基因家族编码 Bmp 蛋白家族成员[8]，是伯氏疏螺旋体的主要免疫原，可以作为人和动物莱姆疏螺旋体病诊断的主要抗原[9]。

2. **BmpA 与莱姆关节炎关系** 莱姆病的中期和晚期主要表现为慢性关节炎、神经系统和心脏疾病[4]。如果未接受抗生素治疗，发病数月后，约 60% 的患者会出现间歇性大关节的肿胀和疼痛，尤其是膝关节[10]。病变关节病理表现为滑膜增生肥厚、血管扩张、单核细胞浸润等[11]。经过几次反复发作约 10% 患者发展为持续性关节炎，尤其是带有 *HLA-DRBI*0401* 或者相关基因的患者[12]，即使在经过 30 天的静脉注射抗生素或口服 60 天抗生素治疗膝关节炎仍然持续数月甚至数年[13]。关节炎的反复发作轻则影响患者生活，严重的患者甚至失去劳动力，可见其危害之大。因此，莱姆关节炎的发病机制引起各国科学家的重视，经过多年的研究，对其机制已有一定了解并取得了一定成绩，但仍未完全清楚。其详细过程需进一步阐明[10]。研究表明莱姆疏螺旋体病感染者关节中有螺旋体存在是莱姆关节炎发生、发展所必需的前提条件[14]。伯氏疏螺旋体在其整个生命周期，在不同宿主如蜱和脊椎动物中有不同的基因表达[15, 16]，这种适应性的表达有利螺旋体的生存和引起机体的病变。在伯氏疏螺旋体感染的小鼠模型中，感染后第 15 天，伯氏疏螺旋体在小鼠关节组织特异性表达 21 个基因，其中 13 个基因位于伯氏疏螺旋体染色体上，8 个基因位于质粒上；在感染后第 105 天，伯氏疏螺旋体在小鼠关节组织特异性表达 24 个基因，其中 13 个基因位于伯氏疏螺旋体染色体上，11 个基因位于质粒上，其中 *BmpA/B* 基因表达是明显上调的，这就说明伯氏疏螺旋体在小鼠关节中存在独特的基因表达谱，这可能与关节炎的发生发展有关[17]。2008 年有研究者报道伯氏疏螺旋体 *BmpA* 和 *BmpB* 基因与莱姆关节炎有直接的关系，研究者通过基因敲除技术分别敲除或同时敲除 *BmpA* 或 *BmpB*，结果表明，敲除了 *BmpA* 或 *BmpA/B* 的螺旋体突变株仍能感染小鼠，但引起关节炎的能力显著降低（*BmpA⁻* 突变株），或者不引起关节炎（*BmpA/B⁻* 突变株）。向突变株敲入野生型 *BmpA* 或 *BmpA/B* 基因可恢复螺旋体的致病能力[18]，接着有研究者报道在小鼠和人的关节诱导 *BmpA/B* 基因操纵子表达产物（BmpA）有炎症的性质。BmpA 结构某部分功能域可以启动炎症反应，其机制主要是通过激活关节滑膜细胞的 NF-κB 和 p38MAP 激酶信号通路，释放前炎症细胞因子（proinflammatory cytokines）TNF-α 和 IL-1β，从而启动炎症反应，造成关节炎症引起莱姆关节炎[19]。由此可见，*BmpA* 基因及其产物 BmpA 在莱姆关节的发病中起关键作用。

3. 莱姆关节炎致病机制　莱姆关节炎发生既与固有免疫反应（innate immunity）有关，也与适应性免疫反应（adaptive immunity）有关。在小鼠螺旋体感染模型中发现[17]，螺旋体先在局部繁殖，随后扩散到全身，分布到关节、心脏、膀胱等其他组织。10～14 天时出现明显关节水肿和炎症（主要在膝关节和踝关节）；病理切片发现，最初主要以中性粒细胞浸润为主，随后伴随单核细胞浸润、滑膜增生和血管翳形成，但几周后缓解。体内、外研究表明，螺旋体（可能主要是脂蛋白）可激活 Toll 样受体 2（TLR2），导致关节组织的巨噬细胞活化，释放前炎症细胞因子［包括白细胞介素 1β（IL-1β）、肿瘤坏死因子（TNF）和 IL-8］，引起中性粒细胞渗出和浸润，启动炎症过程。随后，巨噬细胞对螺旋体抗原进行加工、处理和提呈，导致 CD4⁺ T 细胞的活化，发挥细胞免疫反应，释放更多细胞因子，进一步加重关节炎，使关节炎慢性化[4]。之后研究证明，伯氏疏螺旋体 *BmpA* 和 *BmpB* 与莱姆关节炎有直接关系[18]。早前研究发现，在莱姆关节炎发生过程中，CD4⁺ Th1 细胞发挥主要作用，而 CD4⁺ Th2 细胞和 B 细胞对关节炎有对抗作用[4, 20]。但这一观点遇到了一些无法解释的实验结果。近年来由于 CD4⁺ Th17 细胞的发现和对其病理作用认识的逐步深入，CD4⁺ Th1 细胞发挥主要作用的观点受到质疑，新的研究表明，在多种关节炎模型中，主要由 Th17 细胞而非 Th1 细胞发挥作用。因此，Th17 细胞在莱姆疏螺旋体病关节炎中的作用值得进一步研究[4, 21, 22]。

4. Th17 细胞、IL-17 在莱姆关节炎中研究现状　T 淋巴细胞，尤其是由 Th1 细胞分泌的 IFN-γ 曾被认为在莱姆关节炎的发病机制中扮演中心角色[23]。然而，在动物模型中，Th1 细胞被证明并不是导致莱姆关节炎所必需的[24]，暗示在莱姆关节炎致病机制中参与介质不同于 IFN-γ、IL-12 和其他 T 细胞亚群。Th17 细胞，一个新亚群 Th 细胞，通过释放 IL-17 在自身免疫组织损伤中起到至关重要的作用[25]。IL-6、TGF-β、IL-1β 和 IL-23 都是 Th17 细胞分化中重要细胞因子[26]。伯氏疏螺旋体感染机体时，宿主细胞相互作用致使 IL-6 炎性细胞因子释放，IL-6 联合 TGF-β 促使 Th17 细胞分泌 IL-17，IL-17 又引起其下游细胞因子如 TGF-α、IL-1β 释放；此外，IL-17 可能刺激成纤维细胞、滑膜细胞释放包括 IL-6 在内的细胞因子。同时，IL-6 又联合多余的 TGF-β 调节 Th17 细胞分泌直至体内螺旋体水平降至不足以引起进一步的炎症[20]。IL-17 可诱导基质细胞、关节滑膜细胞、软骨细胞、成纤维细胞及巨噬细胞分泌前炎症细胞因子和趋化因子，并且招募和激活嗜中性粒细胞[27]。有趣的是，在类风湿关节炎患者关节液标本中检测出 IL-17 呈高水平表达[28]，其促使关节处蚀骨细胞形成[29]，并且其他几个实验也暗示 IL-17 可能参与莱姆关节炎的致病机制[30, 31]。

综上所述，莱姆病在全世界流行，危害人类健康，其中尤以莱姆关节炎危害最大。伯

氏疏螺旋体基因 *BmpA* 表达产物 BmpA 作为莱姆螺旋体的膜蛋白是其主要抗原，亦是莱姆关节炎发生中一个关键作用因子。我们在前期研究中已经构建 BmpA 蛋白的原核表达体系，优化表达条件，纯化 rBmpA，获得 rBmpA。莱姆关节炎与多种慢性关节炎的病理表现类似，是阐明多种慢性关节炎的良好模型。因此，本实验尝试用局部注射 rBmpA 方法建立莱姆关节炎动物模型，并在此基础上选取并检测了与 Th17 细胞密切相关的 3 个因子：IL-6、TGF-β、IL-17 的含量，并结合关节炎指数、影像学、组织病理学三方面来分析和阐释其致病机制。

第二节　莱姆关节炎动物模型建立与体内研究

一、实 验 材 料

1. 实验动物　昆明小鼠，雌性，4～6 周龄，体重 18～22g，60 只，购自昆明医科大学实验动物中心。将 60 只昆明小鼠随机分成三组：实验组、对照组、正常组，每组 20 只。所有小鼠均在同一环境中饲养。

2. 主要仪器（表 4-1）

表 4-1　主要仪器

仪器	厂商
水浴恒温振荡器	常州丹瑞实验仪器设备有限公司
7200 型可见分光光度计	尤尼柯（上海）仪器有限公司
电子天平 AL204	梅特勒-托利多仪器（上海）有限公司
电子天平 DT1000	长沙湘仪离心机仪器有限公司
高速离心机	美国 Sigma 公司
低速离心机	湖南湘仪离心机仪器有限公司
高压消毒锅	上海博迅医疗生物仪器股份有限公司
隔水式电热恒温培养箱	上海跃进医疗器械有限公司
水平摇床	北京市六一生物科技有限公司
多用途旋转摇床	海门市其林贝尔仪器制造有限公司
垂直电泳仪	北京百晶生物技术有限公司
超低温冰箱	中科美菱低温科技有限责任公司
4℃冰箱	海尔集团有限公司
超净工作台	美国 Thermo 公司
pH 计	上海仪电科学仪器股份有限公司
凝胶成像仪	美国 Bio-Rad 公司
微量移液器	法国 Gilson 公司
超声破碎仪	美国 Sonics 公司
核酸蛋白检测仪	美国 ACTGene 公司
酶标仪	美国 Bio-Rad 公司
纯水机	Millipore 公司
0.22μm 滤器	Millipore 公司
游标卡尺	杭州工具量具有限公司
50 μl 微量注射器	上海安亭微量进样器厂
OLYMPUS CX31 显微镜	
杰韦弗牙科 X 光机	
病理组织包埋机、冷冻台、漂烘仪	常州中威医疗仪器有限公司
YL3-A 型迴转式切片机	常州中威医疗仪器有限公司

3. 主要试剂（表 4-2）

表 4-2 主要试剂

试剂	厂商/来源
重组 BmpA（rBmpA）	由本实验室纯化获得
Bio 蛋白浓度测定试剂盒	北京全式金生物技术有限公司。
IL-6 ELISA 试剂盒	美国 R&D 公司产品，序号为 E-20012
IL-17 ELISA 试剂盒	美国 R&D 公司产品，序号为 E-20575
TGF-β ELISA 试剂盒	美国 R&D 公司产品，序号为 E-20579
RIPA 裂解液	北京索来宝科技有限公司，产品序号为 R0020
蛋白 Markers，DNA Markers	TaKaRa 大连宝生物公司
pGEX-6p-1	美国 GE 公司
Glutathione Sepharose 4B	美国 GE 公司
Prescission Protease	美国 GE 公司
Econo-Pac Columns	美国 Bio-Rad 公司
TMB	武汉博士德生物工程有限公司
酵母提取物（yeast extract）	英国 OXOID 公司
胰蛋白胨（tryptone）	英国 OXOID 公司
IPTG	北京鼎国昌盛生物技术工程有限公司
青霉素	北京鼎国昌盛生物技术工程有限公司
丙烯酰胺	北京鼎国昌盛生物技术工程有限公司
N,N'-亚甲基双丙烯酰胺	昆明云科生物工程有限公司
过硫酸铵	昆明云科生物工程有限公司
低熔点琼脂糖	北京鼎国昌盛生物技术工程有限公司
冰醋酸	天津市红岩化学试剂厂
无水乙醇	汕头市达濠精细化学品有限公司
考马斯亮蓝 G-250	天津市标准科技有限公司
二硫苏糖醇（DTT）	美国 Sigma 公司
溴化乙锭（EB）	美国 Sigma 公司
溴酚蓝（BPB）	天津市标准科技有限公司
氯化钠（NaCl）	汕头市西陇化工厂有限公司
十二烷基硫酸钠（SDS）	徐州人元化工有限公司
碳酸钠（Na$_2$CO$_3$）	广州化学试剂厂
十二水磷酸氢二钠（Na$_2$HPO$_4$·12 H$_2$O）	上海试剂二厂
磷酸二氢钾（KH$_2$PO$_4$）	上海化学试剂总厂试剂二厂
氯化钾（KCl）	上海化学试剂总厂试剂二厂
Tween-20	国药集团化学试剂有限公司
甘氨酸（Glycine，Gly）	北京鼎国昌盛生物技术工程有限公司
乙二胺四乙酸二钠（Na$_2$EDTA·2 H$_2$O）	汕头市西陇化工厂有限公司
三羟甲基氨基甲烷（Tris）	武汉华美生物工程有限公司
磷酸二氢钠（NaH$_2$PO$_4$）	北京益利精细化学品有限公司
磷酸氢二钠（Na$_2$HPO$_4$）	汕头市化学试剂厂
氢氧化钠（NaOH）	广东石岐化工厂
碳酸氢钠（NaHCO$_3$）	上海虹光化工厂
甘油	上海华东试剂厂
水合氯醛	天津市光复精细化工研究所
β-巯基乙醇	美国 Amresco 公司
N，N，N'，N'-四甲基乙二胺（TEMED）	美国 Sigma 公司

4. 主要溶液试剂配制

（1）LB 培养基

1）称取下列试剂，置于 1 L 烧杯中：胰蛋白胨 10g，酵母提取物 5g，NaCl 10g。

2）加入约 800 ml 的去离子水，充分搅拌溶解。

3）滴加 5mol/L NaOH 溶液约 0.2 ml，调节 pH 至 7.0。

4）加去离子水将培养基定容至 1 L。

5）高温高压灭菌后，4℃保存。

（2）氨苄西林（100mg/ml）储存液

1）称量 5g 氨苄西林置于 50 ml 的离心管内。

2）加入 40 ml 的灭菌水，充分溶解，定容至 50 ml。

3）用 0.22μm 的滤器过滤除菌。

4）小份分装后（1 ml/份），−20℃保存。

5）工作液浓度为 100μg/ml。

（3）IPTG（24mg/ml）储存液

1）称量 1.2g IPTG 置于 50 ml 的离心管内。

2）加入 40 ml 的灭菌水，充分溶解，定容至 50 ml。

3）用 0.22μm 的滤器过滤除菌。

4）小份分装后（1 ml/份），−20℃保存。

（4）LB/Amp 平板培养基

1）称取下列试剂，置于 1 L 烧杯中：胰蛋白胨 10g，酵母提取物 5g，NaCl 10g。

2）加入约 800 ml 的去离子水，充分搅拌溶解。

3）滴加 5mol/L NaOH 溶液约 0.2 ml，调节 pH 至 7.0。

4）加去离子水将培养基定容至 1 L 后，加入 15g Agar。

5）高温高压灭菌后，冷却至 60℃左右。

6）加入 1 ml 氨苄西林（100mg/ml）均匀混匀。

7）铺制平板（30～35 ml 培养基/90mm 培养皿）。

8）4℃避光保存。

（5）30%（W/V）丙烯酰胺（acrylamide）

1）称量下列试剂，置于 1 L 的烧杯中：丙烯酰胺 290g，Bis 10g。

2）向烧杯中加入约 600 ml 的去离子水，充分搅拌溶解。

3）加入去离子水定容至 1 L，用 0.45μm 滤器除去杂质。

4）于棕色瓶保存。

（6）10%（W/V）过硫酸铵

1）称取 1g 过硫酸铵。

2）加入 10 ml 去离子水后搅拌溶解。

3）于 4℃保存。

（7）5×Tris-Glycine Buffer（5×SDS-PAGE 电泳缓冲液）

1）称取下列试剂，置于 1 L 烧杯中：Tris 15.1g，Glycine 94g，SDS 5.0g。

2）加入约 800 ml 的去离子水，搅拌溶解。

3）加入去离子水定容至 1 L，室温保存。

（8）磷酸盐缓冲液（pH 7.4）

1）称取下列试剂，置于 1 L 的烧杯中：KH_2PO_4 0.27g，Na_2HPO_4 1.42g，NaCl 8.0g，KCl 0.2g。

2）加入去离子水约 800 ml，充分搅拌溶解。

3）滴加浓盐酸将 pH 调至 7.4，加入去离子水定容至 1 L。

4）高温高压灭菌后，室温保存。

（9）5×SDS-PAGE Loading Buffer

1）量取下列试剂，置于 10 ml 的离心管中：1mol/L Tris-HCl 1.25 ml，SDS 0.5g，溴酚蓝 25mg，甘油 2.5 ml。

2）加去离子水溶解后定容至 5 ml。

3）小份（500μl/份）分装后，于室温保存。

4）使用前加入 25μl 的 2-ME。

（10）考马斯亮蓝 G-250 染色液

1）称取 0.25g 考马斯亮蓝 G-250，置于 1 L 的烧杯中。

2）加入 100 ml 冰醋酸。

3）加 dH$_2$O 定容至 1 L。

（11）考马斯亮蓝染色脱色液

1）量取下列液体，置于 1 L 烧杯中：乙酸 100 ml，乙醇 50 ml。

2）加入去离子水 850 ml。

（12）50×TAE buffer

1）称量下列试剂，置于 1 L 的烧杯中。

2）向烧杯中加入约 800 ml 的去离子水，充分搅拌溶解。

3）加入 57.1 ml 乙酸，充分搅拌。

4）加去离子水定容至 1 L，室温保存。

（13）溴化乙锭（10mg/ml）

1）称取 1g 的溴化乙锭，加入 100 ml 的容器中。

2）加入 100 ml 去离子水，充分搅拌至完全溶解。

3）将溶液转至棕色瓶，室温避光保存。

4）溴化乙锭浓度为 0.5μg/ml。

（14）5mol/L NaCl

1）称取 292.2g NaCl 置于 1 L 的烧杯中。

2）加入去离子水约 800 ml，充分搅拌溶解。

3）加入去离子水定容至 1 L。

4）高温高压灭菌后，4℃保存。

（15）0.5 mol/L EDTA

1）称取 186.1g Na$_2$EDTA·H$_2$O 置于 1 L 的烧杯中。

2）加入去离子水约 800 ml，充分搅拌溶解。

3）用 NaOH 溶液调节 pH 至 8.0。

4）加入去离子水定容至 1 L。

5）分装成小份，高温高压灭菌后，室温保存。

（16）1 mol/L 二硫苏糖醇（DTT）

1）称取 3.09g DTT，加入到 50 ml 塑料离心管。

2）加入 20 ml 的 0.01mol/L 乙酸钠（pH5.2），溶解后用 0.22μm 滤器过滤。

3）适量分装，−20℃保存。

（17）裂解缓冲液

1）量取下列液体，置于 50 ml 的离心管内：1mol/L Tris-HCl 2.5 ml，5mol/L NaCl 1.5 ml，0.5mol/L EDTA 100μl，0.1mol/L DTT 100μl。

2）加去离子水定容至 50 ml。

（18）洗脱缓冲液

1）称取 0.134g 还原型谷胱甘肽。

2）加入 pH 为 8.0 的 0.05mol/L Tris-HCl 50 ml 溶解。

3）于 4℃保存。

（19）20% EDTA 脱钙液

1）称取 200g EDTA 置于 1 L 的烧杯中。

2）加入去离子水约 1000 ml，充分搅拌溶解。

3）加入 NaOH 充分搅拌溶解直至溶液清澈。

4）用 1mol/L HCl 调节 pH 至 7.3～7.5。

二、实 验 方 法

1. rBmpA 目的蛋白的纯化

（1）重组菌培养和菌体收集：将鉴定阳性的单克隆菌落扩大培养，接种于 5 ml LB 培养基中过夜培养，按 1∶9 比例将过夜培养的菌液 5 ml 接种于 45 ml LB 培养基中，当 OD_{600} 为 0.8 时，按 1∶4 比例将 50 ml 菌液接种于 200 ml LB 培养基中，当 OD_{600} 为 0.6 时（LB 培养基中含 100 μg/ml 氨苄西林，37℃摇床 230 r/min 培养），加入终浓度为 0.1 mmol/L 的 IPTG，37℃诱导培养 6 h，收集菌体。同时进行 4 个 250 菌液培养，将上述 1 L 菌液离心收集菌体，并用 PBS 洗涤一次。

（2）超声破碎：用含 1%Triton×100 的 PBS 25 ml 重新溶解菌体，于冰浴中超声 8 min，破碎重组菌。

（3）纯化：在 4℃，14 000 r/min，离心 15 min，收集上清液并用孔径为 0.22μm 除菌过滤器过滤。滤液与 50% Glutathione Sepharose 4B 2 ml 混合，于室温旋转 30 min 混匀。将混合液转移到 Econo-Pac Columns 柱子，去除滤液，用 15 ml 的 PBS 洗涤 3 次，再用裂解缓冲液洗涤一次，关闭柱子用 1 ml 裂解缓冲液（含有 80 个单位 Prescission Protease）于 4℃过夜酶切。用 1 ml PBS 洗涤一次收集目的蛋白 rBmpA。

（4）SDS-PAGE 电泳分析：取 10 μl 的蛋白液进行 12% SDS-PAGE 凝胶电泳，并用考马斯亮蓝 G-250 染色检测目的蛋白纯化情况。

2. 莱姆关节炎动物模型建立

（1）rBmpA 蛋白液制备：将纯化好的 rBmpA 用 Bio-Rad 蛋白浓度测定试剂盒测定其浓度，然后用 0.01mol/L PBS 作稀释液将蛋白浓度稀释成 0.005mg/ml，分装备用。

（2）小鼠处理：将 60 只昆明小鼠适应性饲养 1 周后，随机配对分成三组：实验组、对照组、正常组，每组 20 只。实验组注射 rBmpA 稀释液，对照组注射 0.01mol/L PBS，两组剂量均为 50 μl，正常组不注射。

（3）注射方法：将小鼠以 10% 水合氯醛（注射剂量 0.3 ml/100g）腹腔麻醉后，注射部位用乙醇进行常规消毒，用 50 μl 微量注射器抽取 50 μl 稀释蛋白液，从小鼠足底前部中段进针，平行足底前进至胫跗关节，向上倾斜约 15° 刺向关节处，可感受到轻微突破，回抽无血后注射。每周 2 次，连续注射 2 周后，停止注射，每周按时测量小鼠胫跗关节直径，分四批次处理动物，每周一批，一批分别选取实验组、对照组和正常组动物各 5 只。

3. 观测指标

（1）一般状况：观测造模后至实验结束期间小鼠精神状态、体重变化、毛色、饮食、活动等情况，每周测一次体重。

（2）关节炎判断标准：由两位对实验分组不明确者分别进行关节炎评分，每周 2 次，取平均值，各关节病变程度采用关节炎评分法（0～4）[32]：0 分：关节无红肿；1 分：关节轻红不肿；2 分：关节轻度红肿；3 分：关节中度红肿；4 分：关节重度红肿伴功能障碍。关节炎分数（arthritis score，AS）为每只小鼠后肢病变关节总和，最高分 8 分。各剂量组所有关节炎分数总和除以该组小鼠总数，即为该组平均关节炎指数（mean arthritic index，MAI）。

4. 血清 ELISA 检测

（1）眶后静脉丛采血：自停止注射后一周开始，处死之前采血一次。超净台内无菌操作。以 10% 水合氯醛（注射剂量 0.3 ml/100g）腹腔麻醉，操作者一手固定大鼠，以拇指和示指轻轻向下压迫其颈部两侧，令头部静脉回流受阻，使眼球充分外突（表示眶后静脉丛充血），另一手执毛细玻璃管（以肝素抗凝剂浸润毛细玻璃管以防止血液在玻璃管内凝集），沿内眦眼眶侧壁向喉头方向边旋转边刺入，刺入 4～5mm，当感觉有阻力或刮擦时停止，稍后退，由于血压关系，血液即沿玻璃管流出，取 1.5 ml EP 管收集血液，得到所需血量后，拔出毛细玻璃管，以无菌棉球按压止血。

采集血液室温静置 1 h，待血液自然凝固后，3000 r/min 离心 10 min，收集上清液，-20℃ 冻存待检。

（2）血清细胞因子检测：血清 IL-6、IL-17、TGF-β 的 ELISA 检测用美国 R&D 公司 ELISA 试剂盒进行检测，按照说明书操作。

（3）关节组织匀浆：将冻存于 -80℃ 的关节组织取出称重至每份标本重 50mg，将标本组织切碎，同时加入 500 μl RIPA 裂解液[含 10 μl 苯甲基磺酰氟（PMSF）]，混匀后取少量液氮，待混合物凝固后研磨，然后将研磨后混悬液，3000 r/min 离心 10 min，收集上清液，-20℃ 冻存待检。

5. **影像学检测**　在停止注射 rBmpA 后第 4 周，采用牙科 X 线机对小鼠足、胫跗关节拍片，进行影像学检查和分析，并与正常组、对照组比较。

6. **组织病理学检测**

（1）标本收集：停止注射后，每周各组处理一批动物，共 4 周处理完毕。以 10% 水合氯醛腹腔麻醉后脱颈处死。取下双侧膝关节、胫跗关节及整个足爪。放置 10% 甲醛溶液固定 24 h。

（2）标本脱钙、石蜡包埋及切片：以 20 倍体积的 20%EDTA 脱钙液浸泡标本，置 37℃ 恒温水浴箱内，每日振摇一次，夜间放置 4℃ 冰箱内保存。脱钙换液时间：第 1 周，每 2

日更换 EDTA 脱钙液，并将组织用 0.01mol/L PBS 冲洗 3 次，重新放入脱钙液中；第 2 周每 3 日更换 EDTA 脱钙液，方法同前；第 3 周每 5 日更换 EDTA 脱钙液，方法同前；第 4 周每 7 日更换 EDTA 脱钙液，方法同前。脱钙程度至大头针能轻易刺入标本骨密质，无明显阻力。标本修整成块后取材，常规脱水后石蜡包埋、切片。

（3）苏木精-伊红（hematoxylin-eosin，HE）染色：①切片后 60℃烤片 3 h，松节油脱蜡 15 min×4，切片逐个通过逐级下降的乙醇水溶液冲洗，直至纯水冲洗；②苏木精染色 3 min，流水冲洗；③1%盐酸分色数秒，流水冲洗；④稀氨水返蓝数秒，流水冲洗；⑤伊红染色 30s；⑥75%乙醇脱伊红 30s；⑦85%乙醇脱伊红 30s；⑧95%乙醇脱伊红 30s；⑨100%乙醇脱伊红 30s；⑩晾干、透明、中性树胶封片，光镜下观察。

7. 统计学分析　采用 SPASS13.0 统计软件进行统计分析，各组数据均采用均数±标准差（$\bar{x} \pm s$）表示，模型组与对照组、正常组各指标总体均数的比较采用双侧 t 检验进行判断，设定 $P < 0.05$ 为差异有统计学意义。

三、实 验 结 果

1. 目的蛋白纯化　利用 pGEX-6p-1 载体表达外源蛋白时，融合蛋白 N 端含有 GST 标签，可以利用 Glutathione Sepharose 4B 柱进行纯化；蛋白样品经 12%SDS-PAGE 凝胶电泳显示，蛋白分子量约为 65kDa（图 4-1）。

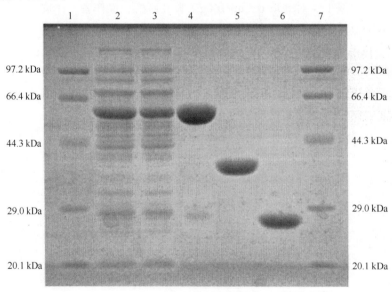

图 4-1　纯化重组菌表达融合蛋白的 SDS-PAGE 电泳分析

注：1、7. 蛋白质分子量标准；2. 重组菌裂解液；3. 重组菌裂解液滤液；4. 融合蛋白 GST-BmpA；5. rBmpA；6. 标签蛋白 GST

2. 动物模型观察及关节炎评分（AS）评定结果　正常组、对照组小鼠摄食正常，行为活泼，对照组小鼠在注射后一两日内局部注射处有轻微红肿，持续两三日后红肿消退；实验组小鼠食量稍减少，毛色略失光泽，发病后行动迟缓，体形也略瘦于正常组和对照组。实验组小鼠较敏感者最早在接受 rBmpA 注射后第 5 天首次出现足趾间小关节轻微红肿，随后蔓延至足垫部、胫跗关节，在 7～15 天时达到高峰（图 4-2），持续 1 周后症状逐渐减轻，部分炎症反应严重者，胫跗关节处出现畸形，弯曲受限。另外，部分小鼠在注射部位出现小溃烂，1 周左右可自行结痂愈合，同时前爪或尾部出现轻微红肿，全身其他部位无明显病变。停止注射 1 周后发病率达 85%（17/20），关节炎评分在 2～6 分，平均关节炎指数在注射后 2 周达到高峰（表 4-3、图 4-3）。对照组小鼠无关节炎症状。

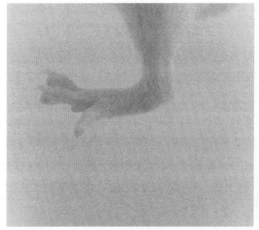 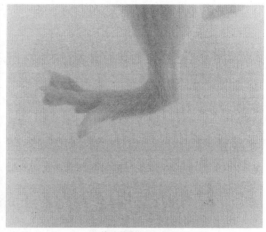

A. 正常组左后肢　　　　　　　　　　B. 停止注射0.01mol/L PBS后
　　　　　　　　　　　　　　　　　　　第7天对照组左后肢

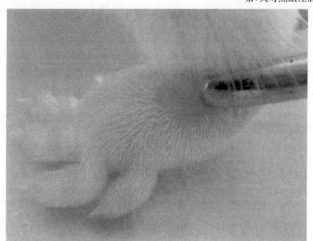

C. 停止注射rBmpA后第7天实验组左后肢关节明显红肿，
活动受限，关节炎评分4分

图 4-2　注射 rBmpA 组小鼠与正常对照组的关节部位外观对比

表 4-3　昆明小鼠莱姆关节炎模型平均关节炎指数动态变化

组别	天数											
	4 天	8 天	11 天	14 天	18 天	23 天	25 天	29 天	32 天	36 天	39 天	43 天
正常组	0	0	0	0	0	0	0	0	0	0	0	0
0.01mol/L PBS 组	0	0	0	0	0	0	0	0	0	0	0	0
实验组	0.13	0.63	1.08	2.01	1.82	1.77	1.59	1.5	1.23	1.09	0.5	0.5

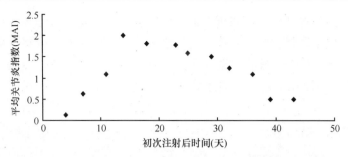

图 4-3   昆明小鼠莱姆关节炎模型平均关节炎指数动态变化

3. 血清中 IL-6、IL-17、TGF-β 的含量水平测定结果   rBmpA、0.01mol/L PBS 分别注射实验组和对照组 2 周后，按每周一批频率处死实验动物，每批包括实验组、对照组和正常组小鼠各 5 只。处理之前用 3.6%水合氯醛麻醉，内眦处取血，分离血清，用 ELISA 法测定小鼠血清中 IL-6、TGF-β 及 IL-17 含量，如图 4-4～图 4-6 所示，在停止注射后 1、2、3、4 周分别检测实验组小鼠体内 IL-6、IL-17 及 TGF-β 含量较对照组和正常组无明显提高（$P > 0.05$）。

（1）ELISA 法分别检测各周样本血清中 IL-6 浓度变化：见表 4-4。

表 4-4   小鼠血清 IL-6 检测结果（$\bar{x} \pm s$）　　　　　单位：pg/ml

周数	组别		
	正常组	对照组	实验组
第 1 周	67.06±9.18	68.97±18.49	81.10±7.08[*]
第 2 周	54.54±4.00	72.67±14.31	67.68±15.85[*]
第 3 周	73.05±5.53	77.74±8.71	62.38±7.14[*]
第 4 周	56.55±4.87	72.49±17.13	71.93±5.07[*]

注：*与对照组和正常组相比，$P > 0.05$

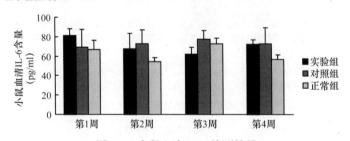

图 4-4   小鼠血清 IL-6 检测结果

（2）用 ELISA 法分别检测各周样本血清中 TGF-β 浓度变化：见表 4-5。

表 4-5   小鼠血清 TGF-β 检测结果（$\bar{x} \pm s$）　　　　　单位：ng/ml

周数	组别		
	正常组	对照组	实验组
第 1 周	131.04±16.51	134.65±14.06	127.38±11.39[*]
第 2 周	139.74±14.51	134.62±20.93	129.06±12.35[*]
第 3 周	127.71±4.22	126.35±10.47	136.80±11.63[*]
第 4 周	131.18±14.84	131.46±7.22	129.31±7.96[*]

注：*与对照组和正常组相比，$P > 0.05$

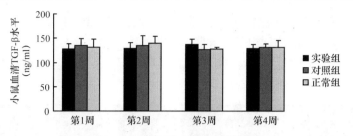

图 4-5 小鼠血清 TGF-β 检测结果

（3）用 ELISA 法分别检测各周样本血清中 IL-17 浓度变化：见表 4-6。

表 4-6 小鼠血清 IL-17 检测结果（$\bar{x} \pm s$）　　　　　　单位：pg/ml

周数	组别		
	正常组	对照组	实验组
第1周	65.43±9.30	68.63±12.25	64.38±4.30*
第2周	59.16±10.38	65.30±7.84	68.52±3.14*
第3周	67.12±10.47	69.26±5.88	60.05±1.82*
第4周	60.4±6.73	65.27±9.47	61.43±2.10*

注：*与对照组和正常组相比，$P > 0.05$

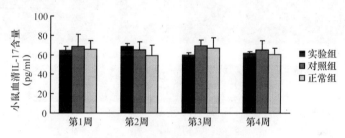

图 4-6 小鼠血清 IL-17 检测结果

4. 关节液中 IL-17 的含量水平测定结果　为了对比上述血清中细胞因子，我们特定选择 ELISA 法测定小鼠关节匀浆液中 IL-17 含量。结果如表 4-7 和图 4-7 所示，在停止注射后 1、2、3、4 周实验组小鼠体内 IL-17 含量较对照组、正常组无明显提高（$P > 0.05$）。

表 4-7 小鼠关节匀浆液 IL-17 检测结果（$\bar{x} \pm s$）　　　　　　单位：pg/ml

周数	组别		
	正常组	对照组	实验组
第1周	1.8±0.31	2.15±0.49	1.96±6.70*
第2周	2.16±0.76	2.13±0.53	2.20±0.48*
第3周	2.55±0.47	2.16±0.45	2.61±0.42*
第4周	2.24±0.30	2.36±0.05	2.15±0.40*

注：*与对照组和正常组相比，$P > 0.05$

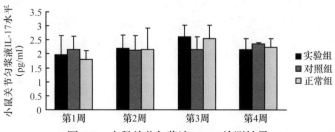

图 4-7 小鼠关节匀浆液 IL-17 检测结果

5. 影像学检查结果 于停止注射后第4周,行关节局部X线检查,正常组(图4-8A)、对照组(图4-8B)小鼠局部软组织无肿胀,关节间隙清楚,无骨质密度改变。实验组发病小鼠(图4-8C)X线片显示关节周围软组织影肿胀明显,关节间隙毛糙变窄,呈高密度影,骨膜内新骨形成导致关节僵直、畸形。

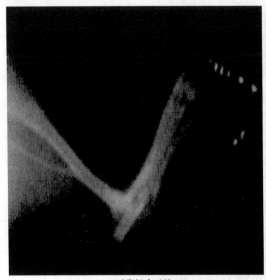

A.正常组左后肢   B.对照组左后肢 (停止注射0.01mol/LPBS后第4周)

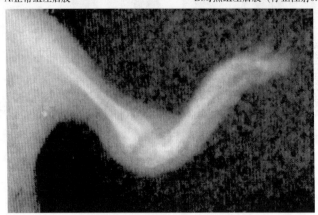

C.实验组左后肢 (停止注射rBmpA后第4周)

图4-8 注射rBmpA组小鼠与正常对照组的关节部位影像

6. 组织病理学检查结果 停止注射后第4周处死小鼠后行病理切片HE染色。正常组、对照组小鼠关节组织切片显示关节间隙正常,滑膜呈薄层状,细胞排列整齐(图4-9A、B),关节面规整。实验组发病小鼠关节组织切片显示关节间隙变窄,关节滑膜纤维组织增生明显,细胞层数增多,大量炎性细胞(多形核白细胞、单核-巨噬细胞、淋巴细胞)浸润,滑膜组织增厚,滑膜血管翳侵入关节软骨与骨质内造成关节结构破坏(图4-9C)。

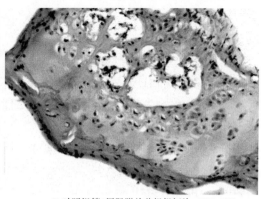

A.正常小鼠胫跗关节组织切片 （HE×400）　　　　B.对照组第4周胫跗关节组织切片 （HE×400）

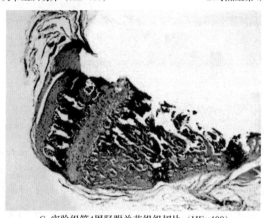

C. 实验组第4周胫跗关节组织切片 （HE×400）

图 4-9　注射 rBmpA 组小鼠与正常对照组胫跗关节的病理学特点

第三节　rBmpA 对小鼠脾淋巴细胞的活化作用研究

一、实验材料与方法

1. 小鼠全脾分离及淋巴细胞的获取　实验步骤如下：

（1）小鼠安乐死：用过量 CO_2 处死小鼠，70%乙醇喷涂小鼠表面，无菌条件下剖开小鼠腹腔。

（2）脾淋巴细胞的分离

1）脾脏处理：在培养皿中放入 3 ml 10%1640 培养基，将小鼠脾脏放入培养皿中，用镊子固定尼龙网，然后在尼龙网上用 5 ml 注射器活塞轻轻研磨小鼠脾脏，使得分散的单细胞透过尼龙网进入 1640 培养液中（研磨 1 个脾脏花费的时间最好控制在 5 min 之内）。

2）800×g，离心 10 min，弃上清液。

3）红细胞裂解：每只小鼠脾脏调成 1 ml 细胞悬液，加入 6 ml 红细胞裂解液，轻轻吹打混匀，室温裂解 2 min 至红细胞完全破碎。

4）800×g，离心 10 min，弃上清液。

5）洗涤 1 次：加入 1 ml 10%胎牛血清（FCS1640），重悬沉淀，800×g，离心 10 min，弃上清液。加入 5～8 ml 10% FCS1640 重悬，取出 10 μl 计数。

6）锥虫蓝染色细胞计数：取 10 μl 细胞悬液，根据细胞量多少加入锥虫蓝稀释，计数。

7）计算终浓度为 $5×10^6$/ml 所需加入 10% FCS 1640 的量，加入适量 10% FCS 1640 调整细胞浓度至 $5×10^6$/ml，置于 4℃备用。

2. MTT 法小鼠脾脏淋巴细胞增殖实验　具体操作如下：在无菌条件下，分别取小鼠脾脏，制成脾细胞悬液，红细胞裂解液破坏红细胞，调整细胞数为 $5×10^6$/ml（此时 1640 培养液为含 3%小牛血清的培养液）。将细胞加入到 96 孔细胞培养板中，100 μl/孔，于 5% CO_2 培养箱中培养 4 h，之后加入刺激物，阴性对照组不做任何处理，阳性对照组分别加入浓度为 25 μg/ml、20 μg/ml、15 μg/ml、10 μg/ml、5 μg/ml、1 μg/ml 的 PHA-P。实验组分别加入不同浓度的 rBmpA 蛋白，使其终浓度为 25μg/ml、20 μg/ml、15μg/ml、10 μg/ml、5μg/ml、1μg/ml。各浓度设立 3 个复孔，每孔总体积用培养基补足到 200 μl，将培养板放入 37℃、5% CO_2 培养箱中培养 24 h，取出培养板，每孔加入 20 μl MTT（5mg/ml），继续培养 4 h 后，以 2000 r/min 离心 10 min，小心去除上清液，每孔加入 150 μl 二甲基亚砜（DMSO），于 37℃，放置 15 min，用酶标仪于波长 490nm 处测定各孔的光密度值（OD）。

3. 小鼠脾脏淋巴细胞体外 rBmpA 蛋白刺激作用研究

（1）小鼠脾脏淋巴细胞刺激及细胞上清液的收集：在无菌条件下，分别取小鼠脾脏，制成脾细胞悬液，用红细胞裂解液破坏红细胞，调整细胞数为 $5×10^6$/ml（此时 1640 培养液为含 3%小牛血清的培养液），将细胞加入到 96 孔细胞培养板中，100 μl/孔，于 5% CO_2 培养箱中培养 4 h 后，阴性对照组不做任何处理，阳性对照组分别加入浓度为 25 μg/ml、20 μg/ml、15 μg/ml 的 PHA-P。实验组分别加入不同浓度的 rBmpA 蛋白，使其终浓度为 25 μg/ml、20 μg/ml、15 μg/ml、10 μg/ml、5 μg/ml、1 μg/ml。各浓度设立 3 个复孔，每孔总体积用培养基补足到 200 μl，将培养板放入 37℃、5% CO_2 培养箱中分别培养 24 h、48 h、72 h，之后 $800×g$ 离心 10 min，在每个时间收集细胞上清液，于–80℃保存，待 ELISA 检测。四周各孔均用 1640 培养基补足。

（2）淋巴细胞收集：上清液收集之后，收集各孔淋巴细胞，于–80℃保存，用于 RNA 提取和实时定量 PCR 检测细胞因子表达情况。

淋巴细胞收集方法：每孔加入 150 μl 的 Trizol，裂解 5～10 min 后，用吸头反复吹打细胞，也可用枪头将细胞刮下。收集于 1.5 ml 的经 DEPC 处理的离心管中。整个过程均采用经 DEPC 水处理的吸头进行。

二、实验结果

1. 不同浓度 rBmpA 对小鼠脾脏淋巴细胞的活化作用（表 4-8、表 4-9）

表 4-8　MTT 法测定不同浓度 rBmpA 对小鼠脾脏淋巴细胞的活化作用（实验数据 OD 值）

小鼠编号	阴性对照组	阳性对照组（PHA，15μg/ml）	rBmpA（25μg/ml）	rBmpA（20μg/ml）	rBmpA（15μg/ml）	rBmpA（10μg/ml）	rBmpA（5μg/ml）	rBmpA（1μg/ml）
1	0.385	0.401	0.416	0.411	0.415	0.490	0.394	0.386
2	0.362	0.341	0.358	0.373	0.379	0.356	0.374	0.337
3	0.256	0.23	0.274	0.26	0.273	0.249	0.261	0.272
4	0.277	0.345	0.333	0.312	0.324	0.319	0.307	0.283
5	0.549	0.556	0.557	0.577	0.601	0.569	0.54	0.667
6	0.266	0.404	0.373	0.371	0.355	0.314	0.326	0.319
7	0.356	0.386	0.461	0.421	0.422	0.362	0.407	0.410
8	0.226	0.336	0.375	0.326	0.311	0.309	0.274	0.323

续表

小鼠编号	阴性对照组	阳性对照组（PHA，15μg/ml）	rBmpA（25μg/ml）	rBmpA（20μg/ml）	rBmpA（15μg/ml）	rBmpA（10μg/ml）	rBmpA（5μg/ml）	rBmpA（1μg/ml）
9	0.374	0.416	0.379	0.355	0.370	0.386	0.365	0.377
10	0.510	0.592	0.591	0.579	0.574	0.545	0.592	0.553
11	0.443	0.535	0.491	0.555	0.455	0.481	0.516	0.861
12	0.528	0.568	0.596	0.616	0.610	0.542	0.574	0.578

表 4-9　表 4-8 数据统计结果

组别	平均 OD 值±标准差
阴性对照组	0.378±0.111
阳性对照组	0.426±0.113[*]
rBmpA，25μg/ml	0.434±0.105[*/***]
rBmpA，20 μg/ml	0.430±0.121[*/***]
rBmpA，15μg/ml	0.424±0.115[*/***]
rBmpA，10 μg/ml	0.410±0.109[**/***]
rBmpA，5μg/ml	0.411±0.117[**/***]
rBmpA，1μg/ml	0.447±0.181[*/***]

注：*与阴性对照组比较，差异有显著性，$P<0.05$；**与阴性对照组比较，差异无显著性，$P>0.05$；***与阳性对照组比较，差异无显著性，$P>0.05$

2. 不同浓度 rBmpA 对小鼠脾脏淋巴细胞培养上清液 IL-6 的影响（表 4-10、表 4-11）

表 4-10　不同浓度 rBmpA 刺激下细胞培养上清液 IL-6 浓度（ELISA）　单位：pg/ml

小鼠编号	阴性对照组	阳性对照组（PHA，15 μg/ml）	rBmpA（25μg/ml）	rBmpA（20 μg/ml）	rBmpA（15μg/ml）	rBmpA（10 μg/ml）
1	21.004	56.879	194.355	83.153	61.676	46.416
2	22.407	130.943	153.855	133.837	122.667	87.981
3	21.358	117.367	162.468	216.100	149.225	78.334

表 4-11　表 4-10 数据统计结果

组别	IL-6 平均浓度±标准差
阴性对照组	21.590±0.730
阳性对照组	101.730±3.943[*]
rBmpA，25μg/ml	170.226±2.134[*/****]
rBmpA，20 μg/ml	144.363±6.710[*/***]
rBmpA，15μg/ml	111.189±4.489[*/***]
rBmpA，10 μg/ml	70.910±2.175[**/***]

注：*与阴性对照组比较，差异有显著性，$P<0.05$；**与阴性对照组比较，差异无显著性，$P>0.05$；***与阳性对照组比较，差异无显著性，$P>0.05$；****与阳性对照组比较，差异有显著性，$P<0.05$

三、讨　论

（一）动物模型选择及病理改变

莱姆病流行广泛，临床表现复杂，尤以莱姆关节炎发病率最高（60%的感染者有关节炎症状），危害也最大[4]。目前，我国莱姆病研究主要集中在流行病学和病原学方面，莱姆关节炎致病机制研究涉及较少，国外相关研究虽取得一些进展，但具体发病机制仍未完全清楚。因此，建立稳定、可靠的莱姆关节炎动物模型对研究其致病机制具有重要意义。

目前，莱姆病实验动物模型建立大多采用3种方法：①用已感染螺旋体的硬蜱（Ixodes）叮咬动物；②注射已感染螺旋体的硬蜱组织匀浆；③注射纯培养的莱姆病疏螺旋体。1988年，Barthold[33]等就建立了莱姆关节炎的大鼠模型，但研究受到方法和试剂来源限制；1989年，在重度联合免疫缺陷病（SCID）小鼠建立莱姆关节炎模型获得成功[34]，随后在免疫功能正常小鼠建立莱姆关节炎模型也获得成功。进一步研究发现，C3 h/HeJ品系小鼠对莱姆病螺旋体最为敏感。经典莱姆关节炎造模方法[35-37]总结如下：选择C3 h/HeJ小鼠（最为易感），通过皮下注射伯氏疏螺旋体菌液，造成全身感染（主要表现在胫跗关节及膝关节）。传统造模方法的主要不足：无法对螺旋体的具体致病物质和毒力因子进行研究，不便于深入研究莱姆关节炎致病机制。我们在前期研究中发现并克隆了在关节高度表达的螺旋体膜蛋白基因 BmpA[18]，并得到重组纯化的 rBmpA。因此，为了验证我们之前的假说，即表面膜蛋白 BmpA 是伯氏疏螺旋体主要的致关节炎毒力因子，本实验尝试用不同浓度 rBmpA，用国内常用昆明小鼠，采取注射胫跗关节方法来建立莱姆关节炎动物模型。

我们之所以在最初预实验中选取 C3 h/HeJ 品系小鼠作为实验动物，是因为 C3 h/HeJ 品系小鼠对脂多糖（LPS）具有抵抗性，其原因在于该品系小鼠 TLR4 基因发生了错义突变，其编码 712 位上的脯氨酸的密码子被编码组氨酸的密码子替换，较易诱发免疫耐受，常被用于肿瘤学及免疫学方面研究[38]。但我们在预实验中发现，用 C3 h/HeJ 品系小鼠进行实验时效果并不太理想。为此，我们尝试用昆明小鼠建立动物模型。预实验效果出乎我们意料，昆明小鼠造模效果优于 C3 h/HeJ 品系小鼠，模型阳性率达到 85%。我们随即扩大实验动物数量，在此基础上完善相关实验内容，并对动物造模方法进行优化。首先，经过预实验筛选确定注射 rBmpA 浓度为 0.005mg/ml；其次，注射蛋白剂量及具体操作方法：将小鼠以 10%水合氯醛（注射剂量 0.3 ml/100g）腹腔麻醉后，注射部位用乙醇常规消毒，用 50 μl 微量注射器抽取 50 μl 稀释蛋白液，从小鼠足底前部中段进针，平行足底前进至胫跗关节，向上倾斜约 15°刺向关节处，可感受到轻微突破，回抽无血后注射。最后，注射频率及次数：每周两次，连续注射 2 周。在该模型基础上我们从关节炎指数、血清及关节液中细胞因子水平、影像学、组织病理学四方面来阐释莱姆关节炎病变程度和致病机制：观察发现实验组小鼠较敏感者最早在接受 rBmpA 注射后第 5 天首次出现足趾间小关节轻微红肿，随后蔓延至足垫部、胫跗关节乃至整个下足，在第 7～15 天达到高峰，持续 1 周后症状逐渐减轻，部分炎症反应严重者，胫跗关节处出现畸形，弯曲受限。另外，部分小鼠在注射部位出现小溃烂，1 周左右可自行结痂愈合，同时伴随前爪或尾部轻微红肿，全身其他部位无明显病变。停止注射 1 周后发病率达 85%（17/20），关节炎评分在 2～6分，平均关节炎指数在注射后 2 周达到高峰，与发病过程相符合；影像学检查发现实验组发病小鼠 X 线片显示关节周围软组织影肿胀明显，关节间隙毛糙变窄，呈高密度影，骨膜内新骨形成导致关节僵直、畸形，符合关节炎病变影像特征；组织病理切片证实小鼠关节间隙变窄，关节滑膜纤维组织增生明显，细胞层数增多，大量炎性细胞（多形核白细胞、单核-巨噬细胞、淋巴细胞）浸润，滑膜组织增厚，滑膜血管翳侵入关节软骨与骨质内造成关节结构破坏。

（二）动物模型血清和关节组织细胞因子检测

在测定血清中细胞因子含量时，数据结果没有统计学意义。分析主要原因可能是：造模方法是采用局部注射胫跗关节，病变范围可能仅局限于局部及邻近组织。在病理切片中除了胫跗关节外，我们也对前足、膝关节进行了病理组织检查，发现并未累及上述组织，推断局部病变对全身血液系统内相关细胞因子含量影响甚微。

为了证实这一分析，我们检测了关节液中 IL-17 含量，发现实验组与对照组、正常组的检测结果相比仍然没有统计学意义。进一步分析，考虑可能存在如下原因：①根据相关文献报道，在类风湿关节炎患者关节液标本中检测出 IL-17 呈高水平表达[28]；而我们选取小鼠作为动物模型，由于小鼠自身生理结构特点致使关节病变所分泌关节滑液和炎症因子不多，再加上标本来源于关节组织匀浆液，虽然在试剂盒检测范围，但仍会被大大稀释，故检测结果无统计学意义。②目前，仍然不清楚 Th17 细胞如何引起关节炎，推测可能是 Th17 细胞释放 IL-17，后者诱导关节滑膜细胞释放的细胞因子 IL-6、IL-8 和其他相关联介质，参与了莱姆关节炎致病过程。

莱姆关节炎的发生既与固有免疫（innate immunity）有关，也与适应性免疫（adaptive immunity）应答有关。机体内复杂的内环境使 Th17 细胞在不同疾病及疾病的不同阶段可能扮演着不同角色，Th17 细胞如何与其他免疫细胞相互作用，以及机体如何平衡 Th17 细胞在炎症反应中的免疫保护效应与免疫病理损伤，这些问题都有待进一步研究。

（三）rBmpA 对脾淋巴细胞的活化作用

我们进行的动物模型研究表明，rBmpA 可以诱发小鼠的关节炎，表现为关节红肿、活动受限。病理检查表明，动物关节存在关节炎的典型表现。为了深入研究 rBmpA 的致病机制，我们研究了该蛋白对小鼠不同免疫细胞的刺激作用。

我们首先研究了 rBmpA 对小鼠腹腔巨噬细胞的刺激作用，初步结果显示，rBmpA 对小鼠腹腔巨噬细胞的刺激作用不明显。随后，我们又研究了 rBmpA 对小鼠脾脏淋巴细胞的活化作用。rBmpA 可以明显刺激小鼠脾脏淋巴细胞增殖（与空白对照组相比，$P<0.05$，MTT 试验），并且可以刺激淋巴细胞产生炎性细胞因子 IL-6，从而从一个侧面揭示了 rBmpA 诱发关节炎的可能机制。

综上所述，在本团队人员的努力下，通过优化注射 rBmpA 浓度、剂量、次数，验证 rBmpA 在诱导莱姆关节炎致病中的作用，并且采取局部注射昆明小鼠胫跗关节，拓展新方法、新动物品系的莱姆关节炎模型的方法，同时在此基础上检测莱姆关节炎小鼠血清及关节液中与 Th17 细胞相关细胞因子（IL-6、IL-17 及 TGF-β）含量，探讨 Th17 细胞在莱姆关节炎致病机制中的作用，为下面进一步的研究奠定了基础。

参 考 文 献

[1] Aguero-Rosenfeld ME，Wang G，Schwartz I，et al. Diagnosis of Lyme disease. Clin Microbiol Rev，2005，18（2）：484-509

[2] 宝福凯，柳爱华. 伯氏疏螺旋体与莱姆病的研究进展.热带医学杂志，2007，7（11）：1125-1127

[3] 耿震，万康林. 莱姆病流行病学研究新进展.中国自然医学杂志，2007，9（2）：158-160

[4] 宝福凯，柳爱华，马海滨，等. 莱姆关节炎发病机理研究进展.中国病原生物学杂志，2009，4（5）：380-382

[5] Simpson WJ，Schrumpf ME，Schwan TG，et al. Reactivity of human Lyme borreliosis sera with a 39-kilodalton antigen specific to *Borrelia burgdorferi*.J Clin Microbiol，1990，28（6）：1329-1337

[6] Simpson WJ. Cieplak W，Schrumpf　ME，et al.Nucleotide sequence and analysis of the gene in *Borrelia burgdorferi* encoding the

immunogenic P39 antigen. FEMS Microbiol Lett, 1994, 119 (3): 381-387

[7] Bryksin AV, Tomova A, Godfrey HP, et al.BmpA is a surface-exposed outer-membrane protein of *Borrelia burgdorferi*.FEMS Mirobiol Lett, 2010, 309 (1): 77-83

[8] Fraser CM, Casjenss S, Huang WM, et al .Genomic sequence of a Lyme disease spirochete, Borrelia burgdorferi. Nature, 1997, 390: 580-586

[9] Bryksin AV, Godfrey HP, Carbonaro CA, et al.*Borrelia burgdorferi* BmpA, BmpB, and BmpD protein are expressed in human infection and contribute to P39 immunoblot reactivity in patients with Lyme disease. Clin Diagn Lab Immunol, 2005, 12 (8): 935-940

[10] Steere AC. Lyme disease. N Engl J Med, 1989, 321 (9): 586-596

[11] Steere AC, Duray PH, Butcher EC, et al. Spirochetal antigens and lymphoid cell surface markers in Lyme synovitis : comparison with rheumatoid synovium and tonsillar lymphoid tissue. Arthritis Rheum, 1988, 31 (4): 487-495

[12] Steere AC, Baxter-Lowe LA .Association of chronic, treatment-resistant Lyme arthritis with rheumatoid arthritis (RA) alleles. Arthritis Rheum, 1998, 41: Suppl: S81.abstract

[13] Steere AC, Levin RE, Mollog PJ, et al. Treatment of Lyme arthritis. Arthritis Rheum, 1994, 37: 878-888

[14] Nocton JJ, Dressler F, Rutledge BJ, et al . Detection of *Borrelia burgdorferi* DNA by polymerase chain reaction in synovial fluid from patients with Lyme arthritis. N Engl J Med, 1994, 330: 229-234

[15] Narasimhan S, Santiago F, Koski RA, et al.Examination of the *Borrelia burgdorferi* transcriptome in Ixodes scapularis during feeding. Bacteriol, 2002, 184 (11): 3122-3125

[16] Akins DR, Bourell KW, Caimano MJ, et al.A new animal model for studying Lyme disease Spirochetes in a mammalian host-adapted state. J Clin Invest, 1998, 101 (10): 2240-2250

[17] BAO Fukai, Erol Fikerig. The Joint-specific Expression Profile of *Borrelia burgdorfri* in the Murine Hosts. Bulletin of Science and Technology, 2008, 24 (6): 832-840

[18] Pal U, Wang P, Bao F, et al.*Borrelia burgdorferi* basic membrance proteins A and B participate in the genesis of Lyme arthritis. J Exp Med, 2008, 205 (1): 133-141

[19] Yang X, Izadi H, Coleman AS, et al. *Borrelia burgdorferi* lipoprotein BmpA activates pro-inflammatory responses in human synovial cells through a protein moiety. Microbes Infect. 2008, 10 (12-13): 1300-1308

[20] Nardelli DT, Callister SM, Schell RF. Lyme arthritis: current concepts and a change in paradigm. Clin Vaccine Immunol, 2008, 15 (1): 21-34

[21] Weaver CT, Hatton RD, Mangan PR, et al. IL-17 family cytokines and the expanding diversity of effector T cell lineages. Annu Rev Immunol, 2007, 25: 821-826

[22] Steinman L. A brief history of Th-17, the first major revision in the TH1/TH2 hypothesis of T cell mediated tissue damage. Nat Med, 2007, 13: 139-145

[23] McKisic MD, Redmond WL, Barthold SW. T cell-mediated pathology in murine Lyme borreliosis. J Immunol, 2000, 164 (12): 60-69

[24] Christopherson JA, Munson EL, England DM. Destructive arthritis in vaccinated interferony-deficient mice challenged with *Borrelia burgdorferi*: modulation by tumor necrosis factor-α.J Clin Diagn Lab Immunol, 2003, 10 (1): 44-52

[25] Stockinger K, Veldhoen M. Differentiation and function of Th-17 cells. J Curr Opin Immunol, 2007, 19: 281-286

[26] Bettelli E, Oukka M, Kuchroo VK. Th-17 cells in the circle of immunity and autoimmunity. Nat Immunol, 2007, 8 (4): 345-350

[27] Iwakura Y, Ishigame H. The IL-23/IL-17 axis in inflammation. Cin Invest, 2006, 116 (5): 1218-1222

[28] Chabaud M, Garnero P, Dayer JM, et al. Contribution of interleukin 17 to synovium matrix destruction in rheumatoid arthritis. Cytokine, 2000, 12: 1092-1099

[29] Kotake S, Udagawa N, Takahashi N, et al. IL-17 in synovial fluids from patients with rhermatoid arthritis is a potent stimulator of osteoclastogenesis. Clin Invest, 1999, 103: 1345-1352

[30] Infante-Duarte C, Horton HF, Byrne MC, et al. Microbial lipopeptides induce the production of IL-17 in Th cells. Immunol, 2000, 165: 6107-6115

[31] Burchill MA, Nardelli DT, England DM, et al. Inhibition of interleukin 17 prevents the development of arthritis in vaccinated mice challenged with *Borrelia burgdorferi*. Infect Immun, 2003, 71 (6): 3437-3442

[32] 贾俊峰, 李晓燕, 朱平, 等.C57BL/6 小鼠 CIA 模型的建立及其检测体系的初步筛选. 解放军医学杂志, 2004, 29 (6): 472-474

[33] Barthold SW, Moody KD, Terwilliger GA, et al. Experimental Lyme arthritis in rats infected with *Borrelia burgdorferi*. J Infect

Dis，1988，157（4）：842-846

[34] Schaible UE，Kramer MD，Museteanu C，et al. The severe combined immunodeficiency（scid）mouse. A laboratory model for the analysis of Lyme arthritis and carditis. J Exp Med，1989，170（4）：1427-1432

[35] Barthold SW，Beck DS，Hansen GM，et al. Lyme borreliosis in selected strains and ages of laboratory mice. J Infect Dis，1990，162（1）：133-138

[36] Barthold SW，Persing DH，Armstrong AL，et al. Kinetics of *Borrelia burgdorferi* dissemination and evolution of disease after intradermal inoculation of mice. Amer J Pathol，1991，139（2）：263-273

[37] 宝福凯，柳爱华，Erol Fikrig. 小鼠模型中伯氏疏螺旋体组织载量的定量研究. 中国媒介生物学及控制杂志，2009，20（3）：234-237

[38] Poltorak A，Hex Smirnova I，et al. Defective LPS signaling in C3 h/HeJ and C57BL/10ScCr mice：mutations in TLR4 gene. Science，1998，282（5396）：2085-2088

第五章　伯氏疏螺旋体重组膜蛋白 rBmpA 对小鼠巨噬细胞和淋巴细胞体外作用研究

有研究表明，莱姆关节炎发生、发展的前提条件是关节中有螺旋体存在[1]。伯氏疏螺旋体在其整个生命周期，在不同宿主如蜱和脊椎动物中有不同的基因表达，这种适应性的表达有利于螺旋体向特定组织扩散和逃避免疫攻击，并且引起机体的病变[2-4]。在伯氏疏螺旋体感染的小鼠模型中，通过比较观察感染后第 15 天和第 105 天伯氏疏螺旋体在小鼠关节组织特异性表达基因，发现分别有 13 个基因位于伯氏疏螺旋体染色体上，但在第 15 天，有 8 个基因位于质粒上，第 105 天时，有 11 个基因位于质粒上，其中 *BmpA/B* 基因表达是明显上调的，这就说明伯氏疏螺旋体在小鼠关节中存在独特的基因表达谱，这可能与关节炎的发生发展有关[5]。2008 年有研究报道通过基因敲除技术分别敲除或同时敲除 *BmpA* 或 *BmpB 后*，螺旋体突变株仍能感染小鼠，但引起关节炎的能力显著减弱，甚至不引起关节炎，当突变株敲入野生型 *BmpA* 或 *BmpA/B* 基因后可恢复螺旋体的致病能力[6]。接着有研究者报道 BmpA 结构某部分功能域可以启动炎症反应，主要是通过激活关节滑膜细胞的 NF-κB 和 p38MAP 激酶信号通路，释放前炎症细胞因子 TNF-α 和 IL-1β，从而启动炎症反应，引起莱姆关节炎[7]。由此可见，*BmpA* 基因及其产物 BmpA 蛋白在莱姆关节炎的发病中起到关键作用。

第一节　rBmpA 对小鼠脾脏淋巴细胞体外作用研究

淋巴细胞，在莱姆关节炎发病中产生前炎症细胞因子，参与适应性免疫应答反应，在莱姆关节炎发生过程中，早期认为 CD4+ Th1 细胞发挥主要作用，CD4+ Th2 细胞和 B 细胞对关节炎有对抗作用[8]。近年来由于 CD4+ Th17 细胞的发现和对其病理作用认识的逐步深入，CD4+ Th1 细胞发挥主要作用的观点受到质疑，新的研究表明，在多种关节炎模型中，主要由 Th17 细胞而非 Th1 细胞发挥作用。因此，Th17 细胞在莱姆关节炎中的作用值得进一步研究[9, 10]。本部分通过 rBmpA 蛋白对小鼠脾脏淋巴细胞体外作用研究，探讨 rBmpA 与莱姆关节炎发病关系。

一、材　　料

1. 主要仪器（表 5-1）

表 5-1　主要仪器

仪器	厂商
7200 型可见分光光度计	尤尼柯（上海）仪器有限公司
电子天平 AL204	梅特勒-托利多仪器（上海）有限公司

续表

仪器	厂商
电子天平 DT1000	湖南湘仪离心机仪器有限公司
低速离心机	湖南湘仪离心机仪器有限公司
高压消毒锅	上海博迅医疗生物仪器股份有限公司
超低温冰箱	中科美菱低温科技有限责任公司
4℃冰箱	海尔集团有限公司
超净工作台	美国 Thermo 公司
微量移液器	法国 Gilson 公司
酶标仪	美国 Bio-Rad 公司
细胞计数板	Hausser Scientific Horsham，PA
CO_2 培养箱（HF90）	上海力申科学仪器有限公司
倒置显微镜	德国莱卡
纯水机	Millipore 公司
0.22μm 滤器	Millipore 公司
200 目尼龙网	进口
培养皿	国产
注射器	上海安亭微量进样器厂
常规手术器械	——

2. 主要试剂（表 5-2）

表 5-2　主要试剂

试剂	厂商/来源
重组 BmpA（rBmpA）	由本实验室纯化获得
RPMI1640 培养基（BC028-500 ml）	生工生物工程（上海）股份有限公司
青霉素/链霉素溶液（BS732-10 ml）	生工生物工程（上海）股份有限公司
特级新生牛血清（BB004-500 ml）	生工生物工程（上海）股份有限公司
锥虫蓝（TT1140-10g）	生工生物工程（上海）股份有限公司
吉姆萨工作液（G1010-100 ml）	Solarbio
磷酸盐缓冲液（PBS）（1×）	Hyclone
植物血凝素（PHA，L8754-5mg）	Sigma 公司
红细胞裂解液（C3702-120 ml）	Beyotime 公司
3-（4，5-二甲基-2-噻唑）-2，5-二苯基溴化四唑（MTT）	Amresco 分装
二甲基亚砜（DMSO）	国产，分析纯
Trizol（总 RNA 提取试剂-100 ml）	天根生化科技有限公司
96 孔培养板	corning，New York
不同规格吸量管	corning，New York
Bio 蛋白浓度测定试剂盒	北京全式金生物技术有限公司
IL-6 ELISA 试剂盒	深圳市达科为生物技术股份有限公司产品：DKW12-2060-048
IL-17 ELISA 试剂盒	深圳市达科为生物技术股份有限公司产品：DKW12-2170-048

3. 主要溶液试剂配制

（1）10%小牛血清 RPMI1640 培养基

1）RPMI1640 培养液 90 ml。

2）特级新生牛血清 10 ml。

3）青霉素/链霉素溶液 1 ml。

4）配制时需在无菌条件下进行，4℃保存。

（2）3%小牛血清 RPMI1640 培养基

1）RPMI1640 培养液 97 ml。

2）特级新生牛血清 3 ml。

3）青霉素/链霉素溶液 1 ml。

4）配制时需在无菌条件下进行，4℃保存。

（3）小牛血清

1）根据培养基配制的量将特级新生牛血清分装，冷冻保存（–20℃）。

2）使用前应该灭活（56℃，30 min），以消除补体活性。

3）用 0.22μm 的滤器过滤除菌后加入培养基中。

（4）PHA（植物血凝素）试剂

1）称取 PHA-P 5mg。

2）加入 5 ml 细胞培养用 PBS，此时浓度为 1mg/ml。

3）小份（100μl/份）分装，于–20℃保存。

（5）锥虫蓝染液

1）称取 0.2g 锥虫蓝。

2）加入 100 ml 细胞培养用 PBS 后搅拌溶解。

3）用 0.22μm 的滤器过滤除菌，于室温保存。

（6）MTT 的配制

1）称取 100mg MTT。

2）加入 20 ml 细胞培养用 PBS，此时浓度为 5mg/ml。

3）小份（1 ml/份）分装，于–20℃保存。

二、实　验　方　法

1. rBmpA 蛋白液制备　将纯化好的 rBmpA 蛋白用 Bio 蛋白浓度测定试剂盒测定浓度，分装备用。

2. 实验动物　昆明小鼠，雌性，6～8 周龄，体重 20～30g，购自昆明医科大学实验动物中心，所有小鼠均在同一环境中饲养。

3. 小鼠脾脏淋巴细胞的分离、培养及 rBmpA 作用研究[11, 12]

（1）小鼠安乐死：用过量 CO_2 处死小鼠，70%乙醇喷涂小鼠表面，无菌条件下剖开小鼠腹腔。

（2）分离全脾及脾脏淋巴细胞的培养：培养皿中加入 3 ml 含 10%小牛血清的 RPMI1640 培养基，用镊子固定尼龙网，分离小鼠脾脏放入尼龙网中，用 5 ml 注射器活塞轻轻研磨小鼠脾脏，使得分散的单细胞透过尼龙网进入 RPMI1640 培养液中（每研磨一个脾脏花费的时间最好控制在 5 min 之内）。800×g 离心 10 min，弃上清液，制成 1 ml 细胞悬液，加入 6 ml 红细胞裂解液，轻轻吹打混匀，室温裂解 2 min 至红细胞完全破碎，800×g 离心 10 min，弃上清液，加入 1 ml 含 10%小牛血清 RPMI1640 培养基，重悬沉淀，800×g 离心 10 min，弃上清液，重复此操作 2 次，加入 5～8 ml 含 3%小牛血清的 RPMI1640 培养基重悬沉淀，取出 10 μl 计数，计算终浓度为 $5×10^6$/ml 所需加入含 3%小牛血清 RPMI1640 培养基的量，加入适量含 3% 小牛血清 RPMI1640 培养基调整细胞浓度至 $5×10^6$/ml，置于 4℃保存备用。

（3）rBmpA 作用下小鼠脾脏淋巴细胞 MTT 实验[12, 13]：将细胞数为 $5×10^6$/ml 的细胞悬液加入到 96 孔细胞培养板中，100 μl/孔，37℃，5% CO_2 培养箱中培养 4 h，之后，正常对照组不做任何处理，PHA 对照组加入 PHA，使 PHA 的浓度为 15μg /ml。实验组分别加入不同浓度的 rBmpA 蛋白，使其终浓度为 25μg/ml、20 μg/ml、15μg/ml、10 μg/ml、5μg/ml。各浓度设立 3 个复孔，每孔总体积用培养基补足到 200 μl，将培养板放入 37℃，5% CO_2 培养箱中培养 24 h，取出培养板，每孔加入 20 μl MTT（5 mg/ml），继续培养 4 h 后，以 2000 r/min 离心 10 min，小心去除上清液，每孔加入 150 μl 二甲基亚砜，37℃，放置 15 min，用酶标仪于波长 490 nm 测定各孔的光密度值（实验结果以实际 OD 值与正常对照组的比值表示，正常对照组为 100%）。

（4）rBmpA 作用下小鼠脾脏淋巴细胞细胞因子表达：将细胞数为 $5×10^6$/ml 的细胞悬液加入到 96 孔细胞培养板中，100 μl/孔，37℃，5% CO_2 培养箱中培养 4 h，之后，正常对照组不做任何处理，PHA 对照组加入 PHA，PHA 的浓度为 15μg/ml，rBmpA 实验组分别加入不同浓度的 rBmpA 蛋白，使其终浓度为 25μg/ml、20 μg/ml、15μg/ml、10 μg/ml、5μg/ml。各浓度设立 3 个复孔，每孔总体积用培养基补足到 200 μl，将培养板放入 37℃，5% CO_2 培养箱中培养 24 h，800×g 离心 10 min，收集细胞上清液，−80℃保存。

（5）细胞因子检测：ELISA 法检测细胞培养上清液中的细胞因子（IL-6、IL-17 定量 ELISA 试剂盒，使用方法参见说明书）。

4. 统计学处理　采用 SPSS17.0 统计软件进行统计分析，各组数据均采用均数±标准差（$\bar{x}±s$）表示，正常对照组与 PHA 对照组、rBmpA 实验组各指标比较采用配对 t 检验分析，设定 $P<0.05$ 为差异有统计学意义。

三、实　验　结　果

1. 小鼠脾脏淋巴细胞分离　经过多次探索，对小鼠脾脏淋巴细胞分离技术有了进一步的了解，通过比较不同实验方法及对实验条件进行优化，成功开展了昆明小鼠脾脏淋巴细胞分离技术。

2. 小鼠脾脏淋巴细胞培养　经过多次探索，熟悉了小鼠脾脏淋巴细胞培养的条件及注意事项，掌握了原代细胞处理、培养、计数及铺板的基本细胞培养技术，并学习了细胞形态学观察方法。

3. 小鼠脾脏淋巴细胞形态观察　小鼠脾脏淋巴细胞在含有 10% 小牛血清的 RPMI1640 培养基中，倒置显微镜下观察细胞生长良好，形态正常，细胞膜完整，无死亡细胞，无细胞碎片，呈单个细胞悬浮生长状态（图 5-1）。

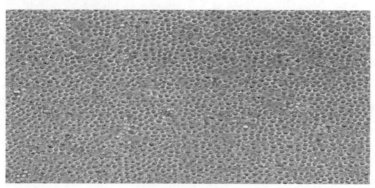

图 5-1　小鼠脾脏淋巴细胞（×200）

4. 小鼠脾脏淋巴细胞增殖活性检测　正常对照组与 PHA 对照组比较：PHA 对照组在 24 h 内可诱导细胞增殖，与正常对照组相比，差异有统计学意义（$P<0.05$）；正常对照组与 rBmpA 实验组比较：用不同浓度的 rBmpA 诱导细胞增殖，并测定增殖活性，均发现 rBmpA 在 24 h 内可诱导细胞增殖，并且 rBmpA 浓度在 25μg/ml、20 μg/ml、15μg/ml、10 μg/ml、5μg/ml、1μg/ml，与正常对照组相比，差异有统计学意义（$P<0.05$）；PHA 对照组与 rBmpA 实验组比较：不同浓度 rBmpA 诱导细胞增殖，与 PHA 对照组相比，差异无统计学意义（$P>0.05$），见表 5-3，图 5-2。

表 5-3　小鼠脾脏淋巴细胞增殖活性检测结果

组别	平均增殖活性
正常对照组	100 ± 0.000
PHA 对照组	$116.1875\pm18.616^{*}$
rBmpA，25μg/ml	$121.9375\pm18.947^{*/**}$
rBmpA，20 μg/ml	$116.8750\pm13.861^{*/**}$
rBmpA，15μg/ml	$114.3750\pm10.570^{*/**}$
rBmpA，10 μg/ml	$110.4375\pm10.621^{*/**}$
rBmpA，5μg/ml	$109.5625\pm8.398^{*/**}$
rBmpA，1μg/ml	$114.5000\pm24.138^{*/**}$

注：*与正常对照比较，差异有统计学意义，$P<0.05$；**与 PHA 对照比较，差异无统计学意义，$P>0.05$

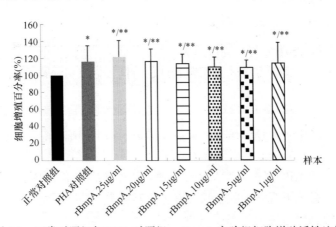

图 5-2　正常对照组与 PHA 对照组、rBmpA 实验组细胞增殖活性比较

5. PHA 对小鼠脾脏淋巴细胞分泌细胞因子 IL-6 的测定　正常对照组与 PHA 对照组比较，差异有统计学意义（$P<0.05$）；正常对照组与 rBmpA 实验组比较：不同浓度 rBmpA 可诱导细胞产生细胞因子 IL-6，与正常对照组相比，25μg/ml、20 μg/ml、15μg/ml、10 μg/ml rBmpA 实验组差异有统计学意义（$P<0.05$），5μg/ml rBmpA 实验组差异无统计学意义（$P>0.05$）；PHA 对照组与 rBmpA 实验组比较：25μg/ml、5μg/ml rBmpA 实验组差异有统计学意义（$P<0.05$），20 μg/ml、15μg/ml、10 μg/ml rBmpA 实验组差异无统计学意义（$P>0.05$），见表 5-4，图 5-3。

表 5-4　小鼠脾脏淋巴细胞培养上清液 IL-6 检测结果　　　　　单位：pg/ml

组别	IL-6
正常对照组	11.3529±9.65
PHA 对照组	101.7171±68.79[*]
rBmpA，25μg/ml	169.6500±111.33[*/***]
rBmpA，20 μg/ml	144.4700±110.43[*/****]
rBmpA，15μg/ml	113.3257±84.51[*/****]
rBmpA，10 μg/ml	80.4600±67.70[*/****]
rBmpA，5μg/ml	53.0543±47.03[**/***]

注：[*]与正常对照组比较，差异有统计学意义，$P<0.05$；[**]与正常对照组比较，差异无统计学意义，$P>0.05$；[***]与 PHA 对照组比较，差异有统计学意义，$P<0.05$；[****]与 PHA 对照组比较，差异无统计学意义，$P>0.05$

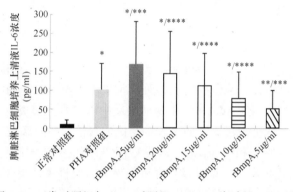

图 5-3　正常对照组与 PHA 对照组，rBmpA 实验组 IL-6 比较

6. PHA 对小鼠脾脏淋巴细胞分泌细胞因子 IL-17 的测定　正常对照组与 PHA 对照组比较：差异有统计学意义（$P<0.05$）；正常对照组与 rBmpA 实验组比较：不同浓度 rBmpA 可诱导细胞产生细胞因子 IL-17，与正常对照组比较，25μg/ml、20 μg/ml、15μg/ml rBmpA 实验组差异有统计学意义（$P<0.05$），10 μg/ml、5μg/ml rBmpA 实验组差异无统计学意义（$P>0.05$）；PHA 对照组与 rBmpA 实验组比较：10 μg/ml、5μg/ml rBmpA 实验组差异有统计学意义（$P<0.05$），25μg/ml、20 μg/ml、15μg/ml rBmpA 实验组差异无统计学意义（$P>0.05$），见表 5-5，图 5-4。

表 5-5　小鼠脾脏淋巴细胞培养上清液 IL-17 检测结果　　　　　单位：pg/ml

组别	IL-17
正常对照组	6.0588±3.50
PHA 对照组	9.3375±6.07[*]
rBmpA，25μg/ml	7.5650±4.03[*/****]
rBmpA，20 μg/ml	8.6000±5.28[*/****]
rBmpA，15μg/ml	7.8337±4.49[*/****]
rBmpA，10 μg/ml	5.8588±4.15[**/***]
rBmpA，5μg/ml	5.8375±4.02[**/***]

注：[*]与正常对照组比较，差异有统计学意义，$P<0.05$；[**]与正常对照组比较，差异无统计学意义，$P>0.05$；[***]与 PHA 对照组比较，差异有统计学意义，$P<0.05$；[****]与 PHA 对照组比较，差异无统计学意义，$P>0.05$

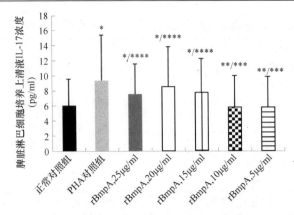

图 5-4　正常对照组与 PHA 对照组，rBmpA 实验组 IL-17 比较

四、讨　论

莱姆病临床表现复杂多样，患者可能出现多种临床症状，早期临床症状以皮肤慢性游走性红斑为特征，中期以神经系统损害和心脏异常表现为特征，晚期以慢性关节炎为特征并继发慢性萎缩性肢端皮炎（ACA），中晚期表现中以莱姆关节炎发病率最高（60%的感染者有关节炎症状），危害也最大。如果未接受抗生素治疗，发病数月后，约60%的患者会出现间歇性大关节的肿胀和疼痛，尤其是膝关节[14]。病变关节病理表现为滑膜增生肥厚、血管扩张、单核细胞浸润等[15]。反复发作者可发展为持续性关节炎（约有10%感染者），其中带有 HLA-DRBI*0401 或者相关基因的患者[16]，即使经过正规静脉注射和口服抗生素的治疗，膝关节炎仍然持续数月甚至数年[17]。关节炎的反复发作影响患者生活质量，严重的患者可失去劳动力，甚至死亡，危害极大。因此，莱姆关节炎的发病机制引起各国科学家的重视，得到了科学家的广泛关注，经过多年的研究，对其机制已有一定了解并取得了一定成绩，但仍未完全弄清楚，其详细过程需进一步阐明[14]。

T 淋巴细胞，尤其是由 Th1 细胞分泌的 IFN-γ 曾被认为在莱姆关节炎的发病机制中扮演重要角色[18]。然而，在动物模型中，Th1 细胞被证明并不是导致莱姆关节炎所必需的[19]，暗示在莱姆关节炎致病机制中参与介质不同于 IFN-γ、IL-12 和其他 T 细胞亚群。Th17 细胞分泌 IL-17，IL-17 可诱导基质细胞、关节滑膜细胞、软骨细胞、成纤维细胞及巨噬细胞分泌前炎症细胞因子和趋化因子，并且招募和激活嗜中性粒细胞[20]。在类风湿关节炎患者关节液标本中检测出 IL-17 呈高水平表达[21]，促使关节处蚀骨细胞形成[22]，除此之外其他几个实验也暗示 IL-17 可能参与莱姆关节炎致病机制[23, 24]。因此，建立小鼠脾脏淋巴细胞体外培养技术，对研究莱姆关节炎的致病机制至关重要。

Th17 细胞，一个新亚群 Th 细胞，通过释放 IL-17 在自身免疫组织损伤中起到至关重要的作用[25]，伯氏疏螺旋体感染机体时宿主细胞相互作用致使 IL-6 炎性细胞因子释放，IL-6 联合 TGF-β 促使 Th17 细胞分泌 IL-17[8]。IL-6、TGF-β、IL-1β 和 IL-23 都是 Th17 细胞分化中重要的细胞因子[26]。

MTT 是一种噻唑盐，经线粒体琥珀酸脱氢酶裂解后生成蓝紫色结晶甲臜，甲臜的生成量与细胞释放出的酶活性成正比，而酶活力与细胞数及细胞活力成正比。MTT 酶促显色反应主要用于定量分析线粒体琥珀酸脱氢酶反应，在细胞增殖、分化及细胞代谢有关的免疫学实验中有非常广泛的应用[27, 28]。

本实验在无菌条件下取小鼠脾脏，经处理制成小鼠脾细胞悬液，锥虫蓝染色计数，按一定数量（$5×10^5$/孔）铺入96孔培养板，37℃，5%CO_2培养箱培养24 h，PHA 和 rBmpA 分别刺激细胞，进行细胞增殖实验（MTT）和培养上清液中细胞因子 IL-6、IL-17 检测。在实验过程中，我们选用雌性昆明小鼠，6～8 周龄，此阶段小鼠脾脏大小合适，细胞培养活性好，可满足实验需求，并且我们优化了小鼠脾脏细胞分离技术，采用尼龙网筛网，用 5 ml 注射器活塞研磨小鼠脾脏，活细胞数量较多，有利于细胞培养，经过实验条件优化及多次预实验，在实验室开展了小鼠脾脏淋巴细胞分离技术，并且实验取得了满意结果。

在实验中，我们对 16 只昆明小鼠脾脏淋巴细胞进行 MTT 实验，实验结果表明：正常对照组与 PHA 对照组比较，差异有统计学意义（$P<0.05$）；与正常对照组，rBmpA 浓度在 25μg/ml、20 μg/ml、15μg/ml、10 μg/ml、5μg/ml、1μg/ml 时，差异有统计学意义（$P<0.05$）。rBmpA 浓度在 1～25μg/ml 均对小鼠脾脏淋巴细胞有增殖作用，从而说明 rBmpA 对淋巴细胞有一定的作用。除此之外，我们对小鼠脾脏淋巴细胞培养上清液进行细胞因子 IL-6、IL-17 ELISA 检测，结果表明：正常对照组与 PHA 对照组比较，IL-6 和 IL-17 浓度差异有统计学意义（$P<0.05$）；与 rBmpA 实验组比较，rBmpA 浓度在 25μg/ml、20 μg/ml、15μg/ml、10 μg/ml 时，IL-6 检测差异有统计学意义（$P<0.05$），rBmpA 浓度在 25μg/ml、20 μg/ml、15μg/ml 时，IL-17 检测差异有统计学意义（$P<0.05$）；PHA 对照组与 rBmpA 实验组比较：rBmpA 浓度在 25μg/ml、5μg/ml 时，IL-6 检测有统计学意义（$P<0.05$），rBmpA 浓度在 10 μg/ml、5μg/ml 时，IL-17 检测有统计学意义（$P<0.05$）。

目前，在 rBmpA 对小鼠脾脏淋巴细胞体外作用研究中，我们取得了一定的成绩，证实了伯氏疏螺旋体重组膜蛋白 rBmpA 可刺激昆明小鼠脾脏淋巴细胞增殖，并且可分泌 IL-6、IL-17 等细胞因子，从而也说明了 rBmpA 在莱姆关节炎的发病中具有重要作用，为后续莱姆关节炎致病机制的研究打下了坚实的基础。但实验中也存在一定的问题，如小鼠脾脏淋巴细胞不纯，既存在各种 T 淋巴细胞，也存在 B 淋巴细胞，我们下一步实验在前期研究的基础上，可考虑从小鼠脾脏细胞中分离 T 淋巴细胞，或直接分离 Th17 细胞来进行实验，以此对 rBmpA 致莱姆关节炎的发病机制有更准确的认识。

五、结　论

综上所述，在本实验室人员的努力下，通过优化小鼠脾脏淋巴细胞分离技术，成功在实验室开展了小鼠脾脏淋巴细胞分离及培养技术，同时在此基础上进行小鼠脾脏淋巴细胞 MTT 实验，以及 rBmpA 刺激后细胞培养上清液中与 Th17 细胞相关细胞因子 IL-6、IL-17 含量检测，证明 rBmpA 对小鼠淋巴细胞有一定的作用，可刺激细胞增殖并且分泌 IL-6、IL-17 等细胞因子，与正常对照组相比，差异有统计学意义（$P<0.05$）。从而说明 rBmpA 与莱姆关节炎的发病密切相关。

第二节　rBmpA 对昆明小鼠腹腔巨噬细胞体外作用研究

莱姆关节炎发生既有固有免疫反应参与，也有适应性免疫反应参与。炎症的发生机制很多，巨噬细胞是一种吞噬细胞，位于组织内，源自于骨髓中的前体细胞，在体内参与先天性免疫和细胞免疫，当机体发生炎症反应时，释放炎性细胞因子，包括 IL-1β、TNF、IL-6、IL-8，引起中性粒细胞渗出和浸润，启动炎症过程。本节通过 rBmpA 对小鼠腹腔巨噬细胞体外作用研究，探讨 rBmpA 与莱姆关节炎发病关系[29]。

一、材　　料

1. 主要仪器（表 5-6）

表 5-6　主要仪器

仪器	厂商
7200 型可见分光光度计	尤尼柯（上海）仪器有限公司
电子天平 AL204	梅特勒-托利多仪器（上海）有限公司
电子天平 DT1000	湖南湘仪离心机仪器有限公司
低速离心机	湖南湘仪离心机仪器有限公司
高压消毒锅	上海博迅医疗生物仪器股份有限公司
超低温冰箱	中科美菱低温科技有限责任公司
4℃冰箱	海尔集团有限公司
超净工作台	美国 Thermo 公司
微量移液器	法国 Gilson 公司
酶标仪	美国 Bio-Rad 公司
纯水机	Millipore 公司
0.22μm 滤器	Millipore 公司
CO_2 培养箱（HF90）	上海力申科学仪器有限公司
倒置显微镜	德国莱卡
注射器	上海安亭微量进样器厂
常规手术器械	——

2. 主要试剂（表 5-7）

表 5-7　主要试剂

试剂	厂商/来源
RPMI1640 培养基（BC028-500 ml）	生工生物工程（上海）股份有限公司
重组 BmpA（rBmpA）	由本实验室纯化获得
硫乙醇酸盐液体培养基	国产
青霉素/链霉素溶液（BS732-10 ml）	生工生物工程（上海）股份有限公司
特级新生牛血清（BB004-500 ml）	生工生物工程（上海）股份有限公司
肝素钠盐（HB3251-1g）	生工生物工程（上海）股份有限公司
锥虫蓝（TT1140-10g）	生工生物工程（上海）股份有限公司
吉姆萨工作液（G1010-100 ml）	Solarbio
磷酸盐缓冲液（PBS）（1×）	Hyclone
脂多糖（LPS，L-2880-10mg）	Sigma 公司
Trizol（总 RNA 提取试剂-100 ml）	天根生化科技有限公司
24 孔培养板	corning，New York
一次性吸量管	美国 Thermo 公司
Bio 蛋白浓度测定试剂盒	北京全式金生物技术有限公司
IL-1β ELISA 试剂盒	美国 RayBiotech 公司产品：ELM-IL-1beta-001C

3. 主要溶液试剂配制

（1）4%无菌硫乙醇酸盐液体培养基

1）称取 40.5g 硫乙醇酸盐固体培养基。

2）加入 1000 ml 超纯水，煮沸使其完全溶解。

3）121℃高压蒸汽灭菌 20 min。

4）50 ml 离心管分装，室温保存。

（2）10%小牛血清 RPMI1640 培养基

1）RPMI1640 培养液 90 ml。

2）特级新生牛血清 10 ml。

3）青霉素/链霉素溶液 1 ml。

4）配制时需在无菌条件下进行，4℃保存。

（3）3%小牛血清 RPMI1640 培养基

1）RPMI1640 培养液 97 ml。

2）特级新生牛血清 3 ml。

3）青霉素/链霉素溶液 1 ml。

4）配制时需在无菌条件下进行，4℃保存。

（4）小牛血清

1）根据培养基配制的量将特级新生牛血清分装，冷冻保存（-20℃）。

2）使用前应该灭活（56℃，30 min），以消除补体活性。

3）用 0.22μm 的滤器过滤除菌后加入培养基中。

（5）PBS-H

1）细胞培养用 PBS（100 ml）。

2）肝素溶液 0.5 ml（最终浓度为 50 μg/ml）。

3）青霉素/链霉素溶液 1 ml。

（6）10mg/ml 肝素溶液的配制

1）称取 1g 肝素。

2）加入 100 ml 超纯水后搅拌溶解，过夜。

3）过滤除菌，室温保存。

（7）LPS 的配制

1）称取 10mg LPS。

2）加入 5 ml 细胞培养用 PBS 中，此时浓度为 2mg/ml。

3）小份（50 μl/份）分装，于-20℃保存。

（8）锥虫蓝染液

1）称取 0.2g 锥虫蓝。

2）加入 100 ml 细胞培养用 PBS 后搅拌溶解。

3）用 0.22μm 的滤器过滤除菌，于室温保存。

二、实　验　方　法

1. rBmpA 蛋白液制备　将纯化好的 rBmpA 蛋白用 Bio 蛋白浓度测定试剂盒测定浓度，

分装备用。

2. **实验动物** 昆明小鼠，雌性，6～8周龄，体重20～30g，购自昆明医科大学实验动物中心，所有小鼠均在同一环境中饲养。

3. **动物处理** 提前96～120 h（4～5天）腹腔注射4%无菌硫乙醇酸盐液体培养基2 ml。

4. **腹腔巨噬细胞收集及培养** 96～120 h后对小鼠实行安乐死（CO_2窒息），70%乙醇浸泡3～5s，将小鼠固定在泡沫板上，在无菌条件下沿腹中线（下腹部）注入5 ml冰中预冷的无菌PBS-H（含50 μg/ml肝素，双抗，不含钙离子、镁离子），轻轻按摩腹部5 min后剪开腹部皮肤，用5 ml注射器吸出渗出液，放入冰浴的50 ml离心管中，再用同样容量预冷的PBS-H冲洗腹腔2～3次，合并渗出液于离心管中，800×g离心10 min后，取上清液，用预冷的RPMI1640（含10%小牛血清，双抗）培养液洗涤细胞3次，锥虫蓝染色进行细胞计数和细胞活力检测。将细胞调整浓度为$2×10^6$/ml，加到24孔平底培养板中，0.4 ml/孔，每孔$8×10^5$个细胞，37℃，5% CO_2培养箱孵育24 h后，换液，并用37℃ PBS洗1～2次，弃去未黏附细胞，此时加入含3%小牛血清的RPMI1640培养基。

5. **实验分组** 实验分为三组：正常对照组，LPS对照组，rBmpA实验组，使LPS对照组加入LPS，使终浓度为5μg/ml，rBmpA实验组加入rBmpA蛋白，使终浓度为1μg/ml。

6. **rBmpA对小鼠腹腔巨噬细胞分泌细胞因子的影响** 细胞刺激后分别在24 h、48 h、72 h及96 h收集培养上清液进行细胞因子IL-1β ELISA检测。

7. **统计学处理** 采用SPSS17.0统计软件进行统计分析，各组数据均采用均数±标准差（$\bar{x}±s$）表示，正常对照组与LPS对照组、rBmpA实验组各指标比较采用配对t检验分析，设定$P<0.05$有统计学意义。

三、实验结果

1. **细胞形态学观察** 小鼠腹腔巨噬细胞在含有10%小牛血清的RPMI1640培养基中生长，倒置显微镜下观察细胞生长良好，呈贴壁生长，伸出伪足，形态正常，细胞膜完整，无死亡细胞，无细胞碎片（图5-5）。

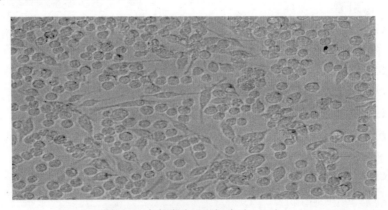

图5-5 小鼠腹腔巨噬细胞（×200）

2. **rBmpA对小鼠腹腔巨噬细胞分泌细胞因子IL-1β的测定** 从昆明小鼠腹腔获取巨噬细胞后，37℃，5%CO_2培养箱中培养24 h后，将细胞分为三组：正常对照组，LPS对照组，rBmpA实验组，分别给予不同处理，并在24 h、48 h、72 h、96 h收集细胞培养上清液进行细胞因子 IL-1β ELISA 检测。实验结果表明：LPS 对照组、rBmpA 实验组在不同时间里，分别与正常对照组比较，差异无统计学意义（$P>0.05$），并且，各组细胞因子含量均明显增高，见表 5-8，图 5-6。

表 5-8　小鼠腹腔巨噬细胞培养上清液 IL-1β 检测结果　　　　单位：pg/ml

时间（h）	正常对照组	LPS 对照组	rBmpA 实验组
24	877.98±694.02	790.09±729.55*	1093.88±1324.83*
48	1582.30±1503.35	2835.50±2991.74*	1545.80±704.21*
72	1360.30±558.60	960.98±879.47*	1919.40±1703.03*
96	1331.30±882.94	1356.90±1798.28*	615.64±133.53*

注：*与正常对照组比较，差异无统计学意义（$P>0.05$）

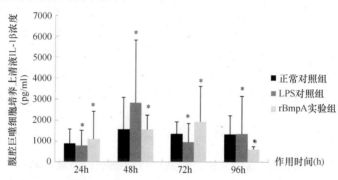

图 5-6　正常对照组与 LPS 对照组，rBmpA 实验组 IL-1β 比较

四、讨　论

在小鼠螺旋体感染模型中发现[5]，螺旋体先在局部繁殖，随后扩散到全身，包括关节、心脏、膀胱等组织。膝关节和踝关节在 10～14 天时出现明显水肿和炎症。病理切片发现，最初主要以中性粒细胞浸润为主，随后伴随单核细胞浸润、滑膜增生和血管翳形成，但几周后缓解。早前研究发现伯氏疏螺旋体外膜蛋白 BmpA 可诱导体外培养的人滑膜细胞炎性细胞因子 IL-1β 和 TNF-α 表达，并且缺乏 BmpA 和 BmpB 的伯氏疏螺旋体能够感染小鼠，但是螺旋体不能存在于关节组织中，不能引起严重的关节炎[6, 7]。因而说明伯氏疏螺旋体表面膜蛋白 BmpA 和 BmpB 与莱姆关节炎的发生密切相关。

单核-吞噬细胞系统既参与固有免疫应答，也参与适应性免疫应答，承担固有免疫和适应性免疫两大角色，表现为：①非特异性吞噬杀伤作用，能够吞噬和杀灭病原微生物，清除损伤和衰老细胞，在机体固有免疫中发挥重要作用。②抗原提呈作用：巨噬细胞摄取处理抗原，并提呈给 T 细胞，使 T 细胞活化，介导适应性免疫应答。③免疫调节作用：巨噬细胞吞噬抗原后，可合成并分泌多种细胞因子，其中主要有 IL-1、IL-6、IL-8、IL-12 和 TNF-α 等，可介导炎症反应[9]。LPS 是巨噬细胞的活化剂，可以诱导巨噬细胞分泌 IL-1β、TNF-α、IL-6 等细胞因子，在分子、细胞和机体水平上有多种活性[30]。

我们在无菌条件下取小鼠腹腔巨噬细胞，经处理制成巨噬细胞悬液，用锥虫蓝染色计数，按一定数量铺入 24 孔培养板，每孔 $8×10^5$ 个细胞，37℃，$5\%CO_2$ 培养箱培养 24 h，用 LPS、rBmpA 刺激细胞，测定培养上清液中细胞因子 IL-1β。在实验过程中，我们采用雌性昆明小鼠，6~8 周龄，体重 20~30g，此阶段给予 4%无菌硫乙醇酸盐液体培养基进行腹腔刺激，细胞数量多，细胞培养活性好。另外，我们在实验过程中不断改进小鼠腹腔巨噬细胞分离技术，力求细胞数量多，细胞质量好，腹腔液不溶血。但实验过程中也存在多种问题：①因小鼠个体差异大，每只小鼠所取细胞数量不等，有时即使严格控制小鼠体重及年龄，所获细胞数量亦不够实验所用，致使实验进行过程中所用小鼠数量多，实验成本高；②收集细胞培养上清液后，进行 IL-1β ELISA 检测，不同时间点（24 h、48 h、72 h、96 h）正常对照组、LPS 对照组、rBmpA 实验组之间均无统计学意义（$P>0.05$）。

不同时间点小鼠腹腔巨噬细胞培养上清液细胞因子 IL-1β 检测与正常对照组比较无显著差异，并且各组 IL-1β 明显增高，考虑可能是以下原因所致：

（1）小鼠腹腔巨噬细胞分离前为刺激小鼠腹腔产生更多巨噬细胞，提前注射 4%无菌硫乙醇酸盐液体培养基，致使小鼠腹腔巨噬细胞活化，已经产生细胞因子 IL-1β，从而 IL-1β 明显增高，此时巨噬细胞对 LPS 及 rBmpA 的反应性降低，因而导致细胞因子检测正常对照组与 LPS 对照组、rBmpA 实验组比较，无显著性差异（$P>0.05$）。

（2）小鼠个体差异较大，对 LPS 及 rBmpA 的反应性有所不同，致使不同小鼠间细胞因子 IL-1β 升高的程度不同，有的小鼠间甚至相差数倍，从而使实验结果参差不齐。

五、结　　论

鉴于上述情况，我们考虑通过其他方法获得巨噬细胞，小鼠骨髓巨噬细胞分离和巨噬细胞株 RAW264.7 培养可作为获得巨噬细胞的方法，其中 RAW264.7 细胞株培养简便，不需要特殊条件，细胞生长速度快，性质稳定，可作为巨噬细胞研究的良好载体，为莱姆关节炎致病机制的研究打下基础。

第三节　rBmpA 对小鼠单核巨噬细胞株 RAW264.7 增殖作用研究

第二节我们采用昆明小鼠腹腔巨噬细胞进行实验，小鼠单核巨噬细胞株 RAW264.7 具有生长迅速、贴壁速度快、培养简便、细胞性质稳定等特点，可用于本实验的研究。

一、材　　料

1. 主要仪器（表 5-9）

表 5-9　主要仪器

仪器	厂商
7200 型可见分光光度计	尤尼柯（上海）仪器有限公司
电子天平 AL204	梅特勒-托利多仪器（上海）有限公司
电子天平 DT1000	湖南湘仪离心机仪器有限公司
低速离心机	湖南湘仪离心机仪器有限公司
高压消毒锅	上海医疗生物仪器股份有限公司
超低温冰箱	中科美菱低温科技有限责任公司
4℃冰箱	海尔集团有限公司

续表

仪器	厂商
超净工作台	美国 Thermo 公司
微量移液器	法国 Gilson 公司
酶标仪	美国 Bio-Rad 公司
CO_2 培养箱（HF90）	上海力申科学仪器有限公司
倒置显微镜	德国莱卡
纯水机	Millipore 公司
0.22μm 滤器	Millipore 公司
注射器	上海安亭微量进样器厂
常规手术器械	——
一次性吸量管	美国 Thermo 公司
细胞刮刀	corning，New York
96 孔培养板	corning，New York

2. 主要试剂（表 5-10）

表 5-10　主要试剂

试剂	厂商/来源
细胞株：小鼠单核巨噬细胞株 RAW264.7	购自中国科学院昆明动物研究所
重组 BmpA（rBmpA）	由本实验室纯化获得
DMEM 培养基（BC028-500 ml）	生工生物工程（上海）股份有限公司
青霉素/链霉素溶液（BS732-10 ml）	生工生物工程（上海）股份有限公司
优级胎牛血清（BB008-100 ml）	生工生物工程（上海）股份有限公司
锥虫蓝（TT1140-10g）	生工生物工程（上海）股份有限公司
吉姆萨工作液（G1010-100 ml）	Solarbio
磷酸盐缓冲液（1×）	Hyclone
脂多糖（LPS，L-2880-10mg）	Sigma 公司
3-（4，5-二甲基-2-噻唑）-2，5-二苯基溴化四唑（MTT）	Amresco 分装
二甲基亚砜（DMSO）	国产，分析纯
Trizol（总 RNA 提取试剂-100 ml）	天根生化科技有限公司
Bio 蛋白浓度测定试剂盒	北京全式金生物技术有限公司

3. 主要溶液试剂配制

（1）10%胎牛血清 DMEM 培养基

1）DMEM 培养液 90 ml。

2）胎牛血清 10 ml。

3）青霉素/链霉素溶液 1 ml。

4）配制时需在无菌条件下进行，4℃保存。

（2）3%胎牛血清 DMEM 培养基

1）DMEM 培养液 97 ml。

2）胎牛血清 3 ml。

3）青霉素/链霉素溶液 1 ml。

4）配制时需在无菌条件下进行，4℃保存。

（3）胎牛血清

1）根据培养基配制的量将胎牛血清分装，冷冻保存（–20℃）。

2）使用前应该灭活（56℃，30 min），以消除补体活性。

3）用 0.22μm 的滤器过滤除菌后加入培养基中。

（4）锥虫蓝染液

1）称取 0.2g 锥虫蓝。

2）加入 100 ml 细胞培养用 PBS 后搅拌溶解。

3）用 0.22μm 的滤器过滤除菌，于室温保存。

（5）LPS 的配制

1）称取 10mg LPS。

2）加入 5 ml 细胞培养用 PBS 中，此时浓度为 2mg/ml。

3）小份（50 μl/份）分装，于–20℃保存。

（6）MTT 的配制

1）称取 100mg MTT。

2）加入 20 ml 细胞培养用 PBS，此时浓度为 5mg/ml。

3）0.22μm 滤器过滤除菌。

4）小份（1 ml/份）分装，于–20℃保存。

二、实 验 方 法

1. rBmpA 蛋白液制备　将纯化好的 rBmpA 用 Bio 蛋白浓度测定试剂盒测定浓度，分装备用。

2. 巨噬细胞株 RAW264.7 培养[31]　细胞复苏（10%胎牛血清 DMEM 培养基），扩增细胞使其达到一定数量，收集细胞行锥虫蓝染色计数，调整细胞数为 $5×10^5$/ml（此时DMEM 培养液为含 3%胎牛血清的培养液），将细胞加入到 96 孔细胞培养板中，100 μl/孔，37℃，5% CO_2 培养箱中培养 24 h（过夜），使细胞贴壁，之后加入 LPS 及 rBmpA，正常对照组不做任何处理，LPS 对照组加入 LPS，LPS 的浓度为 100ng/ml，rBmpA 实验组分别加入不同浓度的 rBmpA 蛋白，使其终浓度为 500ng/ml、400ng/ml、300ng/ml、200ng/ml、100ng/ml、50ng/ml。各浓度设立 6 个复孔，每孔总体积 200 μl，将培养板放入 37℃，5% CO_2 培养箱中培养 24 h，取出培养板，每孔加入 20 μl MTT（5mg/ml），继续培养 4 h 后，以 2000 r/min 离心 10 min，小心去除上清液，每孔加入 150 μl DMSO，37℃放置 15 min，用酶标仪于波长 450 nm 处测定各孔的光密度值（实验结果以实际 OD值与正常对照组均值的比值表示）。

3. 统计学处理 采用 SPSS17.0 统计软件进行统计分析,各组数据均采用均数±标准差($\bar{x} \pm s$)表示,正常对照组与 LPS 对照组、rBmpA 实验组各指标比较采用 t 检验分析,设定 $P < 0.05$ 有统计学意义。

三、实验结果

1. 细胞培养形态观察 RAW264.7 细胞置于含有 10%胎牛血清的 DMEM 培养基中,倒置显微镜下观察细胞生长良好,呈贴壁生长,伸出伪足,形态正常,细胞膜完整,无死亡细胞,无细胞碎片(图 5-7)。

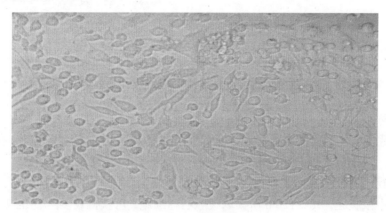

图 5-7 RAW264.7 生长状态(×200)

2. 细胞增殖活性检测 正常对照组与 LPS 对照组比较:LPS 对照组可在 24 h 内诱导细胞增殖,与正常对照组相比,差异有统计学意义($P < 0.05$);正常对照组与 rBmpA 实验组比较:用不同浓度的 rBmpA 诱导细胞增殖,并测定增殖活性,发现 rBmpA 可在 24 h 内诱导细胞增殖,与正常对照组相比,rBmpA 500ng/ml 差异有统计学意义($P < 0.05$),rBmpA 400ng/ml、300ng/ml、200ng/ml、100ng/ml、50ng/ml 差异无统计学意义($P > 0.05$);LPS100ng/ml 与 rBmpA500ng/ml 比较:差异有统计学意义($P < 0.05$),见表 5-11,图 5-8。

表 5-11 RAW264.7 巨噬细胞株增殖活性检测结果

组别	增殖活性
正常对照组	100.00±10.97
LPS 对照组	125.33±5.82*
rBmpA,500ng/ml	113.33±8.91*/***
rBmpA,400ng/ml	99.33±10.71**
rBmpA,300ng/ml	101.67±10.65**
rBmpA,200ng/ml	91.50±7.84**
rBmpA,100ng/ml	99.67±13.29**
rBmpA,50ng/ml	111.17±15.32**

注:*与正常对照组比较,差异有统计学意义,$P < 0.05$;**与正常对照组比较,差异无统计学意义,$P > 0.05$;***与 LPS 对照组比较,差异有统计学意义,$P < 0.05$

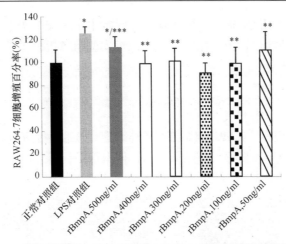

图 5-8　正常对照组与 LPS 对照组，rBmpA 实验组细胞增殖活性比较

四、讨　　论

目前，我国莱姆病研究主要集中在流行病学和病原学方面，但并未涉足莱姆关节炎致病机制研究，国外相关研究虽取得一些进展，但对具体机制仍未完全清楚。

第二节我们采用昆明小鼠腹腔巨噬细胞进行试验，首先 4%无菌硫乙醇酸盐液体培养基提前注射小鼠腹腔，96～120 h 后提取腹腔巨噬细胞，可获得较多巨噬细胞，体外 37℃，5%CO_2 条件下培养，细胞生长良好，可用于 rBmpA 作用研究，但在试验过程中，因小鼠个体差异，每只小鼠腹腔所获得的巨噬细胞数量多少不等，有的甚至不能进行后续试验。除此之外，细胞培养上清液进行细胞因子 IL-1β 检测时，发现正常对照组、LPS 对照组、rBmpA 实验组之间无统计学意义（$P>0.05$），并且细胞因子含量均增高，考虑可能是提前刺激使巨噬细胞活化，已经产生细胞因子所致。

在进行巨噬细胞试验时，也考虑到不给予刺激直接提取腹腔巨噬细胞，经过预实验，发现直接提取的小鼠腹腔巨噬细胞数量少，远远不能满足试验要求。本试验采用小鼠单核巨噬细胞株 RAW264.7 进行培养，在 37℃，5%CO_2，10%胎牛血清 DMEM 培养基中细胞生长良好，贴壁生长，形态正常，且细胞数量多，性质稳定，可完全满足实验要求。首先进行 RAW264.7 细胞增殖实验，采用 MTT 法对细胞增殖作用进行研究，以证明 rBmpA 可作用于 RAW264.7，使细胞增殖，其作用类似于 LPS 对 RAW264.7 的作用。实验结果表明：LPS100ng/ml 在 24 h 可诱导细胞增殖，与正常对照组相比，差异有统计学意义（$P<0.05$）；不同浓度的 rBmpA 诱导细胞增殖，可以发现 rBmpA 在 24 h 内可诱导细胞增殖，与正常对照组相比，rBmpA 500ng/ml 差异有统计学意义（$P<0.05$），rBmpA 400ng/ml，300ng/ml、200ng/ml、100ng/ml、50ng/ml 差异无统计学意义（$P>0.05$）；LPS100ng/ml 与 rBmpA500ng/ml 比较差异有统计学意义（$P<0.05$）。由此可以证明，一定浓度的 rBmpA 可使 RAW264.7 增殖，其作用类似 LPS，但相比 LPS 100ng/ml 作用效果，rBmpA 不及 LPS 作用强。

五、结　　论

综上所述，rBmpA 可使 RAW264.7 巨噬细胞株增殖，其作用类似 LPS，且细胞生长速度快，数量多，易培养，细胞间无个体差异，可代替小鼠腹腔巨噬细胞培养用于 rBmpA 对巨噬细胞作用的研究。

参 考 文 献

[1] Nocton JJ, Dressler F, Rutledqe BJ, et al. Detection of *Borrelia burgdorferi* DNA by polymerase chain reaction in synovial fluid from patients with Lyme arthritis. N Engl J Med, 1994, 330（4）: 229-234

[2] Narasimhan S, Santiago F, Koski RA, et al. Examination of the *Borrelia burgdorferi* transcriptome in *Ixodes scapularis* during feeding. J Bacteriol, 2002, 184（11）: 3122-3125

[3] Akins DR, Bourell KW, Caimano MJ, et al. A new animal model for studying Lyme disease Spirochetes in a mammalian host-adapted state. J Clin Invest, 1998, 101（10）: 2240-2250

[4] Steere AC, Glickstein L. Elucidation of Lyme arthritis. Nat Rev Immunol, 2004, 4（2）: 143-152

[5] Bao FK, Fikerig E. The Joint-specific Expression Profile of *Borrelia burgdorfri* in the Murine Hosts. Bulletin of science and technology, 2008, 24（6）: 832-840

[6] Pal U, Wang P, Bao FK, et al. *Borrelia burgdorferi* basic membrance proteins A and B participate in the gensis of Lyme arthritis. J Exp Med, 2008, 205（1）: 133-141

[7] Yang X, Izadi H, Coleman AS, et al. *Borrelia burgdorferi* lipoprotein BmpA activates pro-inflammatory responses in human synovial cells through a protein moiety. Microbes Infect, 2008, 10（12-13）: 1300-1308

[8] Nardelli DT, Callister SM, Schell RF. Lyme arthritis: Current concepts and a change in paradigm. Clin Vaccine Immunol, 2008, 15（1）: 21-34

[9] Weaver CT, Hatton RD, Manqan PR, et al. IL-17 family cytokines and the expanding diversity of effector T cell lineages. Annu Rev Immunol, 2007, 25: 821-852

[10] Steinman L. A brief history of Th17, the first major revision in the TH1/TH2 hypothesis of T cell mediated tissue damage. Nat Med, 2007, 13（2）: 139-145

[11] Sun X, Zhang C, Jin H, et at. Flow cytometric analysis of murine T lymphocyte proliferation in vivo by EdU incorporation. Int'l Immunophamacol, 2016, 41: 56-65

[12] Kruisbeek AM, Shevach E, Thornton AM. Proliferative assays for T cell function. Curr Protoc Immunol, 2004, 3.12.1-3.12.20

[13] 泰淑红, 李虹, 贾静, 等. EAE 小鼠模型的构建及其免疫学机制的探讨. 免疫学杂志, 2008, 24（1）: 34-37

[14] Steere AC. Lyme disease. N Engl J Med, 1989, 321: 586-596

[15] Steere AC, Duray PH, Butcher EC, et al. Spirochetal antigens and lymphoid cell surface markers in Lyme synovitis .Comparison with rheumatoid synovium and tonsillar lymphoid tissue. Arthritis Rheum, 1988, 31（4）: 487-495

[16] Steere AC, Baxter-Lowe LA. Association of chronic, treatment-resistant Lyme arthritis with rheumatoid arthritis（RA）alleles. Arthritis Rheum, 1998, 41: Suppl: S81

[17] Steere AC, Levin RE, Mollay PJ, Treatment of Lyme arthritis. Arthritis Rheumat, 1994, 37（6）: 878-888

[18] McKisic MD, Redmond WL, Barthold SW. T cell-mediated pathology in murine Lyme borreliosis. J Immunol, 2000, 164（12）: 6096-6099

[19] Christopherson JA, Munson EL, England DM, et al. Destructive arthritis in vaccinated interferon γ-deficient mice challenged with *Borrelia burgdorferi*: modulation by tumor necrosis factor α. J Clin Diagn Lab Immunol, 2003, 10（1）: 44-52

[20] Iwakura Y, Ishigame H.The IL-23/IL-17 axis in inflammation. J Cin Invest, 2006, 116（5）: 1218-1222

[21] Chabaud M, Garnero P, Dayer JM, et al. Contribution of interleukin 17 to synovium matrix destruction in rheumatoid arthritis. Cytokine, 2000, 12（7）: 1092-1099

[22] Kotake S, Udagawa N, Takahashi N, et al.IL-17 in synovial fluids from patients with rhermatoid arthritis is a protent stimulator of osteoclastogenesis. J Clin Invest, 1999, 103（9）: 1345-1352

[23] Infante-Duarte C, Horton HF, Byrne MC, et al.Microbial lipopeptides induce the production of IL-17 in Th celles. J Immunol, 2000, 165（11）: 6107-6115

[24] Burchill MA, Nardelli DT, England DM, et al. Inhibition of interleukin 17 prevents the development of arthritis in vaccinated mice challenged with *Borrelia burgdorferi*. Infect Immun, 2003, 71（6）: 3437-3442

[25] Stockinger B, Veldhoen M. Differentiation and function of Th17 T cells. Curr Opin Immunol, 2007, 19（3）: 281-286

[26] Bettelli E, Oukka M, Kuchroo VK. Th-17 cells in the circle of immunity and autoimmunity. Nat Immunol, 2007, 8（4）: 345-350

[27] Twentyman PR, Luscombe M. A study of some variables in a tetrazolium dye（MTT）bassed assay for cell growth and

chemosensitxity. Br J Cancer，1987，56（3）：279- 285

[28] 白生宾，陈红香，钟近洁，等. MTT 法检测 RAW264.7 细胞活力及可能因素分析.中国现代医学杂志，2011，21（23）：2831-2833

[29] Neil E.Reiner（ed），Macrophages and dendritic cell，Methods in molecular biology，Humana press.2009，531：1-363

[30] 张鹏宇，王世瑶，霍德胜，等. 激活素 A 对 RAW264.7 巨噬细胞活性的调节作用，免疫学杂志，2006，22（2）：137-140

[31] 胡晓兰，张晓，李倩，等. 曲古抑菌素 A 对脂多糖诱导的巨噬细胞炎症细胞因子、Toll 样受体 4 表达及核因子-κB 乙酰化的影响.生理学报，2012，64（6）：651-656

第六章 伯氏疏螺旋体重组膜蛋白A对小鼠巨噬细胞株RAW264.7的体外作用研究

第一节 研 究 背 景

莱姆病的临床表现复杂多样，患者可出现皮肤、心脏、神经和关节等多系统、多器官的损害，一般分为早、中、晚三期。早期的典型症状为皮肤出现慢性游走性红斑；中、晚期以莱姆关节炎、慢性萎缩性肢端皮炎、神经系统损害和心脏损害为主要症状，其中以莱姆关节炎的发生率最高，危害性也最大，如未接受抗生素治疗，发病数月后，约60%的感染者有关节炎症状，严重者可致终生残疾，严重影响了患者的健康和生活质量[1-2]。

莱姆关节炎既是一种危害严重的疾病，又与多种慢性炎性关节炎表现类似，如类风湿关节炎、反应性关节炎等，因而是阐明多种慢性炎性关节炎的良好模型，所以，对莱姆关节炎发病机制的研究不仅对莱姆病防治有意义，而且对其他危害严重的慢性炎性关节炎的防治也可提供重要参考意义[3]。

伯氏疏螺旋体有很强的适应性，寄生于细胞外，在组织间迁移，与宿主细胞粘连并逃逸免疫杀伤，其基因组的生物信息学分析和体内外研究未发现明显的毒力因子，如鞭毛、荚膜、菌毛、内毒素、外毒素和致病性酶类等[2, 4]。一些学者认为伯氏疏螺旋体的致病物质主要是菌体表面的膜蛋白尤其是外膜表面脂蛋白（outer surface protein, Osp），其作用类似脂多糖（lipopolysaccharide, LPS），有较强的致炎作用[4, 5]。

莱姆关节炎的发生既与固有免疫反应有关，也与适应性免疫反应有关。小鼠皮内注射螺旋体后，螺旋体先在局部繁殖，然后随血行扩散到全身，分布到关节、心脏和膀胱等组织；10～14 天时出现明显的关节水肿和炎症（主要在膝关节和踝关节）；病理切片显示，最初主要以中性粒细胞浸润为主，随后伴随单核细胞浸润、滑膜增生和血管翳形成，但几周后缓解；体内、外研究表明，螺旋体的蛋白（可能主要是脂蛋白）可激活 Toll 样受体 2（Toll-like receptor 2, TLR2），导致关节组织的巨噬细胞活化，释放前炎症细胞因子（proinflammatory cytokines），包括 IL-1β、TNF-α 和 IL-8，引起中性粒细胞渗出和浸润，启动炎症过程；随后，巨噬细胞对螺旋体抗原的加工、处理和提呈导致 CD4$^+$T 细胞的活化，发挥细胞免疫效应，释放更多细胞因子，进一步加重关节炎，并使关节炎慢性化[2, 6]。

1990 年，Simpson 等[7]报道莱姆病患者血清中的抗体能与伯氏疏螺旋体的特异性抗原发生反应，其分子量为 39kDa，因此将此抗原命名为 P39。随着研究的深入，研究者根据 P39 细胞定位将其命名为伯氏疏螺旋体膜蛋白 A（*Borrelia burgdorferi* membrane protein A, BmpA）[8]。

异佛司可林（isoforskolin, ISOF）是从云南特有的植物毛喉鞘蕊花（*Coleus forskohlii*）中提取分离到的含量较高的主要活性成分，该植物还含有 1, 6-二乙酰基佛司可林、去酰基佛司可林等 28 种成分，均为佛司可林（forskolin, FSK）的衍生物[9, 10]。ISOF 分子式为

$C_{22h34}O_7$，分子量为 410。毛喉鞘蕊花属唇形科鞘蕊花属（*Coleus Lour.*）植物，主要分布在印度及尼泊尔，我国主要分布在云南[11, 12]。经鉴定，印度产和我国云南产毛喉鞘蕊花为同一植物，但所含成分和含量有差异，印度产毛喉鞘蕊花主要含 FSK，而我国云南产毛喉鞘蕊花主要含 ISOF，两者具有类似的生物活性[9, 10, 13]。

伯氏疏螺旋体基因 *BmpA* 表达产物 BmpA 蛋白作为伯氏疏螺旋体的膜蛋白是其主要抗原，亦是莱姆关节炎发生中一个起关键作用的因子。对多种慢性关节炎发病机制的研究提示，慢性关节炎的发生与致炎免疫细胞（包括单核/巨噬细胞、Th1 和 Th17 细胞）的活化及其相关炎性细胞因子的表达有密切关系。本课题组在前期研究中已经构建了 BmpA 蛋白的原核表达体系，优化表达、纯化条件，获得伯氏疏螺旋体重组膜蛋白 A（recombinant *Borrelia burgdorferi* membrane protein A，rBmpA）；用局部注射 rBmpA 方法成功建立 rBmpA 致昆明小鼠莱姆关节炎动物模型；通过 rBmpA 对小鼠脾脏淋巴细胞体外作用研究，结果证明 rBmpA 对小鼠淋巴细胞有一定的作用，可刺激细胞增殖并且分泌 IL-6、IL-17 等细胞因子，从而说明 rBmpA 可能与莱姆关节炎的发病密切相关。前期通过 rBmpA 对小鼠腹腔巨噬细胞体外作用进行研究，由于小鼠个体差异大、收集细胞数量不等且数量不足，导致细胞培养上清液炎性细胞因子检测与正常对照组比较无显著性差异。鉴于上述情况，考虑用小鼠巨噬细胞株 RAW264.7 代替小鼠腹腔巨噬细胞作为获得巨噬细胞的方法，因其易培养、生长速度快、质量稳定，可作为巨噬细胞研究的良好载体。

一方面，本实验尝试用不同浓度 rBmpA 诱导参与莱姆关节炎形成的巨噬细胞（小鼠巨噬细胞株 RAW264.7）活化分泌释放炎性细胞因子，通过相关炎性细胞因子表达量的多少来探讨 rBmpA 对巨噬细胞的作用，从细胞水平对 rBmpA 致莱姆关节炎的机制进行研究，从而阐释莱姆关节炎的发生机制。

另一方面，本实验利用莱姆关节炎的主要诱导剂 rBmpA，诱导小鼠巨噬细胞株 RAW264.7 细胞分泌释放炎性细胞因子，同时用 ISOF 与 rBmpA 共同处理小鼠巨噬细胞株 RAW264.7 细胞，检测其分泌释放炎性细胞因子的含量有无变化，进而测定 ISOF 对这一反应的抑制作用，以探索 ISOF 对莱姆关节炎的抗炎治疗作用。通过深入研究云南特有植物毛喉鞘蕊花活性成分 ISOF 的抗炎作用，不仅有利于我国自主知识产权的、原创性的治疗莱姆关节炎药物的研发，而且还将有利于云南特有药用植物资源的保护和可持续利用。

第二节　小鼠巨噬细胞株 RAW264.7 细胞体外培养方法

小鼠巨噬细胞株 RAW264.7 细胞是由 Abelson 小鼠白血病病毒诱导 BALB/c 小鼠产生肿瘤后收集小鼠腹水单核样巨噬细胞得到的细胞株（ATCC Number：TIB-71），RAW264.7 细胞呈贴壁生长，细胞生长快速，易培养，细胞间个体差异小，细胞稳定性好。RAW264.7 细胞具有很强的黏附和吞噬抗原的能力，是免疫学、微生物学研究中的常用细胞株。

本部分实验是研究小鼠巨噬细胞株 RAW264.7 细胞的体外培养方法，同时探索用 96 孔细胞培养板培养细胞时加入的适宜细胞浓度，从而为第三节、第四节部分的研究奠定基础。

一、实 验 材 料

1. 主要仪器（表 6-1）

表 6-1　主要仪器

仪器	厂商
Haier 立式冷藏柜（SC-316）	青岛海尔特种电冰柜有限公司
Haier 卧式低温冷柜（DW 40W100）	青岛海尔医用低温科技有限公司
Heal Force 二氧化碳培养箱（HF90）	上海立申科学仪器有限公司
双人单面净化工作台（SW-CJ-2FD）	苏州净化设备有限公司
Heal Force Water Purification System（NW10VF）	Shanghai Canrex Analytic Instrument Co.，Ltd
Mshot 倒置显微镜（MI12）	广州明美科技有限公司
低速离心机（LC-4012）	科大创新股份有限公司中佳分公司
FASTPETTE 电动移液控制器（V-2）	美国 Labnet 公司
DELL 一体电脑（inspiron ONE 2020）	戴尔（中国）有限公司
工业用二氧化碳	昆明天贝特种气体有限公司
Cryo 1℃ Freezing Container（5100-0001）	美国 NALGENE 公司
mLine 单道手动可调移液器	芬兰百得实验室仪器（苏州）有限公司
电热恒温水温箱（HH-W21-Cu600）	上海医疗器械七厂
血球计数板	上海市求精化试剂仪器有限公司
Countstar 自动细胞计数仪（IC1000）	上海睿钰生物科技有限公司
显微镜	Leica Microscope 公司
立式压力蒸汽灭菌锅	上海博迅医疗生物仪器股份有限公司
5 ml costar. STRIPETTE（4487）	Corning Incorporated
10 ml costar. STRIPETTE（4488）	Corning Incorporated
25 ml costar. STRIPETTE（4489）	Corning Incorporated
50 ml Serological Pipette（KG1461）	KIRGEN Solutions For Science
15 ml Polypropylene Conical Centrifuge Tube（KG2621）	KIRGEN Solutions For Science
50 ml Polypropylene Conical Centrifuge Tube（KG2821）	KIRGEN Solutions For Science
100～1000 μl Tips（KG1313）	KIRGEN Solutions For Science
1～200 μl Tips（KG1212）	KIRGEN Solutions For Science
CORNING 75 cm² Cell Culture Flask，Canted Neck（430641）	Corning Incorporated
Filter Unit（0.22μm）	Merck Millipore Ltd
50 ml 一次性使用无菌配药用注射器	江西庐乐医疗器械集团有限公司
一次性使用口罩	江西诚康医疗器械集团有限公司
一次性使用医用帽子	扬州洋生医药科技有限公司
无粉乳胶手套	海门市扬子医疗器械有限公司
清风擦手纸	金红叶纸业集团有限公司

2. 主要试剂（表 6-2）

表 6-2　主要试剂

试剂	厂商/来源
小鼠巨噬细胞株 RAW264.7	中国科学院昆明动物研究所惠赠
DMEM（高糖）培养基（SH30243.01B）	赛默飞世尔生物化学制品（北京）有限公司
1×磷酸盐缓冲液（PBS）（SH30256.01B）	赛默飞世尔生物化学制品（北京）有限公司
二甲基亚砜	西陇化工股份有限公司
75%乙醇消毒液	昆明南天化工药业有限公司
青霉素（10 000U/ml）/链霉素（10mg/ml）溶液（BS732）	生工生物工程（上海）股份有限公司
优级胎牛血清（BB008）	生工生物工程（上海）股份有限公司
锥虫蓝（TT1140）	生工生物工程（上海）股份有限公司
TRYPSIN 0.25%（1×）Solution（SH30042.01）	Hyclone Laboratories，Inc.
异丙醇	天津市风船化学试剂科技有限公司

3. 主要溶液试剂配制

（1）胎牛血清（FBS）：①将新购入胎牛血清置于 4℃解冻，每 11～12 ml 分装；②56℃水浴 30 min 灭活补体，目的消除血清中补体活性；③置于–20℃保存；④使用前由–20℃取出，置于 4℃解冻；⑤经 0.22μm 滤器滤过除菌，置于 4℃保存、备用。

（2）10%FBS-DMEM（高糖）培养基：①DMEM（高糖）培养基：经 0.22μm 滤器滤过除菌 90 ml；②FBS：经 0.22μm 滤器滤过除菌 10 ml；③青霉素/链霉素溶液：1 ml；④全程无菌操作，充分混匀，置于 4℃保存、备用。

（3）二甲基亚砜：①取出室温保存的二甲基亚砜；②经 0.22μm 滤器滤过除菌，置于室温保存、备用。

（4）0.2%锥虫蓝染液：①用电子天平称取锥虫蓝 0.2g；②加入 100 ml 1×磷酸盐缓冲液，搅拌充分溶解；③经 0.22μm 滤器滤过除菌，置于室温保存、备用。

二、实验方法

1. 小鼠巨噬细胞株 RAW264.7 细胞体外培养

（1）细胞复苏：取出液氮中冻存的小鼠巨噬细胞株 RAW264.7 细胞 1 管（1.5 ml/管），置于 37℃水浴 1～2 min，将其迅速解冻；250×g 离心 5～10 min，弃上清液；用 10%FBS-DMEM（高糖）培养基洗涤细胞 3 次，目的是洗去细胞冻存液中残留 DMSO，每次洗涤均 250×g 离心 5～10 min，弃上清液；加入 12～15 ml 10%FBS-DMEM（高糖）培养基悬浮细胞，轻轻混匀；取 75 cm² 细胞培养瓶 1 个，加入上述细胞悬液；用倒置显微镜观察细胞均匀悬浮、分层，且未见结团细胞；置于二氧化碳培养箱中培养、扩增细胞；培养条件为 37℃、5%CO_2；每 12～24 h 经倒置显微镜观察细胞状态，肉眼观察培养基颜色。

（2）细胞换液：用倒置显微镜观察扩增后小鼠巨噬细胞株 RAW264.7 细胞，若细胞融合度小于 80%，由于细胞代谢废物产酸增多，导致肉眼观察培养基颜色由鲜红色变为黄色，此时细胞需要更换新鲜培养基。细胞换液方法如下：取出二氧化碳培养箱中一个 75 cm² 细胞培养瓶，弃去培养基，加入新鲜配制 12～15 ml 10%FBS-DMEM（高糖）培养基；置于二氧化碳培养箱中继续培养、扩增细胞；培养条件为 37℃、5%CO_2；每 12～24 h 经倒置显微镜观察细胞状态，肉眼观察培养基颜色。

（3）细胞消化：用倒置显微镜观察扩增后小鼠巨噬细胞株 RAW264.7 细胞，待细胞融合至 80%～90%时进行细胞消化。取出二氧化碳培养箱中一个 75 cm² 细胞培养瓶，弃去培养基，加入 10 ml 1×PBS 洗涤细胞 2 次，目的是洗去细胞培养基中残留血清，祛除血清对细胞消化液消化细胞作用的影响；加入 0.25%胰酶 3～5 ml，置于二氧化碳培养箱中，37℃作用数分钟，经倒置显微镜下观察细胞至大部分变为圆形，即可加入 10 ml 10%FBS-DMEM（高糖）培养基终止消化，轻拍细胞培养瓶，至倒置显微镜下观察细胞呈悬浮状态，250×g 离心 5～10 min，弃上清液；10%FBS-DMEM（高糖）培养基洗涤细胞 1 次，目的是洗去残留细胞消化液，250×g 离心 5～10 min，弃上清液，收集细胞，加入适当体积 10%FBS-DMEM（高糖）培养基悬浮细胞以进行下一步实验。

（4）细胞计数：小鼠巨噬细胞株 RAW264.7 细胞消化后，收集细胞，加入适当体积 10%FBS-DMEM（高糖）培养基悬浮细胞；用 0.2%锥虫蓝染液按 1：1 对细胞进行染色；取 20 μl 染色后细胞悬液，置于细胞计数板的加样池中，用 Countstar 自动细胞计数仪检测细胞浓度（个/ml）及活率（%）；根据细胞浓度检测结果，用 10%FBS-DMEM（高糖）培养基调整细胞浓度至所需浓度以进行下一步实验。

（5）细胞传代：用倒置显微镜观察扩增后小鼠巨噬细胞株 RAW264.7 细胞，待细胞融合至 80%～90%时进行细胞传代。细胞 1∶3 传代方法如下：取出二氧化碳培养箱中一个 75 cm² 细胞培养瓶，弃去培养基，加入 10 ml 1×PBS 洗涤细胞 2 次，目的是洗去细胞培养基中残留血清，祛除血清对细胞消化液消化细胞作用的影响；加入 0.25%胰酶 3～5 ml，置于二氧化碳培养箱中，37℃作用数分钟，经倒置显微镜下观察细胞至大部分变为圆形，即可加入 10 ml 10%FBS-DMEM（高糖）培养基终止消化，轻拍细胞培养瓶，至倒置显微镜下观察细胞呈悬浮状态，$250×g$ 离心 5～10 min，弃上清液；10%FBS-DMEM（高糖）培养基洗涤细胞 1 次，目的是洗去残留细胞消化液，$250×g$ 离心 5～10 min，弃上清液，收集细胞，加入 36～45 ml 10%FBS-DMEM（高糖）培养基悬浮细胞，轻轻混匀；取 75 cm² 细胞培养瓶 3 个，分别加入上述细胞悬液 12～15 ml，用倒置显微镜观察细胞均匀悬浮、分层，且未见结团细胞；置于二氧化碳培养箱中培养、扩增细胞；培养条件为 37℃、5%CO₂；每 12～24 h 经倒置显微镜观察细胞状态，肉眼观察培养基颜色。

（6）细胞冻存：用倒置显微镜观察扩增后小鼠巨噬细胞株 RAW264.7 细胞，待细胞融合至 80%～90%时进行细胞冻存。细胞冻存方法如下：取出二氧化碳培养箱中一个 75 cm² 细胞培养瓶，弃去培养基，加入 10 ml 1×PBS 洗涤细胞 2 次，目的是洗去细胞培养基中残留血清，祛除血清对细胞消化液消化细胞作用的影响；加入 0.25%胰酶 3～5 ml，置于二氧化碳培养箱中，37℃作用数分钟，经倒置显微镜下观察细胞至大部分变为圆形，即可加入 10 ml 10%FBS-DMEM（高糖）培养基终止消化，轻拍细胞培养瓶，至倒置显微镜下观察细胞呈悬浮状态，$250×g$ 离心 5～10 min，弃上清液；10%FBS-DMEM（高糖）培养基洗涤细胞 1 次，目的是洗去残留细胞消化液，$250×g$ 离心 5～10 min，弃上清液，收集细胞，加入 4 ml 10%FBS-DMEM（高糖）培养基悬浮细胞，轻轻混匀；取上述浓缩细胞悬液 1 ml，加入 350 μl FBS 及 150 μl DMSO，充分混匀，置于 2 ml 无菌冷冻管中；取梯度降温盒一个，向其内外夹层中加入适量异丙醇，将冷冻管放入梯度降温盒中；将梯度降温盒于−70℃过夜，次日取出将冷冻管置于液氮中长期保存细胞。

2. 探索 96 孔细胞培养板培养小鼠巨噬细胞株 RAW264.7 细胞的最适浓度 小鼠巨噬细胞株 RAW264.7 细胞复苏后传代 1～2 次即可用 96 孔细胞培养板培养进行刺激实验。方法如下：用倒置显微镜观察扩增 2～3 代后小鼠巨噬细胞株 RAW264.7 细胞，待细胞融合至 80%～90%时进行细胞消化，收集细胞并进行细胞计数，测定细胞浓度；用 10%FBS-DMEM（高糖）培养基调整细胞浓度分别为 $2×10^6$/ml、$1×10^6$/ml、$5×10^5$/ml、$2.5×10^5$/ml、$1.25×10^5$/ml、$1×10^5$/ml、$8×10^4$/ml、$6×10^4$/ml、$4×10^4$/ml、$2×10^4$/ml、$1×10^4$/ml；96 孔细胞培养板，分别加入上述浓度的细胞悬液 100 μl/孔；置于二氧化碳培养箱中培养、扩增细胞，培养条件为 37℃、5% CO₂；每 12～24 h 经倒置显微镜观察细胞状态，肉眼观察培养基颜色。

三、实 验 结 果

1. 小鼠巨噬细胞株 RAW264.7 细胞体外培养 通过多次探索，成功探索出小鼠巨噬细胞株 RAW264.7 细胞体外培养条件及注意事项，细胞培养所用培养基为 10%FBS-DMEM（高糖）培养基，二氧化碳培养箱的培养条件为 37℃、5% CO₂；掌握了 RAW264.7 细胞复苏、换液、消化、计数、传代、冻存技术，学习了解了细胞形态学观察方法。

2. 小鼠巨噬细胞株 RAW264.7 细胞形态观察　用倒置显微镜观察小鼠巨噬细胞株 RAW264.7 细胞在 10%FBS-DMEM（高糖）培养基中细胞生长状况良好，呈贴壁生长，生长速度快。形态以类圆形和梭形为主，部分细胞伸出伪足，形态正常，细胞膜完整，无死亡细胞，无细胞碎片（图 6-1、图 6-2）。

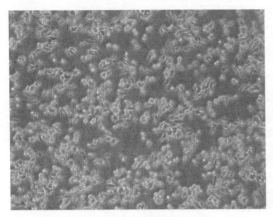 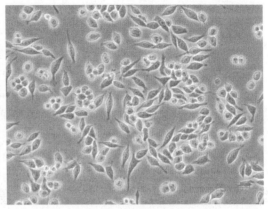

图 6-1　RAW264.7 细胞形态（×100）　　　　图 6-2　RAW264.7 细胞形态（×200）
（标尺：100 μm）　　　　　　　　　　　（标尺：100 μm）

3. 96 孔细胞培养板培养小鼠巨噬细胞株 RAW264.7 细胞最适浓度的探索结果　通过对不同时间点、不同浓度细胞培养后形态及培养基颜色的观察，结果显示：用 96 孔细胞培养板培养小鼠巨噬细胞株 RAW264.7 细胞，48 h 后 $8×10^4 \sim 1×10^5$/ml 浓度的细胞融合至 80%～90%，细胞贴壁生长、分布均匀，未见明显细胞结团现象，细胞生长状态良好，培养基颜色正常。综上所述，用 96 孔细胞培养板培养小鼠巨噬细胞株 RAW264.7 细胞时，加入细胞的适宜浓度为 $8×10^4 \sim 1×10^5$/ml，体积为 100 μl/孔。

四、讨　论

本课题组前期研究 rBmpA 对小鼠腹腔巨噬细胞体外作用，由于小鼠个体差异大，收集细胞数量不等且数量不足，导致细胞培养上清液炎性细胞因子检测与正常对照组比较无显著性差异。小鼠巨噬细胞株 RAW264.7 细胞是由 Abelson 小鼠白血病病毒诱导 BALB/c 小鼠产生肿瘤后收集小鼠腹水单核/巨噬细胞得到的细胞株（ATCC Number：TIB-71）。RAW264.7 细胞呈贴壁生长，细胞生长快速，易培养，细胞间个体差异小，细胞稳定性好。RAW264.7 细胞具有很强的黏附和吞噬抗原的能力，是免疫学、微生物学研究中的常用细胞株。鉴于上述情况，拟用小鼠巨噬细胞株 RAW264.7 细胞代替小鼠腹腔巨噬细胞作为巨噬细胞研究的良好载体进行实验。

本部分研究首先对小鼠巨噬细胞株 RAW264.7 细胞的体外培养方法进行探索，掌握了 RAW264.7 细胞复苏、换液、消化、计数、传代及冻存方法。细胞培养条件为 37℃、5% CO_2。RAW264.7 细胞在 10%FBS-DMEM（高糖）培养基中细胞生长状况良好，呈贴壁生长，形态以类圆形和梭形为主，部分细胞伸出伪足。细胞消化用 0.25%胰酶，于 37℃作用数分钟效果良好。细胞生长速度快，2～3 天传代一次。

其次，成功探索出用 96 孔细胞培养板培养小鼠巨噬细胞株 RAW264.7 细胞时加入的适宜细胞浓度，结果显示细胞最适浓度为 $8×10^4～1×10^5/ml$，体积 100 μl/孔，为 rBmpA 对小鼠巨噬细胞株 RAW264.7 细胞体外作用研究奠定了基础。

五、结 论

综上所述，体外培养小鼠巨噬细胞株 RAW264.7 细胞，培养基为 10%FBS-DMEM（高糖）培养基，培养条件为 37℃、5% CO_2；96 孔细胞培养板培养小鼠巨噬细胞株 RAW264.7 细胞时加入的适宜细胞浓度为 $8×10^4～1×10^5/ml$，体积为 100 μl/孔。小鼠巨噬细胞株 RAW264.7 细胞生长速度快、易培养、细胞间个体差异小，细胞稳定性好，可作为巨噬细胞研究的良好载体代替小鼠腹腔巨噬细胞用于 rBmpA 对巨噬细胞作用的研究。

第三节　rBmpA 对小鼠巨噬细胞株 RAW264.7 的体外作用研究

莱姆关节炎的发生既与固有免疫反应有关，也与适应性免疫反应有关[13]。多项研究表明伯氏疏螺旋体 *BmpA* 基因及其产物 BmpA 蛋白在莱姆关节炎的发病机制中起到关键作用。炎症的发生机制复杂多样，巨噬细胞参与先天性免疫和细胞免疫，当病原体入侵机体后，巨噬细胞活化释放炎性细胞因子（包括 IL-1β、IL-6、IL-8、IL-12 和 TNF-α 等），引起中性粒细胞渗出和浸润，启动炎症过程。第二节研究结果显示，小鼠巨噬细胞株 RAW264.7 细胞生长速度快、易培养、细胞间个体差异小，细胞稳定性好，可作为巨噬细胞研究的良好载体。

本部分实验通过 rBmpA 对小鼠巨噬细胞株 RAW264.7 细胞的体外作用研究，探索 rBmpA 与莱姆关节炎发病的关系。

一、实 验 材 料

1. 主要仪器（表 6-3）

表 6-3　主要仪器

仪器	厂商
Haier 立式冷藏柜（SC-316）	青岛海尔特种电冰柜有限公司
Haier 卧式低温冷柜（DW 40W100）	青岛海尔医用低温科技有限公司
Thermo 超低温冰箱（907）	Thermo Fisher Scientific
Heal Force 二氧化碳培养箱（HF90）	上海立申科学仪器有限公司
双人单面净化工作台（SW-CJ-2FD）	苏州净化设备有限公司
Heal Force Water Purification System（NW10VF）	Shanghai Canrex Analytic Instrument Co., Ltd
Mshot 倒置显微镜（MI12）	广州明美科技有限公司
低速离心机（LC-4012）	科大创新股份有限公司中佳分公司
SIGMA 小型台式高速离心机（1-14）	德国 SIGMA 公司
FASTPETTE 电动移液控制器（V-2）	美国 Labnet 公司
DELL 一体电脑（inspiron ONE 2020）	戴尔（中国）有限公司
工业用二氧化碳	昆明天贝特种气体有限公司
生化培养箱（SHP-250）	上海森信实验仪器有限公司

续表

仪器	厂商
Cryo 1℃ Freezing Container（5100-0001）	美国 NALGENE 公司
Reagent Reservoirs/Tip-Tub	德国 Original eppendorf 公司
mLine 单道手动可调移液器	芬兰百得实验室仪器（苏州）有限公司
Microplate Reader（iMark）	美国 Bio-Rad 公司
DRAGONMED TopPette8-Channel Pipettor	大龙医疗设备有限公司
电热恒温水温箱（HH-W21-Cu600）	上海医疗器械七厂
电子天平（AL204）	梅特勒-托利多仪器（上海）有限公司
血球计数板	上海市求精生化试剂仪器有限公司
Countstar 自动细胞计数仪（IC1000）	上海睿钰生物科技有限公司
显微镜	Leica Microscope 公司
立式压力蒸汽灭菌锅	上海博迅医疗生物仪器股份有限公司
旋涡混合器（QL-901）	海门市其林贝尔仪器制造有限公司
雪花制冰机（FM50）	北京长流科学仪器公司
5 ml costar. STRIPETTE（4487）	Corning Incorporated
10 ml costar. STRIPETTE（4488）	Corning Incorporated
25 ml costar. STRIPETTE（4489）	Corning Incorporated
50 ml Serological Pipette（KG1461）	KIRGEN Solutions For Science
15 ml Polypropylene Conical Centrifuge Tube（KG2621）	KIRGEN Solutions For Science
50 ml Polypropylene Conical Centrifuge Tube（KG2821）	KIRGEN Solutions For Science
Tisssue Culture Plate 96 well（TCP-011-096）	Guangzhou Jet Bio-Filtration Products Co.，Ltd
1.5 ml Microcentrifuge Tubes（KG2211）	KIRGEN Solutions For Science
100～1000 μl Tips（KG1313）	KIRGEN Solutions For Science
1～200 μl Tips（KG1212）	KIRGEN Solutions For Science
Filter Unit（0.22μm）	Merck Millipore Ltd
CORNING 75 cm² Cell Culture Flask，Canted Neck（430641）	Corning Incorporated
CORNING 25 cm² Cell Culture Flask，Canted Neck（430639）	Corning Incorporated
50 ml 一次性使用无菌配药用注射器	江西庐乐医疗器械集团有限公司
一次性使用口罩	江西诚康医疗器械集团有限公司
一次性使用医用帽子	扬州洋生医药科技有限公司
无粉乳胶手套	海门市扬子医疗器械有限公司
清风擦手纸	金红叶纸业集团有限公司

2. 主要试剂（表6-4）

表6-4 主要试剂

试剂	厂商/来源
小鼠巨噬细胞株 RAW264.7	中国科学院昆明动物研究所惠赠
伯氏疏螺旋体重组膜蛋白 A	由本实验室纯化获得
DMEM（高糖）培养基（SH30243.01B）	赛默飞世尔生物化学制品（北京）有限公司
1×磷酸盐缓冲液（PBS）（SH30256.01B）	赛默飞世尔生物化学制品（北京）有限公司
脂多糖（LPS）（L-2880）	Sigma-Aldrich，Inc.

续表

试剂	厂商/来源
TRNzol-A⁺总 RNA 提取试剂（DP421）	天根生化科技（北京）有限公司
二甲基亚砜	西陇化工股份有限公司
75%乙醇消毒液	昆明南天化工药业有限公司
青霉素（10 000U/ml）/链霉素（10mg/ml）溶液（BS732）	生工生物工程（上海）股份有限公司
优级胎牛血清（BB008）	生工生物工程（上海）股份有限公司
锥虫蓝（TT1140）	生工生物工程（上海）股份有限公司
TRYPSIN 0.25%（1×）Solution（SH30042.01）	Hyclone Laboratories，Inc.
异丙醇	天津市风船化学试剂科技有限公司
小鼠 KC（IL-8）ELISA 试剂盒（EMC104）	欣博盛生物科技有限公司
Mouse IL-1β precoated ELISA kit（DKW12-2012-096）	深圳市达科为生物技术有限公司
Mouse IL-6 precoated ELISA kit（DKW12-2060-096）	深圳市达科为生物技术有限公司
Mouse TNF-α precoated ELISA kit（DKW12-2720-096）	深圳市达科为生物技术有限公司
Mouse IL-12/IL-23p40 precoated ELISA kit（DKW12-2123-096）	深圳市达科为生物技术有限公司

3. 主要溶液试剂配制

（1）FBS：①将新购入 FBS 置于 4℃解冻，每 11～12 ml 分装；②56℃水浴 30 min 灭活补体，目的是消除血清中补体活性；③置于−20℃保存；④使用前由−20℃取出，置于 4℃解冻；⑤经 0.22μm 滤器滤过除菌，置于 4℃保存、备用。

（2）10%FBS-DMEM（高糖）培养基：①DMEM（高糖）培养基：经 0.22μm 滤器滤过除菌 90 ml；②FBS：经 0.22μm 滤器滤过除菌 10 ml；③青霉素/链霉素溶液：1 ml；④全程无菌操作，充分混匀，置于 4℃保存、备用。

（3）1μg/ml LPS：①电子天平称取 10mg LPS；②加入 5 ml 1×PBS，充分混匀，此即 2mg/ml LPS；③2 mg/ml LPS 储存液每 50 μl 分装，置于−20℃保存，备用；④取出−20℃保存的 LPS 储存液一份（2mg/ml，50 μl），置 4℃解冻；⑤10 000 r/min 离心 1 min；⑥加入 950 μl 10%FBS-DMEM（高糖）培养基，充分混匀，此即 100 μg/ml LPS；⑦取 100 μl 100 μg/ml LPS 加入 900 μl 10%FBS-DMEM（高糖）培养基，充分混匀，此即 10 μg/ml LPS；⑧取 1 ml 10 μg/ml LPS 加入 9 ml 10%FBS-DMEM（高糖）培养基，充分混匀，此即 1μg/ml LPS；⑨0.22μm 滤器滤过除菌，现用现配。

（4）20 μg/ml 及 10 μg/ml rBmpA：①取出−20℃保存的本实验室纯化好已知浓度的 rBmpA 蛋白储存液一份，置于 4℃解冻；②用 10%FBS-DMEM（高糖）培养基将其稀释，浓度分别为 20 μg/ml 及 10 μg/ml；③0.22μm 滤器滤过除菌，现用现配。

（5）0.2%锥虫蓝染液：①用电子天平称取锥虫蓝 0.2g；②加入 100 ml 1×PBS，搅拌充分溶解；③经 0.22μm 滤器滤过除菌，置于室温保存、备用。

二、实　验　方　法

1. **小鼠巨噬细胞株 RAW264.7 细胞培养**　小鼠巨噬细胞株 RAW264.7 细胞复苏后传代 1～2 次即可用 96 孔细胞培养板培养进行刺激实验。待细胞融合至 80%～90%时取出，弃去培养基，用 1×PBS 洗去残留血清，加入 0.25%胰酶 3～5 ml 37℃消化数分钟至显微镜观察细胞大部分变圆时，加入 10 ml 10%FBS-DMEM（高糖）培养基终止消化，轻拍细胞培养瓶至细胞呈悬浮状态，$250 \times g$ 离心 $5 \sim 10$ min，弃上清液；10%FBS-DMEM（高糖）培养基洗涤细胞，$250 \times g$ 离心 $5 \sim 10$ min，弃上清液；加入一定体积 10%FBS-DMEM（高糖）培养基悬浮细胞，彻底混匀。取 50 μl 细胞悬液按 1∶1 加入 50 μl 0.2%锥虫蓝染液对细胞进行染色，混匀，取 20 μl 染色后细胞悬液，置于细胞计数板的加样池中，用 Countstar 自动细胞计数仪检测细胞浓度（个/ml）。根据细胞浓度检测结果，用 10%FBS-DMEM（高糖）培养基调整细胞浓度至 $8 \times 10^4 \sim 1 \times 10^5$/ml，100 μl/孔加入 96 孔细胞培养板中，37℃、5%CO_2 培养 $6 \sim 12$ h 待其充分贴壁。

2. rBmpA 诱导小鼠巨噬细胞株 RAW264.7 细胞活化分泌释放炎性细胞因子的作用研究 待细胞完全贴壁后，弃上清液；分别加入不同刺激物作用于细胞，实验分为 4 组（正常对照组、LPS 对照组、20 μg/ml 及 10 μg/ml rBmpA 实验组），每组设 3 个复孔。正常对照组每孔加入 100 μl 10%FBS-DMEM（高糖）培养基；LPS 对照组每孔加入 100 μl 1μg/ml LPS；20 μg/ml 及 10 μg/ml rBmpA 实验组每孔分别加入 100 μl 20 μg/ml 或 10 μg/ml rBmpA。各组细胞分别在刺激 3 h、6 h、12 h、24 h、36 h 及 48 h 后收集细胞培养上清液，用 ELISA 法检测炎性细胞因子 IL-1β、IL-6、IL-8、IL-12、TNF-α 的含量。操作步骤严格按照试剂盒说明书进行，每个样本均设复孔，用酶标仪读取 450nm 波长处的吸光度值（OD_{450}），根据标准品的已知浓度及相应 OD_{450}，用 Curve Expert 1.3 软件制作标准曲线并计算样本中各细胞因子的浓度。

3. 统计学处理 采用 SPSS17.0 统计软件进行统计分析，各组数据均采用均数±标准差表示，两组间差异比较采用两独立样本 t 检验。$P < 0.05$ 表示差异显著；$P < 0.01$ 表示差异极显著；$P > 0.05$ 表示无统计学差异。

三、实 验 结 果

1. rBmpA 诱导小鼠巨噬细胞株 RAW264.7 细胞活化后细胞形态观察结果 细胞刺激后 48 h，倒置显微镜下观察各组细胞的形态，可见正常对照组细胞形态正常，以类圆形和梭形为主，部分细胞伸出伪足；LPS 对照组、20 μg/ml 及 10 μg/ml rBmpA 实验组的细胞呈现不同程度的活化状态，表现为细胞体积变大，伪足变多变长，且细胞内可见大量颗粒状物质（图 6-3）。

2. rBmpA 诱导小鼠巨噬细胞株 RAW264.7 细胞活化分泌释放炎性细胞因子 IL-6 的检测结果 分别在作用 3 h、6 h、12 h、24 h、36 h 及 48 h 后收集各组细胞培养上清液进行炎性细胞因子 IL-6 ELISA 检测。实验结果显示：LPS 对照组及不同浓度（20 μg/ml 和 10 μg/ml）rBmpA 实验组除 3 h 外，其余不同时间里，炎性细胞因子 IL-6 的含量（pg/ml）与正常对照组比较明显增高，且差异有统计学意义。结果表明：1μg/ml LPS、20 μg/ml 及 10 μg/ml rBmpA 均可显著诱导小鼠巨噬细胞株 RAW264.7 细胞活化分泌释放炎性细胞因子 IL-6（表 6-5、图 6-4）。

与正常对照组相比，随着 rBmpA 浓度的增加，RAW264.7 细胞炎性细胞因子 IL-6 的表达水平呈浓度依赖性上调；与 3 h 组相比，随着 rBmpA 作用时间的延长，RAW264.7 细胞炎性细胞因子 IL-6 的表达水平呈时间依赖性上调（表 6-5、图 6-4、图 6-5）。

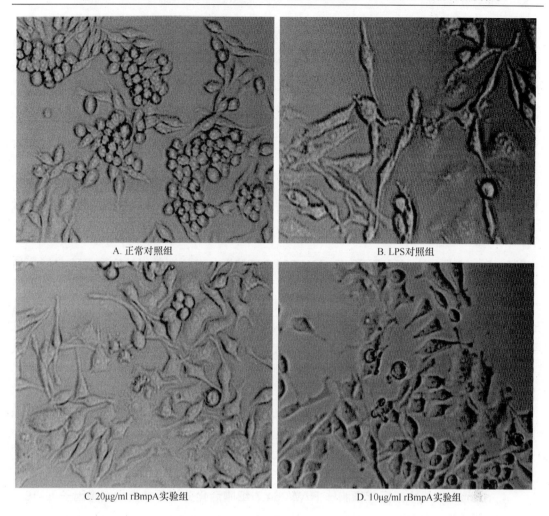

A. 正常对照组　　　　　　　　　　　　　B. LPS对照组

C. 20μg/ml rBmpA实验组　　　　　　　　　D. 10μg/ml rBmpA实验组

图 6-3　RAW264.7 细胞形态（×100）

表 6-5　RAW264.7 细胞培养上清液 IL-6 浓度检测结果（均数±标准差）　单位：pg/ml

时间（h）	正常对照组	LPS 对照组	rBmpA 实验组	
			20 μg/ml	10 μg/ml
3	14.47±14.41	30.98±5.68[***]	13.20±1.19[***]	8.82±3.98[***]
6	11.06±1.97	181.24±11.62[**]	46.72±4.83[**]	25.57±6.10[*]
12	24.42±3.07	628.04±20.90[**]	274.21±22.30[**]	108.97±8.73[**]
24	29.34±2.56	963.59±161.11[**]	609.43±44.85[**]	278.28±19.19[**]
36	39.73±3.06	1234.20±153.14[**]	707.21±39.53[**]	290.40±9.51[**]
48	58.46±5.18	1493.50±135.32[**]	825.87±21.13[**]	336.82±31.90[**]

注：*与正常对照组相比 $P<0.05$，差异有统计学意义；**与正常对照组相比 $P<0.01$，差异有统计学意义；***与正常对照组相比 $P>0.05$，差异无统计学意义

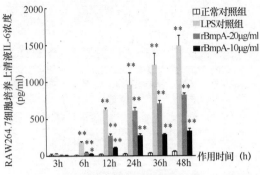

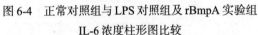

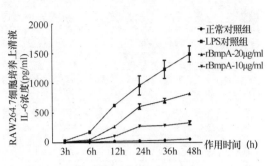

图 6-4　正常对照组与 LPS 对照组及 rBmpA 实验组　　　图 6-5　正常对照组与 LPS 对照组及 rBmpA 实验组
　　　　IL-6 浓度柱形图比较　　　　　　　　　　　　　　　　IL-6 浓度线形图比较

3. rBmpA 诱导小鼠巨噬细胞株 RAW264.7 细胞活化分泌释放炎性细胞因子 TNF-α 的检测结果　　分别在作用 12 h、24 h 及 48 h 后收集各组细胞培养上清液进行炎性细胞因子 TNF-α ELISA 检测。实验结果显示：LPS 对照组及不同浓度（20 μg/ml 和 10 μg/ml）rBmpA 实验组在作用不同时间点，炎性细胞因子 TNF-α 的含量（pg/ml）与正常对照组比较明显增高，且差异有统计学意义（$P<0.01$）。结果表明：1μg/ml LPS、20 μg/ml 及 10 μg/ml rBmpA 均可显著诱导小鼠巨噬细胞株 RAW264.7 细胞活化分泌释放炎性细胞因子 TNF-α（表 6-6、图 6-6）。

与正常对照组相比，随着 rBmpA 浓度的增加，RAW264.7 细胞炎性细胞因子 TNF-α 的表达水平呈浓度依赖性上调；与 12 h 组相比，随着 rBmpA 作用时间的延长，RAW264.7 细胞炎性细胞因子 TNF-α 的表达水平呈时间依赖性上调（表 6-6、图 6-6、图 6-7）。

4. rBmpA 诱导小鼠巨噬细胞株 RAW264.7 细胞活化分泌释放炎性细胞因子 IL-1β、IL-8、IL-12 的检测结果　　在作用 3 h、6 h、12 h、24 h、36 h 及 48 h 后收集细胞培养上清液进行炎性细胞因子 IL-1β ELISA 检测；在作用 12 h、24 h、48 h 后收集细胞培养上清液进行炎性细胞因子 IL-8 及 IL-12 ELISA 检测。实验结果显示：各组各细胞因子均未检测出。结果表明：rBmpA 对炎性细胞因子 IL-1β、IL-8 和 IL-12 的刺激作用不明显。

表 6-6　RAW264.7 细胞培养上清液 TNF-α 浓度检测结果（均数±标准差）　　单位：pg/ml

时间（h）	正常对照组	LPS 对照组	rBmpA 实验组	
			20 μg/ml	10 μg/ml
12	355.05±10.93	3845.89±134.45**	2430.89±131.08**	1293.38±46.19**
24	629.40±65.24	5095.78±208.09**	3976.36±417.91**	2997.11±438.32**
48	1578.38±124.32	6731.54±44.08**	4961.97±198.89**	4848.90±353.75**

注：**与正常对照组相比 $P<0.01$，差异有统计学意义

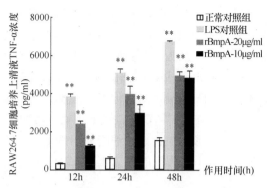

图 6-6　正常对照组与 LPS 对照组及 rBmpA 实验组 TNF-α 浓度柱形图比较

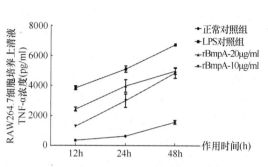

图 6-7　正常对照组与 LPS 对照组及 rBmpA 实验组 TNF-α 浓度线形图比较

四、讨　论

莱姆病临床表现复杂多样，患者可出现皮肤、心脏、神经和关节等多系统、多脏器损害，一般分为早、中、晚三期。早期的典型症状为皮肤出现 ECM；中、晚期以莱姆关节炎、ACA、神经系统损害和心脏损害为主要症状，其中莱姆关节炎的危害性最大，发生率也最高，约 60% 的感染者有关节炎症状，出现间歇性大关节的肿胀和疼痛，尤其是膝关节[12, 13]。病变关节病理表现为滑膜增生肥厚，血管扩张、单核细胞浸润等。莱姆关节炎的发作，轻则影响患者生活，严重的甚至使患者丧失劳动力，可见其危害之大。因此，加强对莱姆关节炎的研究，探索其发病机制，对莱姆病尤其是莱姆关节炎的预防和治疗具有重要意义。研究表明，伯氏疏螺旋体 BmpA 和 BmpB 基因与莱姆关节炎的发生有直接关系，尤其是 BmpA 基因及其产物 BmpA 在莱姆关节炎的发病机制中起到关键作用[13]。

单核-吞噬细胞系统既参与固有免疫应答，也参与适应性免疫应答，作用有以下几方面：首先，非特异性吞噬杀伤作用，能够吞噬和杀灭病原体，清除损伤和衰老细胞，在机体固有免疫中发挥重要作用；其次，抗原提呈作用，巨噬细胞摄取处理抗原，并提呈给 T 细胞，使 T 细胞活化，介导适应性免疫应答；再次，免疫调节作用，巨噬细胞吞噬抗原后，可合成分泌多种细胞因子，包括 IL-1、IL-6、IL-8、IL-12 和 TNF-α 等，可介导炎症反应[13]。第二节研究结果证实，小鼠巨噬细胞株 RAW264.7 细胞生长速度快、易培养且稳定性强，可作为巨噬细胞研究的良好载体，且确定 96 孔细胞培养板培养小鼠巨噬细胞株 RAW264.7 细胞时加入的适宜细胞浓度为 $8×10^4 \sim 1×10^5$/ml，体积为 100 μl/孔。

本部分实验用不同浓度（20 μg/ml 和 10 μg/ml）rBmpA 作用于小鼠巨噬细胞株 RAW264.7 细胞，通过检测其炎性细胞因子的表达来判定 rBmpA 对小鼠巨噬细胞株 RAW264.7 细胞体外作用。LPS 是巨噬细胞的活化剂，可以诱导巨噬细胞活化分泌炎性细胞因子，在分子、细胞和机体水平上有多种活性。LPS 作为本实验的阳性对照，作用于 RAW264.7 细胞，作为本实验质控标准，作用浓度为 1μg/ml。结果显示：LPS 对照组、20 μg/ml 及 10 μg/ml rBmpA 实验组除 3 h 外，其余不同时间里，分别与正常对照组比较，各组炎性细胞因子 IL-6 含量（pg/ml）均明显增高，且差异有统计学意义；LPS 对照组、20 μg/ml 及 10 μg/ml rBmpA 实验组在不同时间里，分别与正常对照组比较，各组炎性细胞因子

TNF-α 含量（pg/ml）均明显增高，且差异有统计学意义（$P<0.01$）；与正常对照组相比，随着 rBmpA 浓度的增加，RAW264.7 细胞炎性细胞因子 IL-6 及 TNF-α 的分泌呈浓度依赖性上调；与 3 h 组相比，随着 rBmpA 作用时间的延长，RAW264.7 细胞炎性细胞因子 IL-6 的表达水平呈时间依赖性上调；与 12 h 组相比，随着 rBmpA 作用时间的延长，RAW264.7 细胞炎性细胞因子 TNF-α 的表达水平呈时间依赖性上调。rBmpA 对其他炎性细胞因子（包括 IL-1β、IL-8 和 IL-12）的刺激作用不明显。细胞形态方面，倒置显微镜下观察各组的细胞形态，可见正常对照组细胞形态正常，以类圆形和梭形为主，部分细胞伸出伪足；LPS 对照组、20 μg/ml 及 10 μg/ml rBmpA 实验组的细胞呈现不同程度的活化状态，表现为细胞体积变大，伪足变多变长，细胞内可见大量颗粒状物质。

五、结　　论

综上所述，本部分实验研究了 rBmpA 对小鼠巨噬细胞株 RAW264.7 细胞的体外作用，结果显示 rBmpA 能显著诱导小鼠巨噬细胞株 RAW264.7 细胞活化分泌释放炎性细胞因子 IL-6 及 TNF-α，且 rBmpA 呈浓度及时间依赖性地上调小鼠巨噬细胞株 RAW264.7 细胞炎性细胞因子 IL-6 及 TNF-α 的表达水平，从而说明 rBmpA 可能与莱姆关节炎的发生密切相关。

第四节　ISOF 对 rBmpA 致莱姆关节炎的抑制作用研究

ISOF 是云南产毛喉鞘蕊花植物分离提取的主要活性成分，研究表明，ISOF 能够抑制 LPS 诱导细胞分泌释放系列炎症因子，发挥抗炎作用。第三节实验结果表明 rBmpA 能够明显诱导小鼠巨噬细胞株 RAW264.7 细胞分泌释放炎性细胞因子 IL-6、TNF-α。本课题组进而提出假说，ISOF 能够抑制 rBmpA 诱导小鼠巨噬细胞株 RAW264.7 细胞活化分泌释放系列炎性细胞因子。

本部分实验通过 ISOF 对 rBmpA 致莱姆关节炎的抑制作用研究，探索 ISOF 对莱姆关节炎的抗炎治疗作用。

一、材　　料

1. 主要仪器（表 6-7）

表 6-7　主要仪器

仪器	厂商
Haier 立式冷藏柜（SC-316）	青岛海尔特种电冰柜有限公司
Haier 卧式低温冷柜（DW 40W100）	青岛海尔医用低温科技有限公司
Thermo 超低温冰箱（907）	Thermo Fisher Scientific
Heal Force 二氧化碳培养箱（HF90）	上海立申科学仪器有限公司
双人单面净化工作台（SW-CJ-2FD）	苏州净化设备有限公司
Heal Force Water Purification System（NW10VF）	Shanghai Canrex Analytic Instrument Co., Ltd
Mshot 倒置显微镜（MI12）	广州明美科技有限公司
低速离心机（LC-4012）	科大创新股份有限公司中佳分公司

续表

仪器	厂商
SIGMA 小型台式高速离心机（1-14）	德国 SIGMA 公司
FASTPETTE 电动移液控制器（V-2）	美国 Labnet 公司
DELL 一体电脑（inspiron ONE 2020）	戴尔（中国）有限公司
工业用二氧化碳	昆明天贝特种气体有限公司
生化培养箱（SHP-250）	上海森信实验仪器有限公司
Cryo 1℃ Freezing Container（5100-0001）	美国 NALGENE 公司
Reagent Reservoirs/Tip-Tub	德国 Original eppendorf 公司
mLine 单道手动可调移液器	百得实验室仪器（苏州）有限公司
Microplate Reader（iMark）	美国 Bio-Rad 公司
DRAGONMED TopPette8-Channel Pipettor	大龙医疗设备有限公司
电热恒温水温箱（HH-W21-Cu600）	上海医疗器械七厂
电子天平（AL204）	梅特勒-托利多仪器（上海）有限公司
血球计数板	上海市求精生化试剂仪器有限公司
Countstar 自动细胞计数仪（IC1000）	上海睿钰生物科技有限公司
显微镜	Leica Microscope 公司
立式压力蒸汽灭菌锅	上海博迅医疗生物仪器股份有限公司
旋涡混合器（QL-901）	海门市其林贝尔仪器制造有限公司
雪花制冰机（FM50）	北京长流科学仪器公司
5 ml costar. STRIPETTE（4487）	Corning Incorporated
10 ml costar. STRIPETTE（4488）	Corning Incorporated
25 ml costar. STRIPETTE（4489）	Corning Incorporated
50 ml Serological Pipette（KG1461）	KIRGEN Solutions For Science
15 ml Polypropylene Conical Centrifuge Tube（KG2621）	KIRGEN Solutions For Science
50 ml Polypropylene Conical Centrifuge Tube（KG2821）	KIRGEN Solutions For Science
Tisssue Culture Plate 96 well（TCP-011-096）	Guangzhou Jet Bio-Filtration Products Co.，Ltd
1.5 ml Microcentrifuge Tubes（KG2211）	KIRGEN Solutions For Science
100 ~ 1000 μl Tips（KG1313）	KIRGEN Solutions For Science
1 ~ 200 μl Tips（KG1212）	KIRGEN Solutions For Science
Filter Unit（0.22μm）	Merck Millipore Ltd
CORNING 75 cm² Cell Culture Flask，Canted Neck（430641）	Corning Incorporated
CORNING 25 cm² Cell Culture Flask，Canted Neck（430639）	Corning Incorporated
50 ml 一次性使用无菌配药用注射器	江西庐乐医疗器械集团有限公司
一次性使用口罩	江西诚康医疗器械集团有限公司
一次性使用医用帽子	扬州洋生医药科技有限公司
无粉乳胶手套	海门市扬子医疗器械有限公司
清风擦手纸	金红叶纸业集团有限公司

2. 主要试剂（表 6-8）

表 6-8 主要试剂

试剂	厂商/来源
异佛司可林（ISOF）	昆明医科大学杨为民博士惠赠
小鼠单核巨噬细胞株 RAW264.7	中国科学院昆明动物研究所惠赠
伯氏疏螺旋体重组膜蛋白 A	由本实验室纯化获得
DMEM（高糖）培养基（SH30243.01B）	赛默飞世尔生物化学制品（北京）有限公司
1×磷酸盐缓冲液（PBS）（SH30256.01B）	赛默飞世尔生物化学制品（北京）有限公司
脂多糖（LPS）（L-2880）	Sigma-Aldrich, Inc.
TRNzol-A$^+$总 RNA 提取试剂（DP421）	天根生化科技（北京）有限公司
二甲基亚砜	西陇化工股份有限公司
75%乙醇消毒液	昆明南天化工药业有限公司
青霉素（10 000U/ml）/链霉素（10mg/ml）溶液（BS732）	生工生物工程（上海）股份有限公司
优级胎牛血清（BB008）	生工生物工程（上海）股份有限公司
锥虫蓝（TT1140）	生工生物工程（上海）股份有限公司
TRYPSIN 0.25%（1×）Solution（SH30042.01）	Hyclone Laboratories, Inc.
异丙醇	天津市风船化学试剂科技有限公司
Mouse IL-6 precoated ELISA kit（DKW12-2060-096）	深圳市达科为生物技术有限公司
Mouse TNF-α precoated ELISA kit（DKW12-2720-096）	深圳市达科为生物技术有限公司

3. 主要溶液试剂配制

（1）FBS：①将新购入 FBS 置于 4℃解冻，每 11～12 ml 分装；②56℃水浴 30 min 灭活补体，目的是消除血清中补体活性；③置于–20℃保存；④使用前由–20℃取出，置于 4℃解冻；⑤经 0.22μm 滤器滤过除菌，置于 4℃保存、备用。

（2）10%FBS-DMEM（高糖）培养基：①DMEM（高糖）培养基：经 0.22μm 滤器滤过除菌 90 ml；②FBS：经 0.22μm 滤器滤过除菌 10 ml；③青霉素/链霉素溶液：1 ml；④全程无菌操作，充分混匀，置于 4℃保存、备用。

（3）1μg/ml LPS：①电子天平称取 10mg LPS；②加入 5 ml 1×PBS，充分混匀，此即 2mg/ml LPS；③2 mg/ml LPS 储存液每 50 μl 分装，置于–20℃保存，备用；④取出–20℃保存的 LPS 储存液一份（2mg/ml 50 μl），置 4℃解冻；⑤10 000 r/min 离心 1 min；⑥加入 950 μl 10%FBS-DMEM（高糖）培养基，充分混匀，此即 100 μg/ml LPS；⑦取 100 μl 100 μg/ml LPS 加入 900 μl 10%FBS-DMEM（高糖）培养基，充分混匀，此即 10 μg/ml LPS；⑧取 1 ml 10 μg/ml LPS 加入 9 ml 10%FBS-DMEM（高糖）培养基，充分混匀，此即 1μg/ml LPS；⑨0.22μm 滤器滤过除菌，现用现配。

（4）40 μg/ml 及 20 μg/ml rBmpA：①取出–20℃保存的本实验室纯化好已知浓度的 rBmpA 蛋白储存液一份，置于 4℃解冻；②用 10%FBS-DMEM（高糖）培养基将其稀释，浓度分别为 20 μg/ml 及 10 μg/ml；③0.22μm 滤器滤过除菌，现用现配。

（5）200 μmol/L ISOF：①ISOF 分子式为 $C_{22}H_{34}O_7$，分子量为 410；②电子天平称取 ISOF 20.5mg，加入 0.22μm 滤器滤过除菌的 DMSO 0.5 ml 溶解药物，充分混匀，此即 $1×10^5$μmol/L ISOF；③$1×10^5$μmol/L ISOF 储存液每 20 μl 分装，置于–20℃保存，备用；④取出–20℃保存的 ISOF 储存液一份（20 μl），置于室温解冻；⑤10 000 r/min 离心 1 min；⑥加入 980 μl 10%FBS-DMEM（高糖）培养基，混匀，此即 2000 μmol/L ISOF；⑦取 1 ml 2000 μmol/L ISOF 加入 9 ml 10%FBS-DMEM（高糖）培养基，混匀，此即 200 μmol/L ISOF；⑧0.22μm 滤器滤过除菌，现用现配。

（6）0.1% DMSO：①取 100 μl DMSO 加入 900 μl 10% FBS-DMEM（高糖）培养基，混匀，此即 10% DMSO；②取 100 μl 10% DMSO 加入 900 μl 10% FBS-DMEM（高糖）培养基，混匀，此即 1% DMSO；③取 100 μl 1% DMSO 加入 900 μl 10% FBS-DMEM（高糖）培养基，混匀，此即 0.1% DMSO；④0.22μm 滤器滤过除菌，现用现配。

（7）0.2%锥虫蓝染液：①用电子天平称取锥虫蓝 0.2g；②加入 100 ml 1×PBS，搅拌充分溶解；③经 0.22μm 滤器滤过除菌，置于室温保存、备用。

二、实 验 方 法

1. 小鼠巨噬细胞株 RAW264.7 细胞培养 小鼠巨噬细胞株 RAW264.7 细胞复苏后传代 1～2 次即可用 96 孔细胞培养板培养进行刺激实验。待细胞融合至 80%～90%时取出，弃去培养基，用 1×PBS 洗去残留血清，加入 0.25%胰酶 3～5 ml 37℃消化数分钟至显微镜观察细胞大部分变圆，加入 10 ml 10%FBS-DMEM（高糖）培养基终止消化，轻拍细胞培养瓶至细胞呈悬浮状态，250×g 离心 5～10 min，弃上清液；10%FBS-DMEM（高糖）培养基洗涤细胞，250×g 离心 5～10 min，弃上清液；加入一定体积 10%FBS-DMEM（高糖）培养基悬浮细胞，彻底混匀。取 50 μl 细胞悬液按 1∶1 加入 50 μl 0.2%锥虫蓝染液对细胞进行染色，混匀，取 20 μl 染色后细胞悬液，置于细胞计数板的加样池中，用 Countstar 自动细胞计数仪检测细胞浓度（个/ml）。根据细胞浓度检测结果，用 10%FBS-DMEM（高糖）培养基调整细胞浓度至 $8×10^4$～$1×10^5$/ml，100 μl/孔加入 96 孔细胞培养板中，37℃、5%CO$_2$ 培养 6～12 h 待其充分贴壁。

2. ISOF 对 rBmpA 诱导小鼠巨噬细胞株 RAW264.7 细胞活化分泌释放炎性细胞因子的抑制作用研究 待细胞完全贴壁后，弃上清液；实验分为 7 组：正常对照组、LPS 对照组、20 μg/ml rBmpA 实验组、20 μg/ml rBmpA+100 μmol/L ISOF 实验组（根据刺激物加入先后次序又分为 3 组：同时加 rBmpA 及 ISOF 组；先加 rBmpA，2 h 后加 ISOF 组；先加 ISOF，2 h 后加 rBmpA 组）、DMSO 溶剂对照组，每组设 3 个复孔。

（1）正常对照组：每孔加入 100 μl 10%FBS-DMEM（高糖）培养基。

（2）LPS 对照组：每孔加入 100 μl 1μg/ml LPS。

（3）20 μg/ml rBmpA 实验组：每孔分别加入 100 μl 20 μg/ml rBmpA。

（4）20 μg/ml rBmpA+100 μmol/L ISOF 实验组。

1）同时加 rBmpA 及 ISOF 组：每孔加入 50 μl 40 μg/ml rBmpA 及 50 μl 200 μmol/L ISOF，混匀。

2）先加 rBmpA，2 h 后加 ISOF 组：每孔先加入 50 μl 40 μg/ml rBmpA，置于 37℃、

5%CO_2 培养 2 h 后再每孔加入 50 μl 200 μmol/L ISOF，混匀。

3）先加 ISOF，2 h 后加 rBmpA 组：每孔先加入 50 μl 200 μmol/L ISOF，置于 37℃、5%CO_2 培养 2 h 后再每孔加入 50 μl 40 μg/ml rBmpA，混匀。

（5）DMSO 溶剂对照组：每孔加入 100 μl 0.1%DMSO。

各组细胞分别在作用 24 h 及 48 h 后收集细胞培养上清液进行炎性细胞因子 IL-6 及 TNF-α ELISA 检测，操作步骤严格按照试剂盒说明书进行，每个样本均设复孔，用酶标仪读取 450nm 波长处的吸光度值（OD_{450}），根据标准品已知浓度及相应 OD_{450} 用 Curve Expert 1.3 软件制作标准曲线并计算样本中各细胞因子的浓度。

3. 统计学处理　采用 SPSS17.0 统计软件进行统计分析，各组数据均采用均数±标准差表示，两组间差异比较采用两独立样本 t 检验。$P < 0.05$ 表示差异显著；$P < 0.01$ 表示差异极显著；$P > 0.05$ 表示无统计学差异。

三、实 验 结 果

1. ISOF 对 rBmpA 诱导小鼠巨噬细胞株 RAW264.7 细胞活化分泌释放炎性细胞因子 IL-6 的抑制作用结果　分别在作用 24 h 及 48 h 后收集细胞培养上清液进行炎性细胞因子 IL-6 ELISA 检测，实验结果显示：48 h DMSO（0.1%）溶剂对照组与正常对照组比较，差异无统计学意义；不同时间点，其余各组与正常对照组比较，IL-6 的含量（pg/ml）增高，且差异均有统计学意义。不同时间点 20 μg/ml rBmpA+100 μmol/L ISOF 实验组与 20 μg/ml rBmpA 单独处理组比较，除 24 h 先加 rBmpA，后加 ISOF 组外，其余不同时间点各组 IL-6 含量（pg/ml）均明显降低，且差异均有统计学意义。结果表明：ISOF 能够抑制 rBmpA 诱导小鼠巨噬细胞株 RAW264.7 细胞活化分泌释放炎性细胞因子 IL-6，且 ISOF 溶剂（0.1%DMSO）对小鼠巨噬细胞株 RAW264.7 细胞炎性细胞因子 IL-6 的表达无影响（表 6-9、图 6-8）。

表 6-9　RAW264.7 细胞培养上清液 IL-6 浓度检测结果（均数±标准差）　单位：pg/ml

组别	IL-6	
	24 h	48 h
正常对照组	63.47±5.38	65.63±8.30
LPS（1μg/ml）对照组	2379.93±398.93[*]	3052.14±405.29[**]
rBmpA（20 μg/ml）实验组	448.57±44.96[**]	658.54±54.36[**]
DMSO（0.1%）溶剂对照组	80.32±4.96[*]	61.80±5.00[***]
同时加 rBmpA 及 ISOF	198.46±27.24[*/△△]	212.14±54.20[*/△△]
先加 rBmpA，后加 ISOF	430.33±13.96[**/△△△]	475.41±38.45[**/△△]
先加 ISOF，后加 rBmpA	293.19±37.31[**/△]	297.93±37.78[**/△]

注：[*]与空白对照组相比 $P < 0.05$，差异有统计学意义；[**]与空白对照组相比 $P < 0.01$，差异有统计学意义；[***]与空白对照组相比 $P > 0.05$，差异无统计学意义；△与 rBmpA（20 μg/ml）相比 $P < 0.05$，差异有统计学意义；△△与 rBmpA（20 μg/ml）相比 $P < 0.01$，差异有统计学意义；△△△与 rBmpA（20 μg/ml）相比 $P > 0.05$，差异无统计学意义

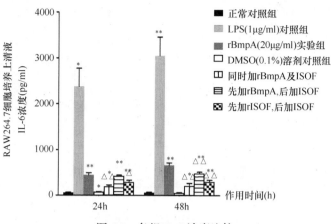

图 6-8 各组 IL-6 浓度比较

2. ISOF 对 rBmpA 诱导小鼠巨噬细胞株 RAW264.7 细胞活化分泌释放炎性细胞因子 TNF-α 的抑制作用结果 分别在作用 24 h 及 48 h 后收集细胞培养上清液进行炎性细胞因子 TNF-α ELISA 检测。实验结果显示：24 h 及 48 h DMSO（0.1%）溶剂对照组与正常对照组比较，差异无统计学意义（$P > 0.05$）；不同时间点，其余各组与正常对照组比较，TNF-α 的含量（pg/ml）增高，差异均有统计学意义（$P < 0.01$）；不同时间点 20 μg/ml rBmpA+100 μmol/L ISOF 实验组与 20 μg/ml rBmpA 单独处理组比较，TNF-α 的含量（pg/ml）均明显降低，且差异有统计学意义（$P < 0.01$）。结果表明：ISOF 能够抑制 rBmpA 诱导小鼠巨噬细胞株 RAW264.7 细胞活化分泌释放炎性细胞因子 TNF-α，且 ISOF 溶剂（0.1%DMSO）对小鼠巨噬细胞株 RAW264.7 细胞炎性细胞因子 TNF-α 的表达无影响（表 6-10、图 6-9）。

表 6-10 RAW264.7 细胞培养上清液 TNF-α 浓度检测结果（均数±标准差） 单位：pg/ml

组别	IL-6	
	24 h	48 h
正常对照组	108.60±3.65	156.21±5.97
LPS（1μg/ml）对照组	12918.48±154.95[**]	15127.84±235.53[**]
rBmpA（20 μg/ml）实验组	5376.12±294.72[**]	11827.46±662.20[**]
DMSO（0.1%）溶剂对照组	111.05±1.60[***]	168.27±10.66[***]
同时加 rBmpA 及 ISOF	2161.68±263.60[**/△△]	4457.87±315.11[**/△△]
先加 rBmpA，后加 ISOF	3665.44±122.70[**/△△]	8227.97±1054.31[**/△△]
先加 ISOF，后加 rBmpA	2262.35±177.31[**/△△]	5846.12±535.53[**/△△]

注：** 与空白对照组相比 $P < 0.01$，差异有统计学意义；*** 与空白对照组相比 $P > 0.05$，差异无统计学意义；△△ 与 rBmpA（20 μg/ml）相比 $P < 0.01$，差异有统计学意义

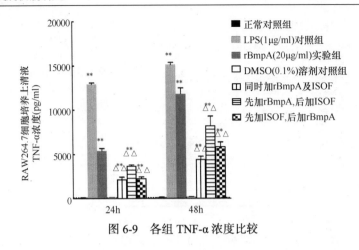

图 6-9　各组 TNF-α 浓度比较

四、讨　论

　　毛喉鞘蕊花属唇形科鞘蕊花属（*Coleus Lour.*）植物，主要分布在印度及尼泊尔，我国主要分布在云南[11, 12]。印度产和我国云南产毛喉鞘蕊花鉴定为同一植物，但所含成分和含量有差异，印度产毛喉鞘蕊花主要含 FSK，而我国云南产毛喉鞘蕊花主要含 ISOF，两者具有类似的生物活性[10, 11, 13]。古印度称毛喉鞘蕊花为"万灵草"，民间用于治疗呼吸系统疾病、平喘、抗炎等。深入研究云南特有植物毛喉鞘蕊花活性成分 ISOF 抗炎作用，将有利于发展我国自主知识产权的、原创性的治疗莱姆关节炎药物，有利于云南特有药用植物资源的保护和可持续利用。

　　本实验利用莱姆关节炎的主要诱导剂 rBmpA，诱导小鼠巨噬细胞分泌释放炎性细胞因子，进而测定 ISOF 对这一反应的抑制作用，以探索 ISOF 对莱姆关节炎的抗炎作用。结果显示：20 μg/ml rBmpA+100 μmol/L ISOF 实验组分别与不同时间点 20 μg/ml rBmpA 实验组比较，炎性细胞因子 IL-6 及 TNF-α 含量（pg/ml）明显降低，差异有统计学意义；LPS 对照组、20 μg/ml rBmpA 实验组、20 μg/ml rBmpA+100 μmol/L ISOF 实验组与正常对照组相比，炎性细胞因子 IL-6 及 TNF-α 含量（pg/ml）呈现不同程度增高，差异有统计学意义；DMSO（0.1%）溶剂对照组与正常对照组比较，炎性细胞因子 IL-6 及 TNF-α 含量（pg/ml）差异无统计学意义；结果表明：ISOF 能够抑制 rBmpA 诱导小鼠巨噬细胞株 RAW264.7 细胞活化分泌释放炎性细胞因子 IL-6 及 TNF-α，且 ISOF 溶剂（0.1%DMSO）对实验无影响。

五、结　论

　　综上所述，本部分实验研究了 ISOF 对 rBmpA 致莱姆关节炎的抑制作用，结果显示 ISOF 能够显著抑制 rBmpA 诱导小鼠巨噬细胞株 RAW264.7 细胞活化分泌释放炎性细胞因子 IL-6 及 TNF-α，从而说明 ISOF 可能对莱姆关节炎有抗炎治疗作用。

参 考 文 献

[1] Aguero-Rosenfeld ME, Wang G, Schwartz I, et al. Diagnosis of Lyme Borreliosis. Clinical Microbiology Reviews, 2005, 18（3）: 484-509

[2] 宝福凯，柳爱华，马海滨，等. 莱姆关节炎发病机理研究进展. 中国病原生物学杂志, 2009, 4（5）: 380-386

[3] 宝福凯，柳爱华. 伯氏疏螺旋体与莱姆病研究进展. 热带医学杂志, 2007, 7（11）: 1125-1127

[4] Van Solingen RW，Evans J. Lyme disease. Curr Opin Rheumatol，2000，13（4）：293-299

[5] Yang X，Izadi H，Coleman AS，et al. *Borrelia burgdorferi* lipoprotein BmpA activates pro-inflammatory responses in human synovial cells through a protein moiety. Microbes and Infection，2008，10（12）：1300-1308

[6] Bao FK，Fikerig E. The Joint-specific Expression Profile of *Borrelia burgdorferi* in the Murine Hosts. Bulletin of Science and Technology，2008，24（6）：832-838，846

[7] Simpson WJ，Schrumpf ME，Schwan T. Reactivity of human Lyme borreliosis sera with a 39-kilodalton antigen specific to *Borrelia burgdorferi*. J Clin Microbiol，1990，28（6）：1329-1337

[8] Simpson WJ，Cieplak W，Schrumpf ME，et al. Nucleotide sequence and analysis of the gene in *Borrelia burgdorferi* encoding the immunogenic P39 antigen. FEMS Microbiol Lett，1994，119（3）：381-387

[9] 金岐端，谢显厚，木全章. 毛喉鞘蕊花的化学成分研究. 天然产物研究与开发，1990，2（3）：6-9

[10] 沈云亨，姚春所，董旭俊，等. 毛喉鞘蕊花化学及生理活性研究进展. 天然产物研究与开发，2005，17（3）：358-361

[11] 王宗玉，吴大刚. 我国毛喉鞘蕊花的发掘与研究进展. 天然产物研究与开发，1995，7（2）：73-75

[12] 中国科学院中国植物志编辑委员会. 中国植物志（第66卷）. 北京：科学出版社，1977：538

[13] 张伟，许云龙，金岐端. HPLC 法同时测定鞘蕊苏中三种劳丹烷型二萜类成分. 云南中医学院学报，2010，33（2）：4-7

第七章　伯氏疏螺旋体重组膜蛋白 rBmpA 对人单核巨噬细胞株 THP-1 细胞体外作用研究

第一节　概　　述

我们在前期研究中已经克隆了 *BmpA* 基因，构建 BmpA 蛋白的原核表达体系，优化表达条件，纯化 rBmpA，获得 rBmpA 蛋白[1]。动物实验方面，将 rBmpA 蛋白注入 C3 h/HeJ 小鼠关节腔，成功获得小鼠莱姆关节炎模型（小鼠关节肿大），这说明 BmpA 蛋白是伯氏疏螺旋体的主要致小鼠关节炎毒力因子。在细胞水平方面，使用不同浓度的 rBmpA 蛋白刺激小鼠淋巴细胞和巨噬细胞，得到 rBmpA 蛋白可以使小鼠淋巴细胞和巨噬细胞增殖，促使小鼠淋巴细胞释放炎性细胞因子 IL-6，说明 rBmpA 蛋白可以刺激活化小鼠的淋巴细胞，促使其释放炎性细胞因子，和小鼠莱姆关节炎的发生直接相关。

巨噬细胞是一种吞噬细胞，位于组织内，源自于骨髓中的前体细胞，在体内参与固有免疫和细胞免疫，当机体发生炎症反应时，巨噬细胞释放炎性细胞因子，包括 IL-1β、TNF-α、IL-6、IL-8 等，引起中性粒细胞渗出和浸润，启动炎症过程。对多种慢性关节炎发病机制的研究提示，慢性关节炎的发生与致炎免疫细胞（包括单核/巨噬细胞、淋巴细胞）的活化及其相关炎性细胞因子的产生有密切关系。莱姆关节炎发生既有固有免疫反应参与，也有适应性免疫反应参与[2]。所以我们考虑在莱姆关节炎发生的过程中，巨噬细胞的参与占很重要地位。在本实验室前期试验中，我们使用小鼠原代巨噬细胞培养，培养后加 rBmpA 蛋白刺激，收取细胞上清液进行相关炎性细胞因子检测，却得到完全阴性的结果，考虑小鼠原代细胞个体差异太大，所以考虑用巨噬细胞细胞株来代替原代细胞。人单核巨噬细胞株 THP-1 细胞具有生长迅速、培养方便、细胞性质稳定等特点，适合用于本实验的研究。本实验通过 rBmpA 对人巨噬细胞细胞株体外作用研究，探讨 rBmpA 与人莱姆关节炎发病关系[3]。

第二节　rBmpA 蛋白对人单核巨噬细胞株 THP-1 细胞体外作用研究

一、材　　料

1. 主要仪器（表 7-1）

表 7-1　主要仪器

仪器	厂商
7200 型可见分光光度计	尤尼柯（上海）仪器有限公司
电子天平 AL204	梅特勒-托利多仪器（上海）有限公司

续表

仪器	厂商
电子天平 DT1000	湖南湘仪离心机仪器有限公司
低速离心机	湖南湘仪离心机仪器有限公司
高压消毒锅	上海博迅医疗生物仪器股份有限公司
超低温冰箱	中科美菱低温科技有限责任公司
4℃冰箱	海尔集团有限公司
超净工作台	美国 Thermo 公司
微量移液器	法国 Gilson 公司
酶标仪	美国 Bio-Rad 公司
CO_2 培养箱（HF90）	上海力申科学仪器有限公司
倒置显微镜	德国莱卡
纯水机	Millipore 公司
0.22μm 滤器	Millipore 公司
注射器	上海安亭微量进样器厂
常规手术器械	——
一次性吸量管	美国 Thermo 公司
50 ml/10 ml 离心管	corning，New York
96 孔培养板	corning，New York

2. 主要试剂（表 7-2）

表 7-2　主要试剂

试剂	厂商/来源
细胞株：人单核巨噬细胞株 THP-1 细胞	购自中国科学院昆明动物研究所
重组 BmpA（rBmpA）	由本实验室纯化获得
RPMI1640 培养基（BC028-500 ml）	生工生物工程（上海）股份有限公司
青霉素/链霉素溶液（BS732-10 ml）	生工生物工程（上海）股份有限公司
胎牛血清（SV30087.02-500 ml）	赛默飞世尔生物化学制品有限公司
锥虫蓝（TT1140-10g）	生工生物工程（上海）股份有限公司
吉姆萨工作液（G1010-100 ml）	Solarbio
佛波酯（PMA，P1585-1mg）	Sigma 公司
脂多糖（LPS，L-2880-10mg）	Sigma 公司
二甲基亚砜（DMSO）	国产，分析纯
Trizol（总 RNA 提取试剂-100 ml）	天根生化科技有限公司
Bio 蛋白浓度测定试剂盒	北京全式金生物技术有限公司
Human IL-1β ELISA 试剂盒	深圳达科为生物技术股份有限公司（DKW12-1012）
Human IL-6 ELISA 试剂盒	深圳达科为生物技术股份有限公司（DKW12-1060）
Human IL-8 ELISA 试剂盒	深圳达科为生物技术股份有限公司（DKW12-1080）
Human IL-12p70 ELISA 试剂盒	深圳达科为生物技术股份有限公司（DKW12-1120）
Human TNF-α ELISA 试剂盒	深圳达科为生物技术股份有限公司（DKW12-1720）
Human MIF ELISA 试剂盒	RayBio 公司（ELH-MIF-001）

3. 主要溶液试剂配制

（1）10%胎牛血清 RPMI 1640 培养基：①RPMI 1640 培养液 90 ml；②胎牛血清 10 ml；③抗生素溶液（含青霉素/链霉素）1 ml；④配制时需在无菌条件下进行，4℃保存。

（2）无血清 RPMI1640 培养基：①RPMI 1640 培养液 99 ml；②青霉素/链霉素溶液 1 ml；③配制时需在无菌条件下进行，4℃保存。

（3）胎牛血清：①根据培养基配制所需的量将胎牛血清分装，冷冻保存（−20℃）；②用 0.22μm 的滤器过滤除菌后加入培养基中。

（4）锥虫蓝染液：①称取 0.2g 锥虫蓝；②加入 100 ml 细胞培养用 PBS 后搅拌溶解；③用 0.22μm 的滤器过滤除菌，于室温保存。

（5）LPS 的配制：①称取 10mg LPS；②加入 5 ml 细胞培养用 PBS 中，此时浓度为 2mg/ml；③小份（50μl/份）分装，于−20℃保存。

（6）PMA 的配制：①称取 1mg PMA；②加入 10 ml DMSO，此时浓度为 0.1mg/ml；③0.22μm 滤器过滤除菌；④小份（100μl/份）分装，于−20℃保存。

二、实 验 方 法

1. rBmpA 蛋白液制备　将纯化好的 rBmpA 用 Bio 蛋白浓度测定试剂盒测定浓度，分装备用。

2. THP-1 细胞的培和传代　从液氮中取出冻存的 THP-1 细胞 37℃水浴溶解。离心后弃上清液，加入 10%胎牛血清 RPMI1640 培养基约 10 ml，吹打混匀细胞后 1000 r/min 离心 5 min，弃上清液，再加入 10%胎牛血清 RPMI1640 培养基约 10 ml，再离心，重复离心洗 3 次后，弃上清液。加入 15 ml 10%胎牛血清 RPMI1640 培养基，移入 75 cm² 细胞培养瓶。37℃、5% CO₂ 培养箱中培养。

3～4 天后，观察培养基颜色稍有变黄，镜下观察培养瓶中细胞呈圆形或椭圆形，成团悬浮生长（图 7-1）。收集细胞悬液，1000 r/min 离心 5 min，弃上清液，加入 10%胎牛血清 RPMI1640 培养基约 30 ml，吹打混匀后平均分装入两个 75 cm² 细胞培养瓶，每瓶 15 ml，此步骤为细胞传代扩增一次。

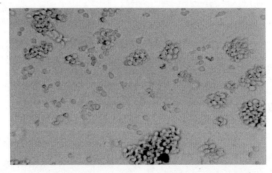

图 7-1　THP-1 细胞生长状态（×200）

3. THP-1 细胞的诱导　按照实验计划，THP-1 细胞在 96 孔板中需要加 LPS 和 rBmpA 刺激最长时间点为 72 h。那么，在这 72 h 内不能更换细胞培养液。为了保证在 72 h 内，细胞生长和分泌活动能够充分进行，需要有一个合适的细胞浓度，使 96 孔板中每孔 100μl 的细胞培养基能够满足这些细胞 72 h 内营养所需，不至于死亡。在预实验中，我们设计了

4 个细胞浓度：$1 \times 10^5/ml$、$5 \times 10^5/ml$、$1 \times 10^6/ml$、$2 \times 10^6/ml$，将这 4 个浓度分别铺 96 孔板，每孔 100μl，发现 $2 \times 10^6/ml$ 浓度太大，孔内细胞过于密集，弃去不用。$1 \times 10^6/ml$ 这个浓度在培养 48 h 后细胞培养液显著变黄，细胞死亡较多，弃去不用。$1 \times 10^5/ml$、$5 \times 10^5/ml$ 这两个浓度都可以正常维持细胞 72 h 的生长，但考虑 $1 \times 10^5/ml$ 细胞在孔内密度太稀疏，虽然细胞生长营养很充足，不会有死亡细胞，但考虑加药刺激后细胞因子分泌的量需要更多量来体现差异，所以，最后将细胞铺 96 孔板的浓度定为 $5 \times 10^5/ml$，每孔 100μl 细胞悬液。

取传代 2～3 次的 THP-1 细胞，此时细胞状态好，活率高（锥虫蓝染色后计数活率达 95% 以上）。收集细胞悬液锥虫蓝染色计数，调整细胞数为 $5 \times 10^5/ml$（此时培养液为 10% 胎牛血清 RPMI1640 培养基），加入 PMA，使 PMA 的浓度为 100ng/ml。将细胞悬液加入 96 孔细胞培养板中，100μl/孔，37℃、5% CO_2 培养箱中培养 24 h，可以观察到细胞已经生出伪足，贴壁（图 7-2）。吸掉上清液，加入无血清 RPMI1640 培养基，每孔 100μl，饥饿细胞 12 h，使细胞在加药刺激前处于静止状态，以进行下一步刺激试验。

4. 加 rBmpA 处理 THP-1 细胞 饥饿后的贴壁细胞，吸掉上清液。之后加入 LPS 及 rBmpA（此时培养液为 10% 胎牛血清 RPMI1640 培养基）刺激细胞，将细胞分为 4 组：空白对照组，LPS 对照组，rBmpA 实验一组，rBmpA 实验二组。空白对照组不做任何处理，只加入 10% 胎牛血清 RPMI1640 培养基；LPS 对照组加入 LPS 浓度为 1μg/ml 的 10% 胎牛血清 RPMI1640 培养基；rBmpA 实验一组加入 rBmpA 浓度为 20μg/ml 的 10% 胎牛血清 RPMI1640 培养基；rBmpA 实验二组加入 rBmpA 浓度为 40μg/ml 的 10% 胎牛血清 RPMI1640 培养基。各浓度设立 8 个复孔，每孔培养液总体积 100μl，将培养板放入 37℃、5% CO_2 培养箱中培养 24 h、48 h、72 h。分别收集各时间点细胞培养上清液，−80℃ 冻存，择时取出做细胞因子 ELISA 检测。

5. 细胞因子检测 ELISA 法检测细胞培养上清液中细胞因子（IL-1β、IL-6、IL-8、IL-12p70、TNF-α，MIF 定量 ELISA 试剂盒，使用方法参照说明书）。

ELISA 操作步骤：

1）将样本稀释到所需浓度，所有试剂室温平衡 30 min，充分混匀，避免产生泡沫。

2）根据试验孔（空白和标准品）数量，确定所需板条数目。样品和标准品包括空白孔都应做复孔。

3）加样：每孔加入 100μl 稀释后的标准品至标准品孔，每孔加入 100μl 样品至样品孔，每孔加 100μl 稀释液入空白对照孔。

4）加检测抗体：每孔加入 50μl 稀释后的生物素标记抗体，混匀后盖上封板膜，室温或 37℃ 温育（时间按具体说明书要求）。

5）洗板：扣去孔内液体，每孔加入 300μl 稀释后的洗液，停留 1 min 后弃去孔内液体，重复 3～5 次。

6）加酶：每孔加入 100μl 辣根过氧化物酶，室温或 37℃ 温育（时间按具体说明书要求）。

7）重复步骤 5）洗板。

8）显色：每孔加入 100μl 显色剂，室温或 37℃ 温育（按具体说明书要求）避光温育 5～30 min。

9）终止反应：每孔迅速加入 100μl 终止液终止反应。

10）读板：终止后 10 min 内，用检测波长 450nm 读取 OD 值。

根据标准品 OD 值和浓度做出标准曲线，代入计算出检测样本的浓度。

6. 统计学处理　采用 SPSS17.0 统计软件进行统计分析,各组数据均采用均数±标准差 $(\bar{x}\pm s)$ 表示，正常对照组与 LPS 对照组、rBmpA 实验一组、rBmpA 实验二组各指标比较采用两个独立样本 t 检验分析，设定 $P<0.05$ 有统计学意义。

三、实 验 结 果

1. 细胞培养形态观察　THP-1 细胞在含有 10%胎牛血清 RPMI1640 培养基中，细胞生长良好，悬浮生长，形态呈圆形或椭圆形，细胞膜完整，无死亡细胞，无细胞碎片（图 7-2）。

THP-1 细胞在 PMA 作用下分化成贴壁细胞。细胞生长良好，贴壁生长，生出伪足，细胞变大，细胞膜完整，无死亡细胞，无细胞碎片（图 7-3）。

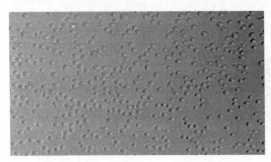

图 7-2　THP-1 细胞（1）（×200）

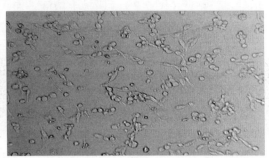

图 7-3　THP-1 细胞（2）（×200）

被诱导成贴壁细胞的 THP-1 细胞在 LPS（1μg/ml）作用下，细胞被激活，细胞贴壁生长，胞体更大，伪足变粗变大，细胞膜完整，有死亡细胞碎片（图 7-4）。

被诱导成贴壁细胞的 THP-1 细胞在 rBmpA（40μg/ml）作用下，细胞被激活，细胞贴壁生长，胞体变大，伪足变粗变大，细胞膜完整，有死亡细胞碎片（图 7-5）。

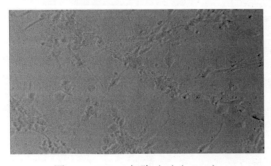

图 7-4　THP-1 细胞（3）（×200）

图 7-5　THP-1 细胞（4）（×200）

2. rBmpA 对 THP-1 细胞分泌细胞因子 IL-1β 的测定　统计结果表明：24 h 细胞上清液，LPS 对照组与空白对照组相比，差异有统计学意义（$P<0.05$）；rBmpA 实验一组与空白对照组相比，差异有统计学意义（$P<0.01$）；rBmpA 实验二组与空白对照组相比，差异有统计学意义（$P<0.05$）。48 h 细胞上清液，LPS 对照组与空白对照组相比，差异有统计学意义（$P<0.01$）；rBmpA 实验一组与空白对照组相比，差异有统计学意义（$P<0.05$）；rBmpA 实验二组与空白对照组相比，差异有统计学意义（$P<0.01$）。72 h 细胞上清液，LPS

对照组与空白对照组相比，差异有统计学意义（$P<0.01$）；rBmpA 实验一组与空白对照组相比，差异有统计学意义（$P<0.01$）；rBmpA 实验二组与空白对照组相比，差异有统计学意义（$P<0.01$）。所以，LPS（$1\mu g/ml$）和 rBmpA（$20\mu g/ml$、$40\mu g/ml$）均可显著刺激 THP-1 细胞分泌细胞因子 IL-1β（表 7-3、图 7-6）。

表 7-3　THP-1 细胞培养上清液 IL-1β 检测结果　　　　　　单位：pg/ml

时间（h）	空白对照组	LPS 对照组	rBmpA 实验一组	rBmpA 实验二组
24	27.67 ± 10.79	113.00 ± 5.29*	99.00 ± 18.68**	109.33 ± 26.76*
48	24.00 ± 7.54	251.67 ± 37.74**	242.67 ± 37.07*	248.00 ± 19.00**
72	79.00 ± 4.58	467.00 ± 59.63**	360.33 ± 25.79**	398.67 ± 51.81**

注：*与空白对照比较，差异有统计学意义，$P<0.05$；**与空白对照比较，差异有显著统计学意义，$P<0.01$

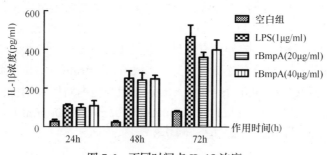

图 7-6　不同时间点 IL-1β 浓度

3. rBmpA 对 THP-1 细胞分泌细胞因子 IL-6 的测定　统计结果表明：24 h 细胞上清液，LPS 对照组与空白对照组相比，差异有统计学意义（$P<0.01$）；rBmpA 实验一组与空白对照组相比，差异有统计学意义（$P<0.05$）；rBmpA 实验二组与空白对照组相比，差异有统计学意义（$P<0.05$）。48 h 细胞上清液，LPS 对照组与空白对照组相比，差异有统计学意义（$P<0.01$）；rBmpA 实验一组与空白对照组相比，差异有统计学意义（$P<0.01$）；rBmpA 实验二组与空白对照组相比，差异有统计学意义（$P<0.05$）。72 h 细胞上清液，LPS 对照组与空白对照组相比，差异有统计学意义（$P<0.05$）；rBmpA 实验一组与空白对照组相比，差异有统计学意义（$P<0.01$）；rBmpA 实验二组与空白对照组相比，差异有统计学意义（$P<0.01$）。所以，LPS（$1\mu g/ml$）和 rBmpA（$20\mu g/ml$、$40\mu g/ml$）均可显著刺激 THP-1 细胞分泌细胞因子 IL-6（表 7-4、图 7-7）。

表 7-4　THP-1 细胞培养上清液 IL-6 检测结果　　　　　　单位：pg/ml

时间（h）	空白对照组	LPS 对照组组	rBmpA 实验一组	rBmpA 实验二组
24	4.00±0.00	22.00±2.00**	9.33±1.53*	15.00±3.61*
48	3.33±0.58	55.33±6.03**	25.67±1.53**	51.00±16.09*
72	4.00±0.00	119.33±23.50*	77.00±6.25**	137.67±13.61**

注：*与空白对照比较，差异有统计学意义，$P<0.05$；**与空白对照比较，差异有显著统计学意义，$P<0.01$

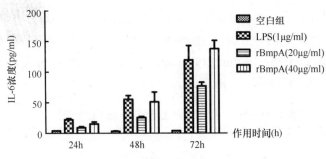

图 7-7　不同时间点 IL-6 浓度

4. rBmpA 对 THP-1 细胞分泌细胞因子 IL-8 的测定　统计结果表明：24 h 细胞上清液，LPS 对照组与空白对照组相比，差异有统计学意义（$P<0.05$）；rBmpA 实验一组与空白对照组相比，差异有统计学意义（$P<0.01$）；rBmpA 实验二组与空白对照组相比，差异有统计学意义（$P<0.05$）。48 h 细胞上清液，LPS 对照组与空白对照组相比，差异有统计学意义（$P<0.01$）；rBmpA 实验一组与空白对照组相比，差异有统计学意义（$P<0.01$）；rBmpA 实验二组与空白对照组相比，差异没有统计学意义（$P>0.05$）。72 h 细胞上清，LPS 对照组与空白对照组相比，差异没有统计学意义（$P>0.05$）；rBmpA 实验一组与空白对照组相比，差异有统计学意义（$P<0.05$）；rBmpA 实验二组与空白对照组相比，差异有统计学意义（$P<0.05$）。所以，LPS（1μg/ml）和 rBmpA（20μg/ml、40μg/ml）均可不同程度刺激 THP-1 细胞产生细胞因子 IL-8（表 7-5、图 7-8）。

表 7-5　THP-1 细胞培养上清液 IL-8 检测结果　　　　　　　　单位：ng/ml

时间（h）	空白对照组	LPS 对照组	rBmpA 实验一组	rBmpA 实验二组
24	2.5±2.1	106.1±27.3[*]	42.8±4.1[**]	91.6±29.7[*]
48	11.1±5.1	253.4±23.7[**]	215.8±20.2[**]	282.4±16.2
72	72.6±12.7	846.2±57.9	413.0±10.2[*]	674.0±21.0[*]

注：*与空白对照比较，差异有统计学意义，$P<0.05$；**与空白对照比较，差异有显著统计学意义，$P<0.01$

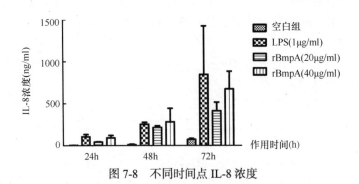

图 7-8　不同时间点 IL-8 浓度

5. rBmpA 对 THP-1 细胞分泌细胞因子 IL-12p70 的测定　统计结果表明：24 h 细胞上清液，LPS 对照组与空白对照组相比，差异有统计学意义（$P<0.05$）；rBmpA 实验一组与空白对照组相比，差异没有统计学意义（$P>0.05$）；rBmpA 实验二组与空白对照组相比，差异没有统计学意义（$P>0.05$）。48 h 细胞上清液，LPS 对照组与空白对照组相比，差异有统计学意义（$P<0.01$）；rBmpA 实验一组与空白对照组相比，差异有统计学意义（$P<0.05$）；rBmpA 实验二组与空白对照组相比，差异无统计学意义（$P>0.05$）。72 h 细胞上清液，LPS 对照组与空白对照组相比，差异有统计学意义（$P<0.05$）；rBmpA 实验一组与空白对照组相比，差异无统计学意义（$P>0.05$）；rBmpA 实验二组与空白对照组相比，差异有统计学意义（$P<0.05$）。所以，综合情况来看，LPS 在三个时间点均可刺激 THP-1 细胞产生细胞因子 IL-12p70，rBmpA 两组在 48 h 和 72 h 两个时间点也可不同程度刺激 THP-1 细胞产生细胞因子 IL-12p70（表 7-6、图 7-9）。

表 7-6 THP-1 细胞培养上清液 IL-12p70 检测结果 　　　　　单位：pg/ml

时间（h）	空白对照组	LPS 对照组	rBmpA 实验一组	rBmpA 实验二组
24	4.00±1.00	7.33±1.53*	3.33±1.53	3.67±0.58
48	1.67±1.53	9.33±2.08**	6.33±2.31*	7.00±1.00
72	2.67±2.89	12.33±0.58*	8.33±0.58	10.00±0.00*

注：*与空白对照比较，差异有统计学意义，$P<0.05$；**与空白对照比较，差异有显著统计学意义，$P<0.01$

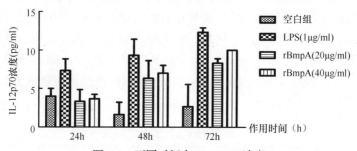

图 7-9 不同时间点 IL-12p70 浓度

6. rBmpA 对 THP-1 细胞分泌细胞因子 TNF-α 的测定 统计结果表明：24 h 细胞上清液，LPS 对照组与空白对照组相比，差异有统计学意义（$P<0.01$）；rBmpA 实验一组与空白对照组相比，差异有统计学意义（$P<0.01$）；rBmpA 实验二组与空白对照组相比，差异有统计学意义（$P<0.01$）。48 h 细胞上清液，LPS 对照组与空白对照组相比，差异有统计学意义（$P<0.01$）；rBmpA 实验一组与空白对照组相比，差异有统计学意义（$P<0.01$）；rBmpA 实验二组与空白对照组相比，差异有统计学意义（$P<0.01$）。72 h 细胞上清液，LPS 对照组与空白对照组相比，差异有统计学意义（$P<0.01$）；rBmpA 实验一组与空白对照组相比，差异有统计学意义（$P<0.01$）；rBmpA 实验二组与空白对照组相比，差异有统计学意义（$P<0.01$）。所以，LPS（1μg/ml）和 rBmpA（20μg/ml、40μg/ml）可明显刺激 THP-1 细胞产生细胞因子 TNF-α（表 7-7、图 7-10）。

表 7-7 THP-1 细胞培养上清液 TNF-α 检测结果 　　　　　单位：pg/ml

时间（h）	空白对照组	LPS 对照组	rBmpA 实验一组	rBmpA 实验二组
24	191±162	18516±1039*	5783±663*	10816±1761*
48	329±113	28833±3391*	18166±2776*	29183±3134*
72	315±185	21416±1726*	12366±1469*	18950±781*

注：*与空白对照比较，差异有统计学意义，$P<0.01$

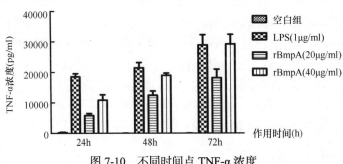

图 7-10　不同时间点 TNF-α 浓度

7. rBmpA 对 THP-1 细胞分泌细胞因子 MIF 的测定　统计结果表明：24 h 细胞上清液，LPS 对照组与空白对照组相比，差异没有统计学意义（$P>0.05$）；rBmpA 实验一组与空白对照组相比，差异没有统计学意义（$P>0.05$）；rBmpA 实验二组与空白对照组相比，差异没有统计学意义（$P>0.05$）。48 h 细胞上清液，LPS 对照组与空白对照组相比，差异没有统计学意义（$P>0.05$）；rBmpA 实验一组与空白对照组相比，差异没有统计学意义（$P>0.05$）；rBmpA 实验二组与空白对照组相比，差异没有统计学意义（$P>0.05$）。72 h 细胞上清液，LPS 对照组与空白对照组相比，差异没有统计学意义（$P>0.05$）；rBmpA 实验一组与空白对照组相比，差异没有统计学意义（$P>0.05$）；rBmpA 实验二组与空白对照组相比，差异没有统计学意义（$P>0.05$）。所以，综合情况来看，LPS 和 rBmpA 两组在本实验所用浓度（LPS-1μg/ml，rBmpA-20μg/ml 和 40μg/ml）和时间点都不能刺激 THP-1 细胞产生细胞因子 MIF（表 7-8、图 7-11）。

表 7-8　THP-1 细胞培养上清液 MIF 检测结果　　　　　　单位：ng/ml

时间（h）	空白对照组	LPS 对照组	rBmpA 实验一组	rBmpA 实验二组
24	41.0±5.7	32.6±7.5	26.7±3.1	32.5±9.2
48	55.1±8.3	39.8±7.5	56.4±29.0	42.8±7.8
72	77.4±12.2	56.2±8.8	66.8±13.4	76.4±11.8

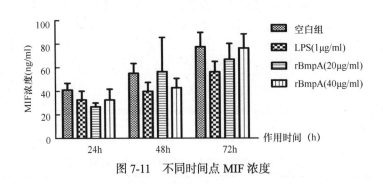

图 7-11　不同时间点 MIF 浓度

四、讨　论

　　莱姆病临床表现复杂多样，患者可能出现多种临床症状，早期临床症状以皮肤慢性游走性红斑为特征，中期以神经系统损害和心脏异常表现为特征，晚期以慢性关节炎为特征并继发慢性萎缩性肢端皮炎[4]，中晚期表现中以莱姆关节炎发病率最高（60%的感染者有关节炎症状），危害也最大[5]。如果未接受抗生素治疗，发病数月后，约 60%的患者会出现间歇性大关节的肿胀和疼痛，尤其是膝关节[6]。病变关节病理表现为滑膜增生肥厚、血管扩张、单核细胞浸润等[7]。反复发作者可发展为持续性关节炎（约有 10%感染者），其中带有 HLA-DRBI*0401 或者相关基因的患者[8]，即使经过正规静脉注射和口服抗生素的治疗，膝关节炎仍然持续数月甚至数年[9]。关节炎的反复发作影响患者生活质量，严重的可失去劳动力，甚至死亡，危害极大。因此，莱姆关节炎的发病机制引起各国科学家的重视，得到了科学家的广泛关注，经过多年的研究，对其机制有了一定了解并取得一定成绩，但仍未完全弄清楚，其详细过程需进一步阐明[6]。

在小鼠螺旋体感染模型中发现[10]，螺旋体先在局部繁殖，随后扩散到全身，包括关节、心脏、膀胱等组织。膝关节和踝关节在 10~14 天时出现明显水肿和炎症。病理切片发现，最初主要以中性粒细胞浸润为主，随后伴随单核细胞浸润、滑膜增生和血管翳形成，但几周后缓解。早前研究发现伯氏疏螺旋体外膜蛋白 BmpA 可诱导体外培养的人滑膜细胞前炎症细胞因子 IL-1β 和 TNF-α 表达，并且缺乏 BmpA 和 BmpB 的伯氏疏螺旋体虽然能够感染小鼠，但是螺旋体不能存在于关节组织中，不能引起严重的关节炎[11, 12]。因而说明伯氏疏螺旋体表面膜蛋白 BmpA 和 BmpB 与莱姆关节炎的发生密切相关。

目前，我们在前期研究中已经克隆了 BmpA 基因，构建 BmpA 蛋白的原核表达体系，优化表达条件，纯化 rBmpA，获得 rBmpA 蛋白[1]。动物实验方面，将 rBmpA 蛋白注入 C3 h/J 小鼠关节腔，成功获得小鼠莱姆关节炎模型（小鼠关节肿大），这说明 BmpA 蛋白是伯氏疏螺旋体的主要致小鼠关节炎毒力因子。在细胞水平，在 rBmpA 对小鼠脾脏淋巴细胞体外作用研究中，我们取得了一定的成绩，证实了伯氏疏螺旋体重组膜蛋白 rBmpA 可刺激小鼠脾脏淋巴细胞增殖，并且可刺激淋巴细胞分泌细胞因子 IL-6，说明了 rBmpA 在小鼠莱姆关节炎的发病中具有重要作用。而在 rBmpA 对小鼠腹腔巨噬细胞体外作用研究中，却得到完全阴性的结果，不同时间点小鼠腹腔巨噬细胞培养上清液细胞因子 IL-1β 检测与正常对照组比较无显著性差异。考虑可能是因为小鼠个体差异较大，对 LPS 及 rBmpA 的反应性有所不同，致使不同小鼠间细胞因子 IL-1β 升高的程度不同，有的小鼠间甚至相差数倍，从而使实验结果参差不齐。所以考虑放弃原代巨噬细胞，采用人巨噬细胞细胞株来进行刺激试验。

单核/巨噬细胞既参与固有免疫应答，也参与适应性免疫应答，承担固有免疫和适应性免疫两大角色，表现为：①非特异性吞噬杀伤作用，能够吞噬和杀灭病原微生物，清除损伤和衰老细胞，在机体固有免疫中发挥重要作用。②抗原提呈作用：巨噬细胞摄取处理抗原，并提呈给 T 细胞，使 T 细胞活化，介导适应性免疫应答。③免疫调节作用：巨噬细胞吞噬抗原后，可合成分泌多种细胞因子，其中主要有 IL-1、IL-6、IL-8、IL-12 和 TNF-α 等，可介导炎症反应[3]。LPS 是巨噬细胞的活化剂，可以诱导巨噬细胞分泌 IL-1β、TNF-α、IL-6 等细胞因子，在分子、细胞和机体水平上有多种活性[3]。所以使用 LPS 作为实验的阳性对照药物。

本实验采用人单核/巨噬细胞株 THP-1 细胞进行培养，在 37℃，5%CO_2 培养箱中、10% 胎牛血清 RPMI1640 培养基中细胞生长良好，悬浮生长，形态正常，且细胞数量多，性质稳定，可完全满足实验要求。实验首先培养 THP-1 细胞，获得状态良好、活率高、处于对数增长期的 THP-1 细胞，这样状态良好的细胞适合进行刺激实验。然后进行 THP-1 细胞的分化诱导，加入 PMA（100ng/ml），将 THP-1 细胞诱导为成熟贴壁的巨噬细胞。然后加入 LPS（1μg/ml），rBmpA（20μg/ml、40μg/ml）刺激细胞，收集 24 h、48 h、72 h 细胞培养上清液，ELISA 法测定细胞培养上清液中细胞因子 IL-1β、IL-6、IL-8、IL-12p70、TNF-α、MIF 含量。

对 THP-1 细胞培养上清液进行细胞因子 IL-1β、IL-6、IL-8、IL-12 和 TNF-α 的 ELISA 检测。结果表明：LPS（1μg/ml）和 rBmpA（20μg/ml、40μg/ml）在 24 h、48 h、72 h 这三个时间点都可比较显著地刺激 THP-1 细胞产生炎性细胞因子 IL-1β、IL-6、IL-8、IL-12p70 和 TNF-α，各组、各时间点与空白对照组相比较，大部分差异都有统计学意义。说明 rBmpA 可刺激人巨噬细胞产生大量炎性细胞因子，BmpA 与人莱姆关节炎发病有直接关系，是莱姆关节炎发病的主要毒力因子。

而细胞因子 MIF 的 ELISA 检测结果显示全阴性，各组与空白对照组比较均没有统计学差异。考虑 LPS（1μg/ml）和 rBmpA（20μg/ml、40μg/ml）的量和刺激时间（24 h、48 h、72 h）不对，考虑下一步尝试更短刺激时间与不同 LPS 和 rBmpA 的刺激量。

五、结　　论

综上所述，在本实验室人员的努力下，我们成功在实验室开展了 THP-1 细胞（人巨噬细胞细胞株）的培养和分化诱导技术，同时在此基础上进行 THP-1 细胞 LPS 和 rBmpA 刺激后细胞培养上清液中细胞因子 IL-1β、IL-6、IL-8、IL-12p70、TNF-α、MIF 含量检测，证明 rBmpA 对 THP-1 细胞有比较显著的刺激作用，可刺激 THP-1 细胞分泌 IL-1β、IL-6、IL-8、IL-12p70、TNF-α，与正常对照组相比，差异有统计学意义（$P<0.05$，$P<0.01$），其作用类似 LPS，从而说明 BmpA 与莱姆关节炎的发病密切相关。

参 考 文 献

[1] 赖名耀.莱姆病螺旋体优势抗原 BmpA 分子克隆，优势表达与纯化. 昆明：昆明医学院，2011

[2] Van Solingem RW, Evans J. Lyme disease. Curr Opin Rheumatol, 2000, 13（4）：293-299

[3] 张苹.LPS 诱导单核巨噬细胞增殖的抑制作用及其差异蛋白质分析. 广州：广州中医药大学，2006：1-93

[4] Aguero-Rosenfeld ME, Wang G, Schwartz I, et al. Diagnosis of Lyme Borreliosis. Clin Microbiol Rev, 2005, 18（3）：484-509

[5] 宝福凯，柳爱华，马海滨，等.莱姆病关节炎发病机理研究进展. 中国病原生物学杂志，2009，4（5）：380-386

[6] Steere AC, Baxter-Lowe LA. Association of chronic, treatment-resistant Lyme arthritis with rheumatoid arthritis（RA）alleles. Arthritis Rheum, 1998, 41：Suppl：S81

[7] Steere AC, Levin RE, Molloy PJ, et al. Treatment of Lyme arthritis. Arthritis Rheum, 1994, 37（6）：878-888

[8] Neil E.Reiner. Macrophages and dendritic cell, Methods in molecular biology. Humana press, 2009, 531：1-363

[9] 张鹏宇，王世瑶，霍德胜，等.激活素 A 对 RAW264.7 巨噬细胞活性的调节作用.免疫学杂志，2006，22（2）：137-140

[10] Bao FK, Fikerig E. The Joint-specific Expression Profile of *Borrelia burgdorfri* in the Murine Hosts. Bulletin of Science and Technology, 2008, 24（6）：832-840

[11] Pal U, Wang P, Bao FK, et al .*Borrelia burgdorferi* basic membrance proteins A and B participate in the gensis of Lyme arthritis. J Exp Med, 2008, 205（1）：133-141

[12] Yang X, Izadi H, Coleman AS, et al. *Borrelia burgdorferi* lipoprotein BmpA activates pro-inflammatory responses in human synovial cells through a protein moiety. Microbes Infect, 2008, 10（12-13）：1300-1308

第八章 伯氏疏螺旋体重组膜蛋白 A 刺激神经小胶质细胞产生趋化因子的研究

第一节 概 述

神经莱姆病（Lyme neuroborreliosis，LNB）是指由伯氏疏螺旋体感染引起的神经系统感染性疾病。伯氏疏螺旋体具有高度嗜神经性，可长期潜伏在中枢或周围神经系统，在不同阶段产生不同的神经病变，中枢神经系统多表现为由脑炎引起的记忆力损害，周围神经系统多表现为感觉异常、偏瘫、痉挛等。常见的症状包括淋巴细胞性脑膜（脑）炎，脑神经炎（面神经最易受损）和疼痛性神经根炎。其他如脊髓炎、末梢神经炎和小脑共济失调也可发生，病变可反复发作，个别患者可发展为痴呆及人格障碍。由于 LNB 能造成广泛的神经系统损伤及并发严重的致残性，并严重危害着人类的健康，近几年受到临床医生与研究者的重视[1]。

伯氏疏螺旋体通过蜱虫叮咬皮肤进入人体后产生特异性抗体，随血流播散至全身，并可在体内长期存在，引起多器官的损伤，如中枢神经系统损伤。Rupprecht 等研究发现，伯氏疏螺旋体在莱姆病早期即可以穿过血-脑脊液屏障进入中枢神经系统，引起一系列临床表现。进入细胞内的伯氏疏螺旋体可逃避宿主免疫反应和抗生素的作用，持续增殖并诱发复杂的炎症反应。恒河猴是目前研究神经莱姆病最好的动物模型[2]。Bernardino 等[3]以恒河猴为模型进行研究，发现伯氏疏螺旋体可激活 Toll 样受体（Toll like receptors，TLRs），通过小神胶质细胞和星形胶质细胞识别病原相关分子模式（pathogen associated molecular pattern，PAMI），调节免疫应答并表达特性。引起神经系统的炎症反应：TLR1、TLR2、TLR9 和 TLR5，在神经莱姆病中均有重要作用。另外，伯氏疏螺旋体抗原性的变异和外膜表面蛋白 A（outer surface protein A，OspA）的变化可能是细胞外伯氏疏螺旋体逃避宿主免疫反应，引起复发性莱姆病的机制[3]。Ramesh 等[4]研究发现，伯氏疏螺旋体诱生的细胞因子尤其是 IL-6 和 TNF-α 可以诱导星形胶质细胞的增殖和细胞凋亡，也与神经莱姆病的发病相关。伯氏疏螺旋体的鞭毛蛋白（41kU）抗原与人神经轴突存在部分共同抗原，可发生交叉反应，引起自身免疫性疾病。因此，目前大多数学者认为神经莱姆病的发病机制可能是：①螺旋体激活白细胞及神经胶质细胞分泌细胞毒性物质；②螺旋体对神经细胞直接的毒性作用；③通过分子模拟触发自身免疫反应[5]。

伯氏疏螺旋体表面存在着大量脂蛋白，与莱姆病螺旋体的致病性有关，作为抗原又能刺激机体产生抗体，在莱姆病研究早期，研究者发现莱姆病患者血清中的抗体能与螺旋体分子量为 39kDa 的抗原结合，因此将该抗原称为 P39[6]。随着研究深入，研究者将 P39 按其细胞定位命名为 BmpA[7]。之后，国内外学者对伯氏疏螺旋体膜蛋白 BmpA 进行了大量研究，并取得了一系列成果。研究表明，莱姆病感染者关节中有伯氏疏螺旋体存在是莱姆关节炎发生、发展所必需的前提条件[8]。有报道称在小鼠和人的关节诱导 *BmpA/B* 基因操纵子表达产物 BmpA 有致炎症的性质，BmpA 结构某部分功能域可以启动炎症反应，其机制主要是通过激活关节滑膜细胞的 NF-κB 和 p38MAP 激酶信号通路，释放前炎症细胞因子 TNF-α 和 IL-1β，从而启动炎症反应，造成莱姆关节炎[9]。

小胶质细胞是中枢神经系统的一种巨噬细胞，具有重要的免疫细胞作用。研究显示，静息状态下的小胶质细胞缺乏巨噬细胞样功能，当中枢神经系统受到损伤、炎症时可被激活。活化的小胶质细胞可以产生多种细胞因子和趋化性因子，这些细胞因子通过正反馈环路，使炎症反应不断放大，引起局部炎症反应，导致神经元损伤和凋亡[10]。神经小胶质细胞对中枢神经系统损伤反应灵敏，能迅速增殖，增加或重新表达 MHC（major histocompatibility complex）抗原，迁移并变化成吞噬细胞形态（阿米巴样），同时分泌大量细胞因子和毒性物质[11]。

Geeta Ramesh 等研究表明，神经小胶质细胞，发挥固有免疫的过程中，是产生部分炎性细胞因子和趋化因子的细胞来源。此研究强调，神经小胶质细胞通过产生不同的免疫介质，尤其是细胞因子 IL-6、趋化因子 CCL2 和 CXCL13 等来影响中枢神经系统。但是，伯氏疏螺旋体刺激小胶质细胞的具体致病机制尚不清楚。莱姆病的大量研究显示，伯氏疏螺旋体膜蛋白 BmpA，是莱姆关节炎发生中一个关键的因子[12]。本课题组在前期研究中，已经构建了 BmpA 原核表达体系，优化表达，获得纯化的 rBmpA；成功建立了 rBmpA 诱发昆明小鼠莱姆关节炎的动物模型；通过 rBmpA 对小鼠脾脏淋巴细胞的体外作用，证明 rBmpA 可以刺激细胞增殖，并产生 IL-6、IL-17；通过 rBmpA 对小鼠巨噬细胞株 RAW264.7 细胞的体外作用，证明 rBmpA 可以刺激细胞增殖，并产生 IL-6、TNF-α；通过 rBmpA 对人单核白血病细胞株 THP-1 细胞的体外作用，证明 rBmpA 可以刺激细胞增殖，并产生 TNF-α 等；以上各方面说明 rBmpA 可能与莱姆关节炎的发病密切相关。由于小鼠神经小胶质细胞株 BV2 细胞，相对于原代细胞易培养、生长快、个体差异小、质量稳定，可作为神经小胶质细胞研究的良好载体，可用于研究 rBmpA 是否与神经莱姆病发病相关。

本实验一方面用不同浓度的 rBmpA 诱导参与神经莱姆病形成的神经小胶质细胞（小鼠神经小胶质细胞株 BV2 细胞）活化分泌炎性趋化因子，通过相关炎性趋化因子相对表达量的多少来探讨 rBmpA 对神经小胶质细胞的作用，从细胞水平对 rBmpA 致神经莱姆病的机制进行研究；另一方面，用不同浓度的 rBmpA 诱导参与神经莱姆病形成的神经小胶质细胞（小鼠神经小胶质细胞株 BV2 细胞）活化分泌炎性趋化因子，通过相关炎性趋化因子 mRNA 的相对表达量来探讨 rBmpA 对神经小胶质细胞的作用，从基因水平对 rBmpA 致神经莱姆病的机制进行研究，从而阐释神经莱姆病的发病机制。

第二节　小鼠神经小胶质细胞株 BV2 细胞体外培养方法

小鼠神经小胶质细胞株 BV2，是 Blasi 等于 1990 年，应用携带癌基因 *v-raf/v-myc* 的反转录病毒 J2 感染原代培养的小鼠小胶质细胞而获得的永生细胞系。该细胞系不仅高度纯化，而且基本具备了原代培养的小胶质细胞的形态学、表型及各项功能特点，BV2 细胞具有吞噬和表达非特异性酶的活性的作用，而缺乏过氧化物酶的活性。该细胞可以分泌溶菌酶，受到适当刺激后可以分泌 IL-1、TNF-α 等。BV2 细胞相对较易培养，目前被国外许多学者所应用[13]。

该实验研究小鼠神经小胶质细胞株 BV2 细胞的体外培养方法，探索 96 孔细胞培养板培养该细胞的最适浓度，从而为第三节的研究奠定基础。

一、实验材料

1. 主要仪器（表 8-1）

表 8-1　主要仪器

仪器	厂商
Haier 立式冷藏柜（SC-316）	青岛海尔特种电冰柜有限公司
Haier 卧式低温冷柜（DW 40W100）	青岛海尔医用低温科技有限公司
Heal Force 二氧化碳培养箱（HF90）	上海立申科学仪器有限公司
Heal Force Water Purification System（NW10VF）	Shanghai Canrex Analytic Instrument Co，Ltd
双人单面净化工作台（SW-CJ-2FD）	苏州净化设备有限公司
Mshot 倒置显微镜（MI12）	广州明美科技有限公司
低俗离心机（LC-4012）	科大创新股份有限公司中佳分公司
FASTPETTE 电动移液控制器（V-2）	美国 Labnet 公司
DELL 一体电脑（inspiron ONE 2020）	戴尔（中国）有限公司
工业用二氧化碳	昆明天贝特种气体有限公司
Cryo 1℃ Freezing Container（5100-0001）	美国 NALGENE 公司
mLine 单道手动可调移液器	百得实验室仪器（苏州）有限公司
电热恒温水温箱（HH-W21-Cu600）	上海医疗器械七厂
Countstar 自动细胞计数仪（IC1000）	上海睿钰生物科技有限公司
显微镜	Leica Microscope 公司
立式压力灭菌锅	上海博迅生物仪器股份有限公司
5 ml constar. STRIPETTE（4487）	Corning Incorporated
10 ml constar. STRIPETTE（4488）	Corning Incorporated
25 ml constar. STRIPETTE（4489）	Corning Incorporated
50 ml Poypropylene Pipette（KG1461）	KIRGEN Solutions For Science
15 ml Poypropylene Conical Centrifuge Tube（KG2621）	KIRGEN Solutions For Science
50 ml Poypropylene Conical Centrifuge Tube（KG2621）	KIRGEN Solutions For Science
100～1000 μl Tips（KG1313）	KIRGEN Solutions For Science
1～200 μl Tips（KG1212）	KIRGEN Solutions For Science
CORNING 75 cm² Cell Culture Flask，Canted Neck（430641）	Corning Incorporated
Filter Unit（0.22）	Merck Millipore Ltd
50 ml 一次性使用无菌配药用注射器	江西庐乐医疗器械集团有限公司
一次性使用口罩	江西诚康医疗器械集团有限公司
一次性使用医用帽子	扬州洋生医药科技有限公司
五分乳胶手套	海门市扬子医疗器械有限公司
清风擦手纸	金红叶纸业集团有限公司

2. 主要试剂及来源（表 8-2）

表 8-2　主要试剂

试剂	厂商/来源
小鼠神经小胶质细胞株 BV$_2$	昆明医科大学生物工程中心
DMEM（高糖）培养基	美国 GIBCO 公司
小牛血清	美国 GIBCO 公司
TRYPSIN 0.25%（1×）Solution	美国 GIBCO 公司
磷酸盐缓冲液（PBS）（1×，SH30256.01B）	赛默飞世尔生物化学制品（北京）有限公司
二甲基亚砜	西陇化工股份有限公司
75%乙醇消毒液	昆明南天化工药业有限公司
青霉素（10 000U/ml）/链霉素（10mg/ml）溶液 BS732	生工生物工程（上海）股份有限公司
锥虫蓝（TT1140）	生工生物工程（上海）股份有限公司
异丙醇	天津市风船化学试剂科技有限公司

3. 主要溶液试剂配制

（1）小牛血清（cattle setum，CS）：①将新购入的小牛血清于 4℃解冻，每 6～7 ml 分装；②置于–20℃保存；③使用前由–20℃取出，于 4℃解冻；④经 0.22μm 滤器过滤除菌，置于 4℃，备用。

（2）5%CS-DMEM（高糖）培养基：①DMEM（高糖）培养基：经 0.22μm 滤器过滤95 ml；②CS：经 0.22μm 滤器过滤 5 ml；③青霉素/链霉素溶液：1 ml；④全程无菌操作，充分混匀，4℃保存备用。

（3）二甲基亚砜（DMSO）：①取出室温保存的 DMSO；②经 0.22μm 滤器过滤除菌，室温保存，备用。

（4）0.2%锥虫蓝染液：①用电子天平称取锥虫蓝 0.2g；②磷酸盐缓冲液（1×）100 ml，搅拌充分溶解；③经 0.22μm 滤器过滤除菌，室温保存，备用。

二、实 验 方 法

1. 小鼠神经小胶质细胞株 BV$_2$ 细胞体外培养

（1）细胞复苏：取出液氮中保存的小鼠神经小胶质细胞株 BV$_2$ 细胞 2 冻存管（1.5 ml/管），置于 37℃水浴 1～2 min，将其迅速解冻；1000 r/min 离心 3～5 min，弃上清液；用 5%CS-DMEM（高糖）培养基洗涤细胞 1 次，目的是洗去细胞冻存液中的 DMSO，每次洗涤以 1000 r/min 离心 3 min，弃上清液；加入 12～15 ml 5%CS-DMEM（高糖）培养基悬浮细胞，轻轻混匀；取底面积为 25 cm^2 的细胞培养瓶 3 个，将上述细胞悬液平均加入其中；倒置显微镜观察细胞，均匀悬浮、分层，且未见结团细胞；置于二氧化碳培养箱中培养、扩增细胞。培养条件：37℃、5%CO$_2$，每 12～24 h 用倒置显微镜观察细胞状态，肉眼观察培养基颜色。

（2）细胞换液：用倒置显微镜观察扩散后的小鼠神经小胶质细胞株 BV$_2$ 细胞，若细胞融合度小于 80%，由于细胞代谢废物产酸增多，导致肉眼观察培养基颜色由红色变为黄色，此时细胞需要更换培养基。

细胞换液方法：取出二氧化碳培养箱中培养细胞的培养瓶，弃去培养基，加入新鲜配制的 5%CS-DMEM（高糖）培养基；置于二氧化碳培养箱中继续培养、扩增细胞，37℃，5%CO_2，每 12～24 h 肉眼观察培养基颜色，倒置显微镜观察细胞状态及生长情况。全程注意无菌操作。

（3）细胞消化：倒置显微镜观察扩增后的 BV_2 细胞，待细胞融合至 80%～90%，进行细胞消化。取出二氧化碳培养箱中养有细胞的细胞培养瓶，弃去培养基。由于细胞培养基中的血清对细胞消化液的消化作用有一定影响，为洗去细胞培养基中残留的血清，加入 PBS（1×）洗涤：培养瓶底面积为 25 cm^2，3～5 ml/瓶；培养瓶底面积为 75 cm^2，12～15 ml/瓶。然后加入细胞消化液，0.25%胰酶：培养瓶底面积为 25 cm^2，1～2 ml/瓶；培养瓶底面积为 75 cm^2，3～5 ml/瓶。迅速置于二氧化碳培养箱中，37℃作用数分钟，一般 1～3 min，于倒置显微镜下观察，至细胞大部分变为圆形，即可加入若干 5%CS-DMEM（高糖）培养基终止消化，轻拍细胞培养瓶，置倒置显微镜下观察，细胞呈悬浮状态，1000 r/min 离心 3 min，弃上清；5%CS-DMEM（高糖）培养基洗涤细胞 1 次，洗去残留的细胞消化液，1000 r/min 离心 3 min。弃上清，收集细胞，加入适量 5%CS-DMEM（高糖）培养基悬浮细胞，以进行下一步实验。

（4）细胞计数：小鼠神经小胶质细胞株 BV_2 细胞消化后，收集细胞，加入适量 5%CS-DMEM（高糖）培养基；用 0.2%锥虫蓝染液按 1∶1 对细胞进行染色；取 20 μl 染色后细胞的细胞悬液，加入细胞计数板的加样池中，用 Countstar 自动细胞计数仪计算细胞浓度（个/ml）及活率（%）；根据细胞浓度检测结果，用 5%CS-DMEM（高糖）培养基调整细胞浓度至所需，以进行下一步实验。

（5）细胞传代：用倒置显微镜观察扩增后小鼠神经小胶质细胞株 BV_2 细胞，待细胞融合至 80%～90%时进行细胞传代。细胞 1∶2 传代方法：取出二氧化碳培养箱中养有细胞的细胞培养瓶，弃去培养基，由于细胞培养基中的血清对细胞消化液的消化作用有一定影响，为洗去细胞培养基中残留的血清，加入 PBS（1×）洗涤：培养瓶底面积为 25 cm^2，3～5 ml/瓶；培养瓶底面积为 75 cm^2，12～15 ml/瓶。然后加入细胞消化液，0.25%胰酶：培养瓶底面积为 25 cm^2，1～2 ml/瓶；培养瓶底面积为 75 cm^2，3～5 ml/瓶。迅速置于二氧化碳培养箱中，37℃作用数分钟，一般 1～3 min，于倒置显微镜下观察，至细胞大部分变为圆形，即可加入若干 5%CS-DMEM（高糖）培养基终止消化，轻拍细胞培养瓶，置倒置显微镜下观察，细胞呈悬浮状态，1000 r/min 离心 3 min，弃上清；5%CS-DMEM（高糖）培养基洗涤细胞 1 次，洗去残留的细胞消化液，1000 r/min 离心 3 min。弃上清，收集细胞，加入适当体积培养基悬浮细胞：培养瓶底面积为 25 cm^2，3～5 ml/瓶，分两瓶；培养瓶底面积为 75 cm^2，12～15 ml/瓶，分两瓶。这样细胞由第一代的一瓶变为了第二代的两瓶。用倒置显微镜观察细胞，均匀悬浮、分层，且未见结团细胞；置于二氧化碳培养箱中培养、扩增细胞，37℃，5%CO_2；每 12～24 h 肉眼观察培养基颜色，倒置显微镜观察细胞状态及生长情况。全程注意无菌操作。

（6）细胞冻存：用倒置显微镜观察扩增后小鼠神经小胶质细胞株 BV_2 细胞，待细胞融合至 80%～90%时进行细胞传代。细胞冻存的方法：取出二氧化碳培养箱中养有细胞的细胞培养瓶，弃去培养基，由于细胞培养基中的血清对细胞消化液的消化作用有一定影响，为洗去细胞培养基中残留的血清，加入 PBS（1×）洗涤：培养瓶底面积为 25 cm^2，3～5 ml/

瓶；培养瓶底面积为 75 cm^2，12～15 ml/瓶。然后加入细胞消化液，0.25%胰酶：培养瓶底面积为 25 cm^2，1～2 ml/瓶；培养瓶底面积为 75 cm^2，3～5 ml/瓶。迅速置于二氧化碳培养箱中，37℃作用数分钟，一般 1～3 min，于倒置显微镜下观察，至细胞大部分变为圆形，即可加入若干 5%CS-DMEM（高糖）培养基终止消化，轻拍细胞培养瓶，置倒置显微镜下观察，细胞呈悬浮状态，1000 r/min 离心 3 min，弃上清；5%CS-DMEM（高糖）培养基洗涤细胞 1 次，洗去残留的细胞消化液，1000 r/min 离心 3 min。弃上清，收集细胞，加入适量体积的冻存液。冻存液的配置为小牛血清体积：细胞悬液：DMSO =7：2：1。通常一个底面积为 25 cm^2 的培养瓶中细胞收集后，用 1200 μl 的 5%CS-DMEM（高糖）培养基悬浮细胞，制备细胞悬液；一个底面积为 75 cm^2 的培养瓶中细胞收集后用 2400 μl 的 5%CS-DMEM（高糖）培养基悬浮细胞，制备细胞悬液。将储备好的细胞放于事先加好异丙醇的梯度降温盒中，于–80℃过夜，次日取出梯度降温盒，拿出其中的冻存管放入液氮中长期保存。

2. 探索 96 孔细胞培养板培养小鼠神经小胶质细胞株 BV$_2$ 的最适细胞浓度 小鼠神经小胶质细胞株 BV$_2$ 细胞复苏后传代 2～3 次，即可用 96 孔细胞培养板培养细胞进行刺激实验。方法如下：用倒置显微镜观察扩增传代 2～3 次后的小鼠神经小胶质细胞株 BV$_2$ 细胞，待细胞融合至 80%～90%时，进行细胞消化，收集细胞并进行细胞计数测定细胞浓度，用 5%CS-DMEM（高糖）培养基将细胞浓度做梯度调整为：1×10^4/ml、3×10^4/ml、5×10^4/ml、8×10^4/ml、1×10^5/ml、3×10^5/ml、5×10^5/ml、8×10^5/ml、1×10^6/ml、3×10^6/ml、5×10^6/ml、8×10^6/ml。将上述浓度的细胞分别养在 96 孔细胞培养板中，100 μl/孔。置于二氧化碳培养箱中培养、扩增细胞，37℃，5%CO_2；每 12～24 h 肉眼观察培养基颜色，倒置显微镜观察细胞状态及生长情况。全程注意无菌操作。

三、实 验 结 果

1. 小鼠神经小胶质细胞株 BV$_2$ 体外培养 通过多次尝试，成功探索出小鼠神经小胶质细胞株 BV$_2$ 细胞体外培养条件及注意事项，细胞培养所用培养基为 5%CS-DMEM（高糖）培养基，二氧化碳培养箱的培养条件为37℃，5%CO_2；掌握了 BV$_2$ 细胞复苏、培养、换液、消化、传代、计数、铺板及保存技术，学习了解了细胞形态学观察方法。

2. 小鼠巨噬细胞株 BV$_2$ 细胞形态观察 普通倒置显微镜观察小鼠神经小胶质细胞株 BV$_2$ 细胞，在 5%CS-DMEM（高糖）培养基中细胞生长状况良好，细胞单层贴壁生长，呈细长的梭形或椭圆形，从胞体分出细长而有分支的突起，表面有许多小棘突，胞体饱满，细胞间联系紧密，相互交织成簇。细胞膜完整，无细胞碎片（图 8-1～图 8-3）。

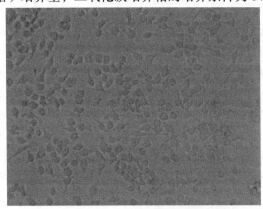

图 8-1　正常 BV$_2$ 细胞形态（10×100）

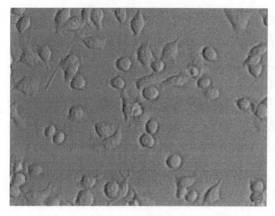
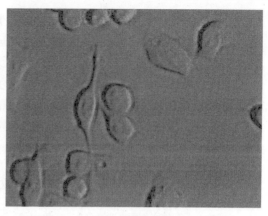

図 8-2　正常 BV_2 细胞形态（10×200）　　　　图 8-3　正常 BV_2 细胞形态（10×400）

3. 96 孔细胞培养板培养小鼠神经小胶质细胞株 BV_2 最适细胞浓度的探索结果　通过对不同时间点、不同浓度细胞培养后形态及培养基颜色的观察，结果显示：用 96 孔细胞培养板培养小鼠神经小胶质细胞株 BV_2 细胞，24 h 后 $1×10^5 \sim 5×10^5$/ml 浓度的细胞融合至 80%～90%，细胞贴壁生长、分布均匀，未见明显细胞结团现象，细胞生长状态良好，培养基颜色正常。综上，用 96 孔细胞培养板培养小鼠神经小胶质细胞时，加入细胞的适宜浓度为 $1×10^5 \sim 5×10^5$/ml，体积为 100 μl/孔。37℃ 5%CO_2 二氧化碳培养箱中培养。

四、讨　　论

本部分研究首先对小鼠神经小胶质细胞株 BV_2 细胞的体外培养方法进行探索，掌握了 BV_2 细胞复苏、换液、消化、计数、传代及冻存方法。培养条件为 37℃ 5%CO_2。小鼠神经小胶质细胞株 BV_2 细胞用 5%CS-DMEM（高糖）培养基培养时，生长状态良好，呈贴壁状态，分布均匀，呈细长的梭形或椭圆形。细胞消化时用 0.25%的胰蛋白酶，于 37℃环境中，作用 1～2 min。细胞易培养，生长速度快，约 24 h 传代一次。

同时，探索了将小鼠神经小胶质细胞株 BV_2 细胞培养于 96 孔细胞培养板中的适宜浓度，为 $1×10^5 \sim 5×10^5$/ml，体积为 100 μl/孔，为 rBmpA 对小鼠神经小胶质细胞株 BV_2 细胞体外作用研究奠定基础。

五、结　　论

综上所述，体外培养小鼠神经小胶质细胞株 BV_2 细胞，培养基为 5%CS-DMEM（高糖）培养基，培养条件为 37℃ 5%CO_2；96 孔细胞培养板培养小鼠神经小胶质细胞株 BV_2 细胞时加入的适宜细胞浓度为 $1×10^5 \sim 5×10^5$/ml，体积为 100 μl/孔。小鼠神经小胶质细胞株 BV_2 细胞生长速度快、较易培养、细胞间个体差异小，细胞稳定性好，可作为脑脊液中巨噬细胞研究的良好载体，可代替小鼠神经小胶质细胞用于神经莱姆病的研究。

第三节　rBmpA 对小鼠神经小胶质细胞株 BV_2 产生趋化因子的研究

神经莱姆病是伯氏疏螺旋体感染神经系统引起炎症反应的疾病。研究[14]发现伯氏疏螺旋体可激活 Toll 样受体（toll like receptors，TLRs），通过神经胶质细胞识别病原相关分子模式（pathogen associated molecular pattern，PAMI），调节免疫应答并表达特性。活化的小胶质细胞可以产生多种细胞因子和趋化性因子，这些细胞因子通过正反馈环路，使炎症反应不断放大，引起局部炎症反应，导致神经元损伤和凋亡[10]。伯氏疏螺旋体外膜蛋白 BmpA 是伯氏疏螺旋体的主要免疫原[15]。第二节研究显示，小鼠神经小胶质细胞株 BV$_2$ 细胞生长快，易培养，细胞较稳定，个体间差异较小，可作为神经小胶质细胞的良好载体。

本部分实验用 rBmpA 诱导小鼠神经小胶质细胞株 BV$_2$ 细胞活化分泌炎性趋化因子，探讨 rBmpA 对神经小胶质细胞的作用，进一步探索 rBmpA 致神经莱姆病的机制。

一、rBmpA 刺激小鼠神经小胶质细胞株 BV$_2$ 产生趋化因子的蛋白芯片检测

蛋白芯片也称蛋白质微阵列，是一种高通量的蛋白质免疫检测分析技术[16]。蛋白芯片一次试验中便可以检测几百种目标因子，并且所需样本量仅为 10～100 μl，具有特异性强、敏感性高、高通量、重复性好、操作简单等优势，可更便捷地发现低丰度蛋白质及生物标志物[17, 18]。

本实验选用 RayBiotech 生物素标记抗体芯片，由广州瑞博奥生物科技有限公司进行检测，样本为本实验室收集 rBmpA 刺激小鼠神经小胶质细胞株 BV$_2$ 的细胞培养上清液。对 25 个趋化因子进行检测，可对筛选出更具有代表意义的趋化因子起到指导作用。

（一）材料

1. 主要仪器（表 8-3）

表 8-3　主要仪器

仪器	厂商
Haier 立式冷藏柜（SC-316）	青岛海尔特种电冰柜有限公司
Haier 卧式低温冷柜（DW 40W100）	青岛海尔医用低温科技有限公司
Thermo 超低温冰箱（907）	Thermo Fisher Scientific
Heal Force 二氧化碳培养箱（HF90）	上海立申科学仪器有限公司
Heal Force Water Purification System（NW10VF）	Shanghai Canrex Analytic Instrument Co，Ltd
双人单面净化工作台（SW-CJ-2FD）	苏州净化设备有限公司
Mshot 倒置显微镜（MI12）	广州明美科技有限公司
低速离心机（LC-4012）	科大创新股份有限公司中佳分公司
SIGMA 小型台式高速离心机（1-14）	德国 SIGMA 公司
FASTPETTE 电动移液控制器（V-2）	美国 Labnet 公司
DELL 一体电脑（Inspiron ONE 2020）	戴尔（中国）有限公司
工业用二氧化碳	昆明天贝特种气体有限公司
生化培养箱（SHP-250）	上海森信实验仪器有限公司
Cryo 1℃ Freezing Container（5100-0001）	美国 NALGENE 公司
Reagent Reservoirs/Tip-Tub	德国 Original Eppendorf 公司
mLine 单道手动可调移液器	百得实验室仪器（苏州）有限公司
Microplate Reader（iMark）	美国 Bio-Rad 公司

续表

仪器	厂商
DRAGONMED TopPette8-Channel Pipettor	大龙医疗设备有限公司
电热恒温水温箱（HH-W21-Cu600）	上海医疗器械七厂
电子天平（AL204）	梅特勒-托利多仪器（上海）有限公司
Countstar 自动细胞计数仪（IC1000）	上海睿钰生物科技有限公司
显微镜	Leica Microscope 公司
立式压力灭菌锅	上海博迅医疗生物仪器股份有限公司
旋涡混合器（QL-901）	海门市其林贝尔仪器制造有限公司
雪花制冰机（FM50）	北京长流科学仪器公司
5 ml constar. STRIPETTE（4487）	Corning Incorporated
10 ml constar. STRIPETTE（4488）	Corning Incorporated
25 ml constar. STRIPETTE（4489）	Corning Incorporated
50 ml Poypropylene Pipette（KG1461）	KIRGEN Solutions For Science
15 ml Poypropylene Conical Centrifuge Tube（KG2621）	KIRGEN Solutions For Science
50 ml Poypropylene Conical Centrifuge Tube（KG2621）	KIRGEN Solutions For Science
Tissue Culture Plate 96 well（TCP-011-096）	Guangzhou Jet Bio-Filtration Products Co.，Ltd
1.5 ml Microcentrifuge Tubes（KG2211）	KIRGEN Solutions For Science
100～1000 µl Tips（KG1313）	KIRGEN Solutions For Science
1～200 µl Tips（KG1212）	KIRGEN Solutions For Science
Filter Unit（0.22µm）	Merck Millipore Ltd
CORNING 75 cm² Cell Culture Flask，Canted Neck（430641）	Corning Incorporated
CORNING 25 cm² Cell Culture Flask，Canted Neck（430639）	Corning Incorporated
50 ml 一次性使用无菌配药用注射器	江西庐乐医疗器械集团有限公司
一次性使用口罩	江西诚康医疗器械集团有限公司
一次性使用医用帽子	扬州洋生医药科技有限公司
五分乳胶手套	海门市扬子医疗器械有限公司
清风擦手纸	金红叶纸业集团有限公司
蛋白芯片检测相关仪器	广州瑞博奥生物科技有限公司

2. 主要试剂（表 8-4）

表 8-4　主要试剂

试剂	厂商/来源
小鼠神经小胶质细胞株 BV₂	昆明医科大学生物工程中心
伯氏疏螺旋体重组膜蛋白 A	由本实验室纯化获得
DMEM（高糖）培养基	美国 GIBCO 公司
小牛血清	美国 GIBCO 公司
TRYPSIN 0.25%（1×）溶液	美国 GIBCO 公司
磷酸盐缓冲液（PBS）（1×，SH30256.01B）	赛默飞世尔生物化学制品（北京）有限公司
脂多糖（L-2880）	Sigma-Aldrich，Inc.
RNAiso plus	TaKaRa 大连宝生物公司
二甲基亚砜	西陇化工股份有限公司

续表

试剂	厂商/来源
75%乙醇消毒液	昆明南天化工药业有限公司
青霉素（10 000U/ml）/链霉素（10mg/ml）溶液（BS732）	生工生物工程（上海）股份有限公司
锥虫蓝（TT1140）	生工生物工程（上海）股份有限公司
异丙醇	天津市风船化学试剂科技有限公司
蛋白芯片检测主要试剂及试剂盒	美国 RayBiotech 公司

3. 主要溶液试剂配制

（1）小牛血清（CS）：①将新购入的小牛血清于4℃解冻，每6～7 ml 分装；②置于-20℃保存；③使用前由-20℃取出，于4℃解冻；④经 0.22μm 滤器过滤除菌，置于4℃，备用。

（2）5%CS-DMEM（高糖）培养基：①DMEM（高糖）培养基：经 0.22μm 滤器过滤 95 ml；②CS：0.22μm 滤器过滤 5 ml；③青霉素/链霉素溶液：1 ml；④全程无菌操作，充分混匀，4℃保存备用。

（3）LPS（1μg/ml）：①电子天平称取 10mg LPS；②加入 5 ml PBS（1×），充分混匀，此即 2mg/ml LPS；③2mg/ml LPS 储存液每 50 μl 分装，置于-20℃保存，备用；④取出-20℃保存的 LPS 储存液一份（2mg/ml，50 μl），4℃解冻；⑤10 000 r/min 离心，45s；⑥加入 950 μl 5%CS-DMEM（高糖）培养基，充分混匀，此即 100 μg/ml；⑦取 100 μg/ml 的 LPS 100 μl，加入 900 μl 的 5%CS-DMEM（高糖）培养基，充分混匀，得到 LPS 的浓度为 10 μg/ml；⑧取 10 μg/ml 的 LPS 10 ml，加入 90 ml 5%CS-DMEM（高糖）培养基，充分混匀，得到 1μg/ml 的 LPS；⑨0.22μm 滤器滤过除菌，现用现配。

（4）rBmpA（20 μg/ml，10 μg/ml）：①取出-20℃保存的本实验室纯化好已知浓度的 rBmpA 蛋白存储液一份，4℃解冻；②用 5%CS-DMEM（高糖）培养基将其稀释，浓度分别为 20 μg/ml 和 10 μg/ml；③0.22μm 滤器滤过除菌，现用现配。

（5）0.2%锥虫蓝染液：①电子天平称取锥虫蓝 0.2g；②磷酸盐缓冲液（1×）100 ml，搅拌充分溶解；③经 0.22μm 滤器过滤除菌，室温保存，备用。

（二）实验方法

1. 小鼠神经小胶质细胞株 BV$_2$ 细胞培养

小鼠神经小胶质细胞株 BV$_2$ 细胞复苏后传代 3～4 次即可用 96 孔细胞培养板培养进行刺激实验。待细胞融合至 80%～90% 时取出，弃去培养基，用 PBS（1×）洗去残留血清，加入 0.25% 胰酶 3～5 ml，37℃ 细胞培养箱中消化数分钟至大部分细胞变圆形后，加入 10 ml 的 5%CS-DMEM（高糖）培养基终止消化，轻拍细胞培养瓶至细胞呈悬浮状态，1000 r/min 离心 3 min，弃上清液；5%CS-DMEM（高糖）培养基洗涤细胞，1000 r/min 离心 3 min，弃上清液；加入一定体积的 5%CS-DMEM（高糖）培养基悬浮细胞，彻底混匀。取 50 μl 0.2% 的锥虫蓝染液对细胞进行染色，吹打混匀后，取 20 μl 染色后的细胞悬液，置于细胞计数板加样池中，用 Countstar 自动细胞计数仪检测细胞浓度（个/ml）。根据细胞浓度检测结果，用 5%CS-DMEM（高糖）培养基调整细胞浓度至 $3×10^5$/ml，100 μl/孔加入 96 孔细胞培养板中，37℃ 5%CO$_2$ 二氧化碳培养箱中培养 6～8 h 待其充分贴壁。

2. rBmpA 诱导小鼠神经小胶质细胞株 BV$_2$ 活化分泌趋化因子的作用研究

待细胞完

全贴壁后，弃上清液；分别加入不同刺激物作用于细胞，实验分为4组（正常对照组、LPS对照组、20 μg/ml和10 μg/ml rBmpA实验组），每组设5个复孔。正常对照组每孔加入100 μl 5%CS-DMEM（高糖）培养基；LPS对照组每孔加入100 μl LPS（1μg/ml）；两个实验组分别加入浓度为20 μg/ml和10 μg/ml的rBmpA，100 μl/孔。各组细胞分别在刺激6 h、12 h、24 h后收集细胞培养上清液。收集细胞上清液后的细胞培养板上，加入RNAiso plus，制备细胞裂解液，150 μl/孔。充分裂解细胞后收集各时间点的细胞，存放于经去RNA酶处理的离心管中，注意整个过程在冰上操作。

细胞培养上清液，12 h和24 h两个时间点，各组均取150 μl，干冰保存，运至广州瑞博奥生物科技有限公司进行检测，分析蛋白芯片结果后选取需要进一步研究的目标趋化因子。

3. rBmpA刺激小鼠神经小胶质细胞株BV$_2$产生趋化因子的蛋白芯片检测

（1）玻片芯片的完全干燥：将玻片芯片从盒子中取出来，在室温平衡1 h后，将包装袋打开，揭开密封条，然后将芯片放在真空干燥器或者室温下干燥1～2 h。

（2）标准品的配制

1）细胞因子标准品梯度稀释（图8-4）。

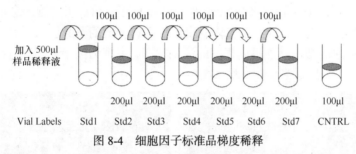

图8-4　细胞因子标准品梯度稀释

2）添加500μl的样品稀释液到细胞因子标准混合物的小管中，重新溶解标准品。打开小管前，先快速地离心，轻轻地上下吹打溶解粉末，标记这个小管为Std 1。

3）分别标记6个干净的离心管为Std2、Std3到Std7，添加100μl的样品稀释液到每个小管中。

4）抽取100μl的Std 1加入到Std2中轻轻混合，然后从Std 2中抽取100μl加入到Std 3中，如此梯度稀释至Std7。

5）抽取100μl的样品稀释液到另一个新的离心管中，标记为CNTRL，作为阴性对照。

（3）芯片操作流程

1）每个孔中加100μl的样品稀释液，室温摇床上孵育1 h，封闭定量抗体芯片。

2）抽去每个孔中的缓冲液，添加100μl的标准液和原始样品到孔中，4℃过夜孵育。

3）清洗

A. 抽去每个孔中的标准品或样品，1×洗液Ⅰ清洗8次，每次10 min室温摇床振荡，每孔150μl的1×洗液Ⅰ，每次清洗要抽干净洗液，用去离子水稀释20×洗液Ⅰ。

B. 抽去每个孔中的1×洗液Ⅰ，加入1×洗液Ⅱ清洗8次，每次5 min室温摇床振荡，每孔150μl的1×洗液Ⅱ，每次清洗要抽干净洗液，用去离子水稀释20×洗液Ⅱ。

4）检测抗体混合物的孵育：离心检测抗体混合物小管，然后加入1.4 ml的样品稀释液，混合均匀后再次快速离心。添加80μl的检测抗体到每个孔中，RT摇床上孵育1.5 h。

5）清洗：抽去每个孔中的检测抗体，1×洗液Ⅰ清洗8次，每次10 min室温摇床振荡，每孔 150μl 的 1×洗液Ⅰ，每次清洗要抽干净洗液，然后加入 1×洗液Ⅱ清洗 8 次，每次 5 min 室温摇床振荡，每孔 150μl 的 1×洗液Ⅱ，每次清洗要抽干净洗液。

6）Cy3-链霉亲和素的孵育：离心 Cy3-链霉亲和素小管，然后加入 1.4 ml 的样品稀释液，混合均匀后再次快速离心。添加 80μl 的 Cy3-链霉亲和素到每个孔中，用铝箔纸包住玻片避光孵育，RT 摇床上孵育 1 h。

7）清洗：抽去每个孔中的 Cy3-链霉亲和素，1×洗液Ⅰ清洗 8 次，每次 10 min 室温摇床振荡，每孔 150μl 的 1×洗液Ⅰ，每次清洗要抽干净洗液。然后，加入 1×洗液Ⅱ清洗 8 次，每次 5 min 室温摇床振荡，每孔 150μl 的 1×洗液Ⅱ，每次清洗要抽干净洗液。

8）荧光检测：①将玻片框架拆掉，小心不要用手接触到玻片印制抗体的一面。②采用激光扫描仪，如 Axon GenePix 扫描信号，采用 Cy3 或者绿色通道（激发频率=532nm）。

9）采用 QAM-CHE-1 的数据分析软件来进行数据分析。

（三）实验结果

1. rBmpA 诱导小鼠神经小胶质细胞株 BV₂ 活化后细胞形态观察结果 细胞刺激后 24 h，普通倒置显微镜下观察各组细胞的形态，可见正常对照组细胞形态正常，以细长的梭形或椭圆形为主，胞体饱满，从胞体分出细长而有分支的突起。LPS 对照组、20 μg/ml 及 10 μg/ml 实验组的细胞呈现不同程度的活化状态，表现为细胞变圆、细胞突出变短甚至消失，成簇生长，细胞膜尚完整（图 8-5）。

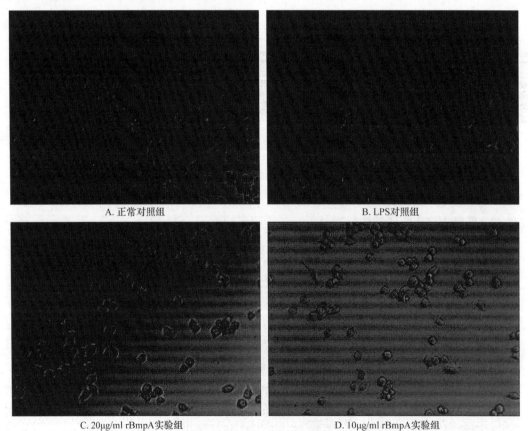

A. 正常对照组　　　　　　　　　　　　　　B. LPS对照组

C. 20μg/ml rBmpA实验组　　　　　　　　D. 10μg/ml rBmpA实验组

图 8-5　BV₂ 细胞形态（10×100）

2. 蛋白芯片检测结果　由广州瑞博奥生物科技有限公司检测 25 种趋化因子含量的蛋白芯片，结果如表 8-5 所示。

表8-5　蛋白芯片检测25种趋化因子含量　　　　　单位：pg/ml

旧名	系统命名	分类	12 h-阴性对照组	12 h-LPS对照组	12 h-10 μg/ml 实验组	12 h-20 μg/ml 实验组	24 h-阴性对照组	24 h-LPS对照组	24 h-10 μg/ml 实验组	24 h-20 μg/ml 实验组
RANTES	CCL5	CCL 类	252.6	1 506.2	1 334.7	2 636.0	347.6	1 901.2	1 914.2	2 712.6
MDC	CCL22	CCL 类	25	974.6	247.1	395.5	75.9	2215.1	442.6	844.5
Eotaxin	CCL11	CCL 类	9.7	0.8	1.8	3.4	5.1	3.7	0.0	0.0
Eotaxin-2	CCL24	CCL 类	594.3	205.5	241.9	223.0	2056.6	556.4	935.9	894.7
MCP-1	CCL2	CCL 类	52.5	79.8	68.5	76.9	79.5	128.0	105.5	87.1
MCP-5	CCL12	CCL 类	476.6	2 679.5	1 703.6	2 243.7	1 023.8	3 589.0	1 892.8	2 890.2
CTACK	CCL27	CCL 类	174.2	163.6	148.7	269.6	133.3	834.4	243.9	263.6
MIP-1α	CCL4	CCL 类	16 203.1	8 031.2	8 987.7	13 844.0	17 123.0	14 179.6	11 929.4	15 085.8
MIP-1γ	CCL5	CCL 类	5 331.2	5 288.3	5 353.4	5 947.8	5 594.2	5 289.5	5 215.8	5 903.1
6Ckine	CCL21	CCL 类	74.7	93	82.5	118.7	135.8	198.5	119.5	147
MIP-3α	CCL20	CCL 类	0	59.2	5.9	20.4	0.0	111.7	5.8	21.9
MIP-2β	CCL9	CCL 类	0.2	0.9	0.5	1.2	0.8	1.0	0.3	0.9
TARC	CCL17	CCL 类	19.8	325.3	46.6	68.8	25.3	579.3	66.3	164.3
TCA-3	CCL1	CCL 类	1.6	1.9	2.1	3.3	2.9	2.3	2.6	3.4
TECK	CCL25	CCL 类	459.1	547.4	575.6	551.6	381.6	964.4	497.6	921.6
MIP-2	CXCL2	CXC 类	35.3	2 956.7	2 751.0	2 857.9	85.0	3 015.4	2 921.6	2 661.9
BLC	CXCL13	CXC 类	30.9	64.4	67.8	76.8	159.6	211.4	172.9	149.9
SR-PSOX	CXCL16	CXC 类	1.1	1.6	1.6	2.6	2.2	4.0	2.7	4.2
I-TAC	CXCL11	CXC 类	165.4	203.1	174.6	177.2	197.2	234.7	192.9	182.6
KC	CXCL1	CXC 类	0	3.5	0.0	4.0	0.0	7.4	1.0	2.1
LIX	CXCL5	CXC 类	17.2	22.4	13.2	34.5	47.1	38.0	26.8	44.5
MIG	CXCL9	CXC 类	0.3	0.0	0.0	5.1	0.0	0.0	15.3	2.2
PF4	CXCL4	CXC 类	3 311.8	4 405.9	3 416.3	3 814.3	6 548.6	5 702.7	6 291.4	6 244.5
SDF-1α	CXCL12	CXC 类	44.5	334.3	155.4	119.6	177.0	131.2	55.1	206.9
Fractalkine	CX3CL1	CX3C 类	0	0.0	0.0	0.0	0.0	36.3	0.0	0.0

（四）讨论

对检测的 25 种不同的趋化因子分类，可归为 CCL 类、CXC 类、CX3C 类 3 种。其中前两类的趋化因子的含量在 rBmpA 蛋白刺激后有不同程度的增高。rBmpA 实验组数据是阴性对照组≥1.5 倍的共有 9 种，属于 CCL 类：CCL5（RANTES）、CCL22（MDC）、CCL17（TARC）、CCL12（MCP-5）、CCL20（MIP-3α）；属于 CXC 类：CXCL2（MIP-2）、CXCL12（SDF-1α）、CXCL13（BLC）、CXCL16（SR-PSOX）。

（五）结论

从 rBmpA 实验组数据是阴性对照组 1.5 倍以上的 9 种趋化因子中选取 4 种进行进一步研究。CCL 类中选择两种：CCL5（RANTES）、CCL22（MDC）。CXC 类中选择两种：CXCL2

（MIP-2）、CXCL13。

二、酶联免疫吸附试验检测 rBmpA 刺激小鼠神经小胶质细胞株 BV$_2$ 产生趋化因子的影响

酶联免疫吸附试验是一种抗原、抗体免疫反应和酶的高效催化作用结合起来的试验方法。1971 年，瑞典学者 Engvail 和 Perlmann，荷兰学者 van Schuurs 分别报道将免疫技术发展为检测体液中微量物质的固相免疫测定方法，称为 ELISA[19]。其基本原理是酶分子与抗体或抗抗体分子共价结合，此种结合不会改变抗体的免疫学特性，也不影响酶的生物学活性。此种酶标记抗体可与吸附在固相载体上的抗原或抗体发生特异性结合。滴加底物溶液后，底物可在酶作用下使其所含的供氢体由无色的还原型变成有色的氧化型，出现颜色反应。因此，可通过底物的颜色反应来判定有无相应的免疫反应，颜色反应的深浅与标本中相应抗体或抗原的量成正比。此种显色反应可通过 ELISA 检测仪进行定量测定，这样就将酶化学反应的敏感性和抗原抗体反应的特异性结合起来，使 ELISA 方法成为一种既特异又敏感的检测方法[20]。

rBmpA 蛋白刺激小鼠小胶质细胞株 BV$_2$ 的细胞上清液已在第一步取得，本部分用 ELISA 方法检测趋化因子 CXCL2、CCL22、CCL5、CXCL13 的相对含量，探讨 rBmpA 蛋白刺激小鼠小胶质细胞株 BV$_2$ 产生趋化因子的影响。

（一）实验材料

1. 主要仪器（表 8-6）

表 8-6　主要仪器

仪器	厂商
Haier 立式冷藏柜（SC-316）	青岛海尔特种电冰柜有限公司
Haier 卧式低温冷柜（DW 40W100）	青岛海尔医用低温科技有限公司
Thermo 超低温冰箱（907）	Thermo Fisher Scientific
Heal Force 二氧化碳培养箱（HF90）	上海立申科学仪器有限公司
Heal Force Water Purification System（NW10VF）	Shanghai Canrex Analytic Instrument Co，Ltd
双人单面净化工作台（SW-CJ-2FD）	苏州净化设备有限公司
Mshot 倒置显微镜（MI12）	广州明美科技有限公司
低速离心机（LC-4012）	科大创新股份有限公司中佳分公司
SIGMA 小型台式高速离心机（1-14）	德国 SIGMA 公司
FASTPETTE 电动移液控制器（V-2）	美国 Labnet 公司
DELL 一体电脑（inspiron ONE 2020）	戴尔（中国）有限公司
工业用二氧化碳	昆明天贝特种气体有限公司
生化培养箱（SHP-250）	上海森信实验仪器有限公司
Cryo 1℃ Freezing Container（5100-0001）	美国 NALGENE 公司
Reagent Reservoirs/Tip-Tub	德国 Original Eppendorf 公司
mLine 单道手动可调移液器	百得实验室仪器（苏州）有限公司
Microplate Reader（iMark）	美国 Bio-Rad 公司
DRAGONMED TopPette8-Channel Pipettor	大龙医疗设备有限公司
电热恒温水温箱（HH-W21-Cu600）	上海医疗器械七厂
电子天平（AL204）	梅特勒-托利多仪器（上海）有限公司
Countstar 自动细胞计数仪（IC1000）	上海睿钰生物科技有限公司
显微镜	Leica Microscope 公司
立式压力灭菌锅	上海博讯医疗生物仪器股份有限公司

续表

仪器	厂商
旋涡混合器（QL-901）	海门市其林贝尔仪器制造有限公司
雪花制冰机（FM50）	北京长流科学仪器公司
5 ml constar. STRIPETTE（4487）	Corning Incorporated
10 ml constar. STRIPETTE（4488）	Corning Incorporated
25 ml constar. STRIPETTE（4489）	Corning Incorporated
50 ml Poypropylene Pipette（KG1461）	KIRGEN Solutions For Science
15 ml Poypropylene Conical Centrifuge Tube（KG2621）	KIRGEN Solutions For Science
50 ml Poypropylene Conical Centrifuge Tube（KG2621）	KIRGEN Solutions For Science
Tissue Culture Plate 96 well（TCP-011-096）	Guangzhou Jet Bio-Filtration Products Co.，Ltd
1.5 ml Microcentrifuge Tubes（KG2211）	KIRGEN Solutions For Science
100～1000 µl Tips（KG1313）	KIRGEN Solutions For Science
1～200 µl Tips（KG1212）	KIRGEN Solutions For Science
Filter Unit（0.22µm）	Merck Millipore Ltd
CORNING 75 cm² Cell Culture Flask，Canted Neck（430641）	Corning Incorporated
CORNING 25 cm² Cell Culture Flask，Canted Neck（430639）	Corning Incorporated
50 ml 一次性使用无菌配药用注射器	江西庐乐医疗器械集团有限公司
一次性使用口罩	江西诚康医疗器械集团有限公司
一次性使用医用帽子	扬州洋生医药科技有限公司
五分乳胶手套	海门市扬子医疗器械有限公司
清风擦手纸	金红叶纸业集团有限公司

2. 主要试剂（表 8-7）

表 8-7　主要试剂

试剂	厂商/来源
小鼠神经小胶质细胞株 BV$_2$	昆明医科大学生物工程中心
伯氏疏螺旋体重组膜蛋白 A	由本实验室纯化获得
DMEM（高糖）培养基	美国 GIBCO 公司
小牛血清	美国 GIBCO 公司
TRYPSIN 0.25%（1×）溶液	美国 GIBCO 公司
磷酸盐缓冲液（1×，SH30256.01B）	赛默飞世尔生物化学制品（北京）有限公司
脂多糖（L-2880）	Sigma-Aldrich，Inc.
RNAiso plus	TaKaRa 大连宝生物公司
二甲基亚砜	西陇化工股份有限公司
75%乙醇消毒液	昆明南天化工药业有限公司
青霉素/链霉素（10 000U/ml 或 10mg/ml，BS732）	生工生物工程（上海）股份有限公司
锥虫蓝（TT1140）	生工生物工程（上海）股份有限公司
异丙醇	天津市风船化学试剂科技有限公司
Mouse MIP-2 ELISA kit	美国 RayBiotech 公司
Mouse MDC ELISA kit	美国 RayBiotech 公司
Mouse RANTES ELISA kit	美国 RayBiotech 公司
Mouse CXCL13 ELISA kit	美国 RD 公司

3. 主要溶液试剂配制　同本章第三节—（一）。

4. 样本收集　本章第三节—（二）取得的细胞培养上清液。

（二）实验方法

1. ELISA 检测 rBmpA 刺激小鼠神经小胶质细胞株 BV$_2$ 产生趋化因子的影响　操作步骤严格按照试剂盒说明书进行，每个样本均设复孔，用酶标仪读取 450nm 波长的吸光度值

（OD$_{450}$），根据标准品的已知浓度及相应 OD$_{450}$，用 Curve Expert1.3 软件制作标准曲线并计算样本中各趋化因子的相对浓度。

2. 统计学处理 采用 SPSS17.0、Graphpad Prism 6.0 软件进行统计分析与作图，各组数据均采用均数±标准差描述，单因素方差分析统计。$P<0.05$ 表示差异显著；$P<0.01$ 差异极其显著；$P>0.05$ 表示无统计学差异。

（三）实验结果

1. rBmpA 诱导小鼠神经小胶质细胞株 BV$_2$ 活化分泌释放趋化因子 CXCL2 的检测结果
分别在培养细胞 12 h、24 h 后收集各组细胞培养上清液进行趋化因子 CXCL2 ELISA 检测。实验结果显示：相同时间中，LPS 对照组及不同浓度（20 μg/ml 和 10 μg/ml）的 rBmpA 实验组细胞上清液中的趋化因子 CXCL2 含量（pg/ml）与正常对照组比较差距具有统计学意义，浓度明显升高；随着 rBmpA 浓度的增加，细胞上清液中的趋化因子 CXCL2 含量（pg/ml）差异有统计学意义。结果表明 1μg/ml LPS，20 μg/ml 及 10 μg/ml rBmpA 均可显著诱导小鼠神经小胶质细胞株 BV$_2$ 细胞活化分泌释放趋化因子 CXCL2；随着 rBmpA 浓度的增加，BV$_2$ 细胞趋化因子 CXCL2 的表达水平呈浓度依赖性上调（表 8-8、图 8-6）。

不同时间点相同组的比较，随着 LPS 作用时间的延长，BV$_2$ 细胞趋化因子 CXCL2 的表达水平呈时间依赖性上调（表 8-8、图 8-7）。

表 8-8 小鼠神经胶质瘤（BV$_2$）细胞培养上清液 CXCL2 检测结果 单位：pg/ml

分组	12 h	24 h
阴性对照组	366.20±35.15$^{\triangle\triangle}$	475.00±45.05$^{\triangle\triangle}$
LPS（1μg/ml）	8762.00±796.80$^{**/\triangle\triangle}$	12255.00±756.90$^{**/\triangle\triangle}$
rBmpA（10 μg/ml）	639.40±46.35$^{**/\triangle}$	628.60±25.02$^{**/\triangle}$
rBmpA（20 μg/ml）	1301.00±106.60**	1237.00±83.98**

注：** 与阴性对照组比较，差异有统计学意义，$P<0.01$；△ 与 rBmpA 20 μg/ml 组比较有统计学意义，$P<0.05$；△△ 与 rBmpA 20 μg/ml 组比较，差异有统计学意义，$P<0.01$

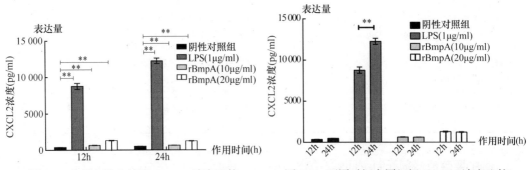

图 8-6 各组细胞上清液 CXCL2 浓度比较　　图 8-7 不同时间点同组间 CXCL2 浓度比较

2. rBmpA 诱导小鼠神经小胶质细胞株 BV$_2$ 活化分泌释放趋化因子 CCL22 的检测结果
分别在培养细胞 12 h、24 h 后收集各组细胞培养上清液进行趋化因子 CCL22 ELISA 检测。实验结果显示：相同时间中，LPS 对照组及不同浓度（20 μg/ml 和 10 μg/ml）的 rBmpA

实验组细胞上清液中的趋化因子 CCL22 含量（pg/ml）与正常对照组比较差距具有统计学意义，浓度明显升高；随着 rBmpA 浓度的增加，细胞上清液中的趋化因子 CCL22 含量（pg/ml）差异有统计学意义。结果表明 1μg/ml LPS，20 μg/ml 及 10 μg/ml rBmpA 均可显著诱导小鼠神经小胶质细胞株 BV$_2$ 细胞活化分泌释放趋化因子 CCL22。随着 rBmpA 浓度的增加，BV$_2$ 细胞趋化因子 CCL22 的表达水平呈浓度依赖性上调（表 8-9、图 8-8）。

不同时间点相同组的比较，随着 LPS 作用时间的延长，BV$_2$ 细胞趋化因子 CCL22 的表达水平呈时间依赖性上调（表 8-9、图 8-9）。

表 8-9　小鼠神经胶质瘤（BV$_2$）细胞培养上清液 CCL22 检测结果　　　单位：pg/ml

分组	12 h	24 h
阴性对照组	17.6126±0.4762	18.2376±0.36822
LPS（1μg/ml）	49.5250±11.16070[**/△△]	111.0260±12.67379[**/△△]
rBmpA（10 μg/ml）	21.8334±0.96811[**/△]	31.7896±3.01758[**/△]
rBmpA（20 μg/ml）	28.3117±1.47479[**]	44.3795±6.3364[**]

注：** 与阴性对照组比较，差异有统计学意义，$P<0.01$；△与 rBmpA 20 μg/ml 组比较有统计学意义，$P<0.05$；△△与 rBmpA 20 μg/ml 组比较，差异有统计学意义，$P<0.01$

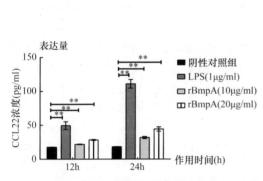

图 8-8　各组细胞上清 CCL22 浓度比较

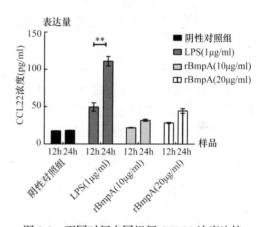

图 8-9　不同时间点同组间 CCL22 浓度比较

3. rBmpA 诱导小鼠神经小胶质细胞株 BV$_2$ 活化分泌释放趋化因子 CCL5 的检测结果　分别在培养细胞 12 h、24 h 后收集各组细胞培养上清液进行趋化因子 CCL5 ELISA 检测。实验结果显示：相同时间中，LPS 对照组及不同浓度（20 μg/ml 和 10 μg/ml）的 rBmpA 实验组细胞上清液中的趋化因子 CCL5 含量（pg/ml）与正常对照组比较差距具有统计学意义，浓度明显升高；随着 rBmpA 浓度的增加，细胞上清液中的趋化因子 CCL5 含量（pg/ml）差异有统计学意义。结果表明 1μg/ml LPS，20 μg/ml 及 10 μg/ml rBmpA 均可显著诱导小鼠神经小胶质细胞株 BV$_2$ 细胞活化分泌释放趋化因子 CCL5；随着 rBmpA 浓度的增加，BV$_2$ 细胞趋化因子 CCL5 的表达水平呈浓度依赖性上调（表 8-10、图 8-10）。

不同时间点相同组的比较，随着 LPS 作用时间的延长，BV$_2$ 细胞趋化因子 CCL5 的表达水平呈时间依赖性上调（表 8-10、图 8-11）。

表 8-10　小鼠神经胶质瘤（BV₂）细胞培养上清液 CCL5 检测结果　　　单位：pg/ml

分组	12 h	24 h
阴性对照组	68.34416±2.989379	71.72865±2.13498
LPS（1 μg/ml）	7352.72±44.5783[**/△]	7772.7±183.7782[**/△]
rBmpA（10 μg/ml）	644.114±31.80017[**/△]	846.3026±187.2767[**/△]
rBmpA（20 μg/ml）	2146.8±145.2308[**]	2532.915±113.9357[**]

注：[**] 与阴性对照组比较，差异有统计学意义，$P<0.01$；△ 与 rBmpA 20 μg/ml 组比较，差异有统计学意义，$P<0.01$

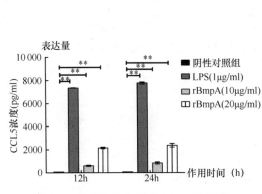

图 8-10　各组细胞上清液 CCL5 浓度比较

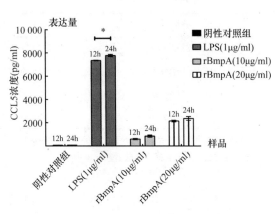

图 8-11　不同时间点同组间 CCL5 浓度比较

4. rBmpA 诱导小鼠神经小胶质细胞株 BV₂ 活化分泌释放趋化因子 CXCL13 的检测结果　分别在培养细胞 6 h 后收集各组细胞培养上清液进行趋化因子 CXCL13 ELISA 检测。实验结果显示：各组细胞上清液中趋化因子均未检测出。结果表明：6 h 时 rBmpA 作用于 BV₂ 细胞产生 CXCL13 的刺激作用不明显。

三、实时荧光定量 PCR 方法检测 rBmpA 对小鼠神经小胶质细胞株 BV₂ 作用产生趋化因子的影响

第 2 部分从蛋白的水平研究了 rBmpA 对小鼠神经小胶质细胞株 BV₂ 细胞作用产生趋化因子 CXCL2、CCL2、CCL5、CXCL13 的影响。本部分采用实时荧光定量 PCR（RT-PCR）法从 RNA 水平研究与第 2 部分相对应的 4 个趋化因子产生的情况。RT-PCR 就是通过对 PCR 扩增反应中每一个循环产物荧光信号的实时检测从而实现对起始模板定量及定性的分析，其基本程序是提取基因组总 RNA 并将 mRNA 反转录成 cDNA，然后以 cDNA 为模板，采用待测基因的引物和管家基因（作为样品之间 RNA 总含量一致性参照）引物进行 PCR 扩增，电泳分析待测基因的表达量。RT-PCR 主要有荧光染料掺入法（SYBR Green）和探针法（TaqMan）。

本实验采用荧光染料掺入法（SYBR Green）检测趋化因子 CXCL2、CCL22、CCL5、CXCL13 基因 mRNA 的转录水平，每个样本均设两个复孔，用 qRT-PCR 仪测定阈值循环数（cycle threshold，Ct），计算 mRNA 相对表达量，进行相对定量分析。与第 2 部

分相互补充，进一步探讨 rBmpA 对小鼠神经小胶质细胞株 BV_2 细胞作用产生趋化因子的影响。

（一）材料

1. 主要仪器（表 8-11）

表 8-11　主要仪器

仪器	厂商
Haier 立式冷藏柜（SC-316）	青岛海尔特种电冰柜有限公司
Haier 卧式低温冷柜（DW 40W100）	青岛海尔医用低温科技有限公司
Thermo 超低温冰箱（907）	Thermo Fisher Scientific
Heal Force 二氧化碳培养箱（HF90）	上海立申科学仪器有限公司
Heal Force Water Purification System（NW10VF）	Shanghai Canrex Analytic Instrument Co，Ltd
双人单面净化工作台（SW-CJ-2FD）	苏州净化设备有限公司
Mshot 倒置显微镜（MI12）	广州明美科技有限公司
低速离心机（LC-4012）	科大创新股份有限公司中佳分公司
SIGMA 小型台式高速离心机（1-14）	德国 SIGMA 公司
FASTPETTE 电动移液控制器（V-2）	美国 Labnet 公司
DELL 一体电脑（inspiron ONE 2020）	戴尔（中国）有限公司
工业用二氧化碳	昆明天贝特种气体有限公司
生化培养箱（SHP-250）	上海森信实验仪器有限公司
Cryo 1℃ Freezing Container（5100-0001）	美国 NALGENE 公司
Reagent Reservoirs/Tip-Tub	德国 Original eppendorf 公司
mLine 单道手动可调移液器	百得实验室仪器（苏州）有限公司
Microplate Reader（iMark）	美国 Bio-Rad 公司
DRAGONMED TopPette8-Channel Pipettor	大龙医疗设备有限公司
电热恒温水温箱（HH-W21-Cu600）	上海医疗器械七厂
电子天平（AL204）	梅特勒-托利多仪器（上海）有限公司
Countstar 自动细胞计数仪（IC1000）	上海睿钰生物科技有限公司
显微镜	Leica Microscope 公司
立式压力灭菌锅	上海博迅医疗生物仪器股份有限公司
旋涡混合器（QL-901）	海门市其林贝尔仪器制造有限公司
雪花制冰机（FM50）	北京长流科学仪器公司
DK-10D 型电热恒温水槽	上海百典仪器设备有限公司
CFX 96™ Real-Time PCR 仪	美国 Bio-Rad 公司
核酸蛋白检测仪	美国 BDTND 公司
5 ml constar STRIPETTE（4487）	Corning Incorporated

仪器	厂商
10 ml constar. STRIPETTE（4488）	Corning Incorporated
25 ml constar. STRIPETTE（4489）	Corning Incorporated
50 ml Poypropylene Pipette（KG1461）	KIRGEN Solutions For Science
15 ml Poypropylene Conical Centrifuge Tube（KG2621）	KIRGEN Solutions For Science
50 ml Poypropylene Conical Centrifuge Tube（KG2621）	KIRGEN Solutions For Science
Tissue Culture Plate 96 well（TCP-011-096）	Guangzhou Jet Bio-Filtration Products Co.，Ltd
1.5 ml Microcentrifuge Tubes（KG2211）	KIRGEN Solutions For Science
100～1000 μl Tips（KG1313）	KIRGEN Solutions For Science
1～200 μl Tips（KG1212）	KIRGEN Solutions For Science
Filter Unit（0.22μm）	Merck Millipore Ltd
CORNING 75 cm² Cell Culture Flask，Canted Neck（430641）	Corning Incorporated
CORNING 25 cm² Cell Culture Flask，Canted Neck（430639）	Corning Incorporated
50 ml 一次性使用无菌配药用注射器	江西庐乐医疗器械集团有限公司
一次性使用口罩	江西诚康医疗器械集团有限公司
一次性使用医用帽子	扬州洋生医药科技有限公司
五分乳胶手套	海门市扬子医疗器械有限公司
清风擦手纸	金红叶纸业集团有限公司

2. 主要试剂（表 8-12）

表 8-12　主要试剂

试剂	厂商/来源
小鼠神经小胶质细胞株 BV$_2$	昆明医科大学生物工程中心
伯氏疏螺旋体重组膜蛋白 A	由本实验室纯化获得
DMEM（高糖）培养基	美国 GIBCO 公司
小牛血清	美国 GIBCO 公司
TRYPSIN 0.25%（1×）溶液	美国 GIBCO 公司
磷酸盐缓冲液（1×，SH30256.01B）	赛默飞世尔生物化学制品（北京）有限公司
脂多糖（L-2880）	Sigma-Aldrich，Inc.
RNAiso plus	TaKaRa 大连宝生物公司
二甲基亚砜	西陇化工股份有限公司
75%乙醇消毒液	昆明南天化工药业有限公司
青霉素（10 000U/ml）/链霉素（10mg/ml）溶液（BS732）	生工生物工程（上海）股份有限公司
锥虫蓝（TT1140）	生工生物工程（上海）股份有限公司
异丙醇	天津市风船化学试剂科技有限公司
cDNA 第一链合成试剂盒	TaKaRa 大连宝生物公司
SYBR 荧光定量试剂	TaKaRa 大连宝生物公司
氯仿	天津市化学试剂一厂
无水乙醇	天津市大茂化学试剂厂
RNase-free water	TaKaRa 大连宝生物公司
引物合成	生工生物工程（上海）股份有限公司

3. **主要溶液试剂配制** 同本章第三节一、（一）3.部分。

4. **样本收集** 本章第三节一、（二）部分收集的细胞裂解液。

（二）实验方法

1. 小鼠神经小胶质细株 BV$_2$ 细胞总 RNA 提取

1）将冻存的已加入 Trizol 的细胞裂解液样本取出，4℃解冻。

2）4℃12 000 r/min 离心 10 min，取上清液，弃沉淀。

3）按 200 μl 氯仿/ml Trizol 加入氯仿，振荡混匀，室温放置 15 min。

A. 禁用旋涡振荡器，以免基因组 DNA 断裂。

B. 样品若蛋白含量较高，可重复抽提一次。

4）4℃ 12 000 r/min 离心 15 min。

5）吸取上层水相，至另一离心管中。

A. 千万不要吸取中间界面。

B. 若同时提取 DNA 和蛋白质，则保留下层酚相存于4℃冰箱，若只提 RNA，则弃下层酚相。

6）加入吸入上清量的 0.7～1.0 倍体积的异丙醇，–20℃过夜。

7）4℃12 000 r/min 离心 10 min，弃上清液，RNA 沉于管底。

8）按 1 ml 75%乙醇/ml Trizol 加入 75%乙醇，温和振荡离心管，悬浮沉淀。

9）4℃12 000 r/min 离心 5 min，尽量弃上清液。

10）室温晾干或真空干燥 5 min。用 20 μl DEPC 处理的双蒸水溶解 RNA 样品，放置 5 min（RNA 样品不要过于干燥，否则很难溶解）。

2. 基因组总 RNA 品质检测

取 2μl 基因组总 RNA 加入至核酸蛋白检测仪检测孔中，测定其浓度与纯度，RNA 应在 OD$_{260}$ 处有显著吸收峰，检测时 OD$_{260}$ 值在 0.1～1.0 时数值较准确。RNA 浓度（ng/μl）=OD$_{260}$×40×稀释倍数；纯度 OD$_{260}$/OD$_{280}$=1.7～2.1。将高品质的 RNA 放入–80℃冰箱保存或进行反转录后放入–80℃冰箱保存备用。

3. cDNA 第一链合成

反转录操作步骤（冰上操作）

（1）去除基因组 DNA 反应

5×gDNA Eraser Buffer	2μl
gDNA Eraser	1μl
Total RNA	7μl
Total	10 μl

反应条件：42℃ 2 min

（2）反转录反应

步骤 1 的反应液	10 μl
PrimeScript RT Enzyme Mix I	1μl
RT Primer Mix	1μl
5×PrimeScript Buffer 2（for Real Time）	4μl
RNase Free dH$_2$O	4μl
Total	20 μl

反应条件：37℃　　15 min

85℃　　5s

4. SYBR Green 荧光定量 PCR 检测（冰上操作）

（1）参照文献，设计引物：

1）目的基因（CXCL2）

上游引物 F：5′-CACTCTCAAGGGCGGTCAAA-3′

下游引物 R：5′-GCTCCTCCTTTCCAGGTCAGTTA-3′

目的基因（CCL22）

上游引物 F：5′-GCAGGTCTGGGTGAAGAAGCT-3′

下游引物 R：5′-GGAGGTGAGTAAAGGTGGCGTC-3′

目的基因（CCL5）

上游引物 F：5′-GTGTGTGCCAACCCAGAGAAGAA-3′

下游引物 R：5′-GGCAGGACTAGAGCAAGCAATGA-3′

目的基因（CXCL13）

上游引物 F：5′- TTCTGGAAGCCCATTACACAAA-3′

下游引物 R：5′- CCATTTGGCACGAGGATTCA-3′

2）内参基因（GAPDH）

上游引物 F：5′-TCCCAGAGCTGAACGGGAAG-3′

下游引物 R：5′-TCAGTGGGCCCTCAGATGC-3′

（2）设计好的引物序列送至生工生物工程（上海）股份有限公司进行引物合成。合成好的引物需按照说明书要求用 RNase-free dH$_2$O 将浓度稀释至 10 μmol/L。

（3）qRT-PCR 反应体系（20 μl）：

SYBR® *Premix Ex Taq* Ⅱ（Tli RNase H Plus）（2×）	10 μl
PCR 上游引物（10 μmol/L）	0.4 μl
PCR 下游引物（10 μmol/L）	0.4 μl
ROX 参比染料（50×）	0.4 μl
DNA 模板	2 μl
RNase-free dH$_2$O	6.8 μl
Total	20 μl

（4）qRT-PCR 反应条件：（两步法）

预变性	50℃	2 min
	95℃	10 min
PCR 反应	95℃	15s ⎫
	59.8℃	30s ⎭ 共40个循环
分离阶段	65～95℃	

（注：目的基因与内参基因除引物序列不同，其他反应体系和反应条件均相同。每个样本目的基因和内参基因均做 2 个复孔。）

（5）结果判定标准：根据 Bio-Rad CFX96TM 软件得出 Ct 值，目的基因 Ct 值范围为 15～35，内参基因 Ct 值范围为 15～25，利用计算基因相对表达量来进行相对定量分析。同时观察样本扩增曲线和融解曲线是否只有一个单峰。

5. **统计学分析**　该资料为完全随机设计多组计量资料，实验结果呈正态分布，用均数 ±标准差（$\bar{x} \pm s$）表示，采用 Prism 6.0 统计软件进行单因素方差分析。$P<0.05$ 时，差异有统计学意义。

（三）实验结果

1. **扩增曲线**　qRT-PCR 反应中，引入了一种荧光化学物质，随着 PCR 反应的进行，PCR 反应产物不断累积，荧光信号强度也等比例增加。每经过一个循环，收集一个荧光强度信号，然后通过荧光强度变化监测产物量的变化，从而得到一条荧光扩增曲线。一般而言，荧光扩增曲线分为三个阶段：荧光背景信号阶段（基线期）、荧光信号指数扩增阶段（指数期）和平台期。在基线期，扩增的荧光信号被荧光背景信号掩盖，无法判断产物量的变化。在平台期，扩增产物不呈指数级增加，其终产物量与起始模板量之间无线性关系，不能根据最终 PCR 产物量计算起始拷贝数。只有在指数期，PCR 产物量的对数值与起始模板量存在线性关系，可选择此阶段进行定量分析（如图 8-12 所示，横坐标为循环数，纵坐标为反应过程中实时荧光强度，RUF 为相对荧光强度单位）。

SYBR 扩增曲线分析：

1）曲线拐点清楚，扩增曲线整体平行性好，基线平而无上扬现象。

2）标准的基线平直或略微下降，无明显上扬趋势。

3）各管的扩增曲线平行性好，表明各反应管的扩增效率相近。

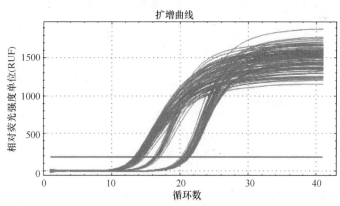

图 8-12　荧光定量 PCR 扩增曲线

2. **熔解曲线**　由于 SYBR Green 是一种双链 DNA 结合染料，能非特异地掺入到双链中去，导致假阳性出现，影响定量结果，多在一般 PCR 反应完成后增加一条熔解曲线，对 PCR 产物进行特异性检测，以区分由产物和本底造成的荧光信号。熔解曲线的设置是在整个 PCR 完成后进行，从 65℃升至 95℃，每当升高单位温度，仪器会自动收集荧光信号，得到的熔解曲线随着温度的升高，双链 DNA 的解链，荧光信号不断降低，在 T_m 值（双链 DNA 解链 50% 的温度）下降速度最快（图 8-13），将温度与荧光强度的变化求导，即得到单峰的熔解曲线（图 8-14）。

　　熔解曲线不但可以评价反应的特异性，还可作为引物与模板匹配程度，引物设计评价等的参考，同时还可利用熔解曲线进行突变体的检测及 SNPs 分析等。

SYBR Green 熔解曲线分析：

1）单一峰时，无非特异性荧光，定量准确（即说明引物特异性好，扩增产物单一）。

2）出现杂峰时，其他产物出现非特异性荧光，定量不准确。

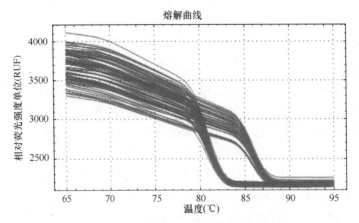

图 8-13　荧光定量 PCR 熔解曲线原始图

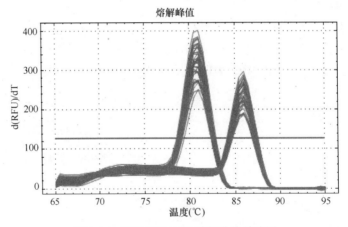

图 8-14　荧光定量 PCR 熔解曲线单峰图

　　3. 趋化因子基因 mRNA 转录水平的差异　Ct 值为每个反应管内的荧光信号达到设定的阈值时所经历的循环数。每个模板的 Ct 值与该模板的起始拷贝数的对数存在线性关系，起始拷贝数越多，Ct 值越小，反之亦然。实验结果通过基因相对表达量的计算进行相对定量分析，其公式为：基因相对表达量=$2^{内参Ct值-目的Ct值}$。

　　（1）*CXCL2* 基因 mRNA 相对表达量：分别在培养细胞 12 h、24 h 后收集各组细胞裂解液，提取细胞总 mRNA，进行趋化因子 *CXCL2* 基因 mRNA RT-PCR 检测。实验结果显示：相同时间中，LPS 实验对照组及不同浓度（20 μg/ml 和 10 μg/ml）的 rBmpA 实验组细胞的 *CXCL2* 基因 mRNA 相对表达量与正常对照组比较差异具有统计学意义，明显升高；随着 rBmpA 浓度的增加，细胞中趋化因子 *CXCL2* 基因 mRNA 相对表达量升高，差异有统计学意义。与 12 h 组相比，除阴性对照组外，其余各相应组比较，*CXCL2* 基因 mRNA

相对表达量差异有统计学意义，呈降低趋势（表 8-13、图 8-15、图 8-16）。

表 8-13　小鼠神经胶质瘤（BV₂）细胞 *CXCL2* 基因 mRNA 相对表达量的比较（均数 ± 标准差）

分组	12 h	24 h
阴性对照组	0.000 017 765±0.000 000 228 8	0.000 021 847 7±0.000 006 191 7
LPS（1μg/ml）	0.016 695 748 2 ±0.002 311 686 3[**/Δ]	0.018 711 284 1±0.004 230 466 0[**/Δ]
rBmpA（10 μg/ml）	0.000 549 501 7 ±0.000 193 525 9[**/Δ]	0.000 167 930 9±0.276 674 822 4[**/Δ]
rBmpA（20 μg/ml）	0.000 890 446 5 ±0.000 095 130 6[**]	0.000 399 164 9±0.000 086 222 5[**]

注：** 与空白对照组相比 *P*＜0.01，差异有统计学意义；Δ 与 rBmpA（20 μg/ml）相比 *P*＜0.01，差异有统计学意义

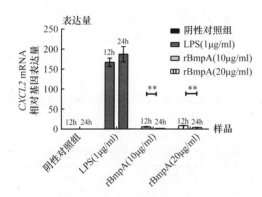

图 8-15　各组细胞 *CXCL2* 基因相对表达量

注：纵坐标图例为扩大 10 000 倍后的相对表达量

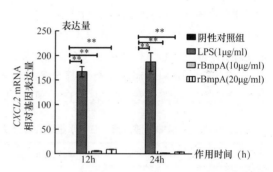

图 8-16　同组间不同时间点 *CXCL2* 基因相对表达量

注：纵坐标图例为扩大 10 000 倍后的相对表达量

（2）*CCL22* 基因 mRNA 相对表达量：分别在培养细胞 12 h、24 h 后收集各组细胞裂解液，提取细胞总 mRNA，进行趋化因子 *CCL22* 基因 mRNA 实时荧光定量 PCR 检测。实验结果显示：相同时间中，LPS 对照组及不同浓度（20 μg/ml 和 10 μg/ml）的 rBmpA 实验组细胞的 *CCL22* 基因 mRNA 相对表达量与正常对照组比较差距具有统计学意义，明显升高；随着 rBmpA 浓度的增加，细胞中趋化因子 *CCL22* 的基因 mRNA 相对表达量越高，差异有统计学意义。与 12 h 组相比，除阴性对照组 LPS 组外，其余各相应组比较，*CCL22* 基因 mRNA 相对表达量差异有统计学意义，呈降低趋势（表 8-14、图 8-17、图 8-18）。

表 8-14　小鼠神经胶质瘤（BV₂）细胞 *CCL22* 基因 mRNA 相对表达量（均数±标准差）

分组	12 h	24 h
阴性对照组	0.000 011 086 3 ±0.0000014465	0.000 011 213 8 ±0.000 002 373 7
LPS（1μg/ml）	0.0005023129 ±0.0000306513[**/Δ]	0.0006744101 ±0.0000648675 [**/Δ]
rBmpA（10 μg/ml）	0.0001129502 ±0.0000168273[**/Δ]	0.0000654902 ±0.0000026963 [**/Δ]
rBmpA（20 μg/ml）	0.0002259144 ±0.0000375077 [**]	0.0000797831 ±0.0000274720 [**]

注：** 与空白对照组相比 *P*＜0.01，差异有统计学意义；Δ 与 rBmpA（20 μg/ml）相比 *P*＜0.01，差异有统计学意义

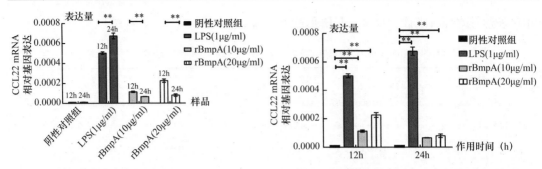

图 8-17　各组细胞 *CCL22* 基因相对表达量　　　图 8-18　同组间不同时间点 *CCL22* 基因相对表达量

（3）*CCL5* 基因 mRNA 相对表达量：分别在培养细胞 12 h、24 h 后收集各组细胞裂解液，提取细胞总 mRNA，进行趋化因子 *CCL5* 基因 mRNA RT-PCR 检测。实验结果显示：相同时间中，LPS 对照组及不同浓度（20 μg/ml 和 10 μg/ml）的 rBmpA 实验组细胞的 *CCL5* 基因 mRNA 相对表达量与正常对照组比较差异具有统计学意义，明显升高；随着 rBmpA 浓度的增加，细胞中趋化因子 *CCL5* 基因 mRNA 相对表达量越高，差异有统计学意义。与 12 h 组相比，除阴性对照组外，其余各相应组比较，*CCL5* 基因 mRNA 相对表达量差异有统计学意义，呈降低趋势（表 8-15、图 8-19、图 8-20）。

表 8-15　小鼠神经胶质瘤（BV$_2$）细胞 *CCL5* 基因 mRNA 相对表达量的比较（均数±标准差）

分组	12 h	24 h
阴性对照组	0.001 005 205 361±0.000147117822	0.000627491993±0.000035466932
LPS（1μg/ml）	0.18535088151+0.068356747458 [**/△]	0.131812985772+0.008586783751 [**/△]
rBmpA（10 μg/ml）	0.011068204713±0.001047079216 [**/△]	0.0001679309±0.2766748224 [**/△]
rBmpA（20 μg/ml）	0.053734879325±0.007337483244 [**]	0.005419712033±0.000406240591 [**]

注：** 与空白对照组相比 $P<0.01$，差异有统计学意义；△与 rBmpA（20 μg/ml）相比 $P<0.01$，差异有统计学意义

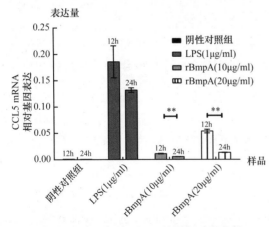

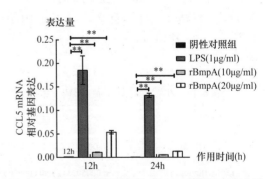

图 8-19　各组细胞 *CCL5* 基因相对表达量　　　图 8-20　同组间不同时间点 *CCL5* 基因相对表达量

（4）*CXCL13* 基因 mRNA 相对表达量：分别在培养细胞 6 h 后收集各组细胞裂解液，提取细胞总 mRNA，进行趋化因子 *CXCL13* 基因 mRNA RT-PCR 检测。实验结果显示：LPS 对照组及不同浓度（20 μg/ml 和 10 μg/ml）的 rBmpA 实验组细胞的 *CXCL13* 基因 mRNA

相对表达量与正常对照组比较差异无统计学意义。

（四）讨论

趋化因子是一类功能相关的小分子分泌蛋白，分子量为 8～14 kDa，因其具有白细胞趋化性和细胞因子活性而被命名为"趋化因子"（chemokine）。在人体内，这个家族由大约 50 种相关分子组成。每个趋化因子含有 70～100 个氨基酸，在趋化因子的分子中都有 4 个保守的半胱氨酸（C）。根据靠近分子氨基端（N 端）的前两个 C 间是否插入其他氨基酸，将它们分为四种亚型：CC，CXC，XC 和 CX3C 亚型。CC 类趋化因子有 28 个成员，具有广泛的作用，能够吸引单核细胞、嗜酸性粒细胞、嗜碱性粒细胞、自然杀伤细胞和树突细胞。CXC 类趋化因子有 16 个成员，XC 类趋化因子家族有 2 个成员，CX3C 家族只有 1 个成员。趋化因子与其受体的相互作用控制着各种免疫细胞在循环系统和组织器官间定向迁移，使之到达感染、创伤和异常增殖部位，执行清除感染源、促进创伤愈合和消灭异常增殖细胞、维持组织细胞平衡的功能。趋化因子系统在病原体的清除、炎症反应、病原体感染、细胞及器官的发育、创伤的修复、肿瘤的形成及其转移、移植免疫排斥等方面都起着重要的作用[21, 22]。

本实验用不同浓度的 rBmpA（20 μg/ml 及 10 μg/ml）作用于小鼠神经小胶质细胞株 BV_2 细胞，检测细胞上清液中趋化因子的相对含量及细胞裂解液中相应趋化因子 mRNA 的相对表达量来判断 rBmpA 对 BV_2 细胞的体外作用。LPS 是巨噬细胞的活化剂，可以诱导巨噬细胞活化分泌炎性细胞因子，在分子、细胞和机体水平上有多种活性，而小胶质细胞是中枢神经系统的一种巨噬细胞，小鼠神经小胶质细胞株 BV_2 细胞是小胶质细胞的载体。因此，LPS 可以活化小鼠神经小胶质细胞株 BV_2 细胞。本实验以 LPS 组作为阳性对照组，浓度为 1μg/ml，作为本实验质控标准。结果显示：LPS 阳性对照组，rBmpA（20 μg/ml 及 10 μg/ml）实验组，在不同时间点，分别与正常对照组比较，各组趋化因子 CXCL2 相对含量（pg/ml）及 mRNA 的相对表达量均明显增高，差异有统计学意义；随着 rBmpA 浓度的增加，趋化因子 CXCL2 含量呈浓度依赖性上调。LPS 阳性对照组，rBmpA（20 μg/ml 及 10 μg/ml）实验组，在不同时间点，分别与正常对照组比较，各组趋化因子 CCL22 相对含量（pg/ml）及 mRNA 的相对表达量均明显增高，差异有统计学意义；随着 rBmpA 浓度的增加，趋化因子 CCL22 含量呈浓度依赖性上调。LPS 阳性对照组，rBmpA（20 μg/ml 及 10 μg/ml）实验组，在不同时间点，分别与正常对照组比较，各组趋化因子 CCL5 相对含量（pg/ml）及 mRNA 的相对表达量均明显增高，差异有统计学意义；随着 rBmpA 浓度的增加，趋化因子 CCL5 含量呈浓度依赖性上调。6 h 时，rBmpA 对趋化因子 CXCL13 的刺激作用不明显。

（五）结论

综上所述，本实验研究 rBmpA 对小鼠神经小胶质细胞株 BV_2 细胞的体外作用，从细胞和基因水平对 rBmpA 致神经莱姆病的机制进行研究。结果显示 rBmpA 能显著诱导小鼠神经小胶质细胞株 BV_2 细胞活化分泌释放趋化因子 CXCL2、CCL22 和 CCL5，且小鼠神经小胶质细胞株 BV_2 细胞趋化因子 CXCL2、CCL22 和 CCL5 表达水平与 rBmpA 呈浓度依赖性上调。从而考虑趋化因子 CXCL2、CCL22 和 CCL5 的细胞来源为神经小胶质细胞，神经莱姆病的发生可能与 rBmpA 密切相关。

参 考 文 献

[1] 李静，宝福凯，柳爱华. 神经莱姆病的研究进展. 中国病原生物学杂志，2013，8（2）：178-180

[2] Micheletti R，Gluckman S. JAAD grand rounds. JAAD grand rounds quiz：a 64-year-old woman with an annular rash on the arm. J American Acad Dermatol，2015，72（2）：371-372

[3] Bernardino AL，Myers TA，Alvarez X，et al. Toll-like receptors：insights into their possible role in the pathogenesis of lyme neuroborreliosis. Infect Immun，2008，76（10）：4385-4395

[4] Ramesh G，Alvarez AL，Roberts ED，et al. Pathogenesis of Lyme neuroborreliosis：Borrelia burgdorferi lipoproteins induce both proliferation and apoptosis in rhesus monkey astrocytes. Eur J Immunol，2003，33（9）：2539-2550

[5] Markeljevic J，Sarac H，Rados M. Tremor，seizures and psychosis as presenting symptoms in a patient with chronic lyme neuroborreliosis（LNB）. Collegium antropologicum，2011，35（1）：313-318

[6] Simpson WJ，Schrumpf ME，Schwan TG. Reactivity of human Lyme borreliosis sera with a 39-kilodalton antigen specific to *Borrelia burgdorferi*. J Clin Microbiol，1990，28（6）：1329-1337

[7] Simpson WJ，Cieplak W，Schrumpf ME，et al. Nucleotide sequence and analysis of the gene in *Borrelia burgdorferi* encoding the immunogenic P39 antigen. FEMS Microbiol Lett，1994，119（3）：381-387

[8] Frossard E，Rutti B，Burgherr J，et al. Detection of Borrelia DNA in synovial fluid for diagnosis of Lyme arthritis. Schweiz Med Wochenschr，1999，129（26）：979-984

[9] Yang X，Izadi H，Coleman AS，et al. Borrelia burgdorferi lipoprotein BmpA activates pro-inflammatory responses in human synovial cells through a protein moiety. Microbes Infect，2008，10（12-13）：1300-1308

[10] 王欢，熊梅，张滔，等. IL-4 对脂多糖激活的小鼠小胶质细胞炎症相关因子表达的影响[J]. 临床和实验医学杂志，2013，12（23）：1877-1880

[11] Giulian D. Ameboid microglia as effectors of inflammation in the central nervous system. J Neurosci Res，1987，18（1）：155-171

[12] Ramesh G，Borda JT，Gill A，et al. Possible role of glial cells in the onset and progression of Lyme neuroborreliosis. J Neuroinflammation，2009，6：23

[13] Blasi E，Barluzzi R，Bocchini V，et al. Immortalization of murine microglial cells by a v-raf/v-myc carrying retrovirus. J Neuroimmunol，1990，27（2-3）：229-237

[14] Bryksin AV，Godfrey HP，Carbonaro CA，et al. Borrelia burgdorferi BmpA，BmpB，and BmpD proteins are expressed in human infection and contribute to P39 immunoblot reactivity in patients with Lyme disease. Clin Diagn Lab Immunol，2005，12（8）：935-940

[15] Timm C，Niemeyer CM. On-chip protein biosynthesis. Angewa Chem Int Ed Engl，2013，52（10）：2652-2654

[16] 张爱英，尹成增，赵元顺，等. 蛋白芯片研究进展. 中国医学装备，2014，11（3）：150-151

[17] Wolf-Yadlin A，Sevecka M，MacBeath G. Dissecting protein function and signaling using protein microarrays. Current Opinion in Chemical Biology，2009，13（4）：398-405

[18] Zhu H，Qian J. Applications of functional protein microarrays in basic and clinical research. Advances in Genetics，2012，79：123-155

[19] Thachil A，Gerber PF，Xiao CT，et al. Development and Application of an ELISA for the Detection of Porcine Deltacoronavirus IgG Antibodies. PLoS ONE，2015，10（4）：e0124363

[20] Sattler T，Wodak E，Schmoll F. Evaluation of the specificity of a commercial ELISA for detection of antibodies against porcine respiratory and reproductive syndrome virus in individual oral fluid of pigs collected in two different ways. BMC veterinary research，2015，11（1）：70

[21] 郑红. 趋化因子及其受体的功能. 免疫学杂志，2004，20（1）：1-9

[22] 高永静，张志军，曹德利. 趋化因子介导的神经炎症反应和神经病理性疼痛. 中国细胞生物学学报，2014，36（3）：297-307

第九章　伯氏疏螺旋体重组膜蛋白 rBmpA 刺激小鼠巨噬细胞株 RAW264.7 细胞分泌趋化因子作用的研究

第一节　概　述

　　趋化因子可能与莱姆病发病过程有关。莱姆病趋化因子（chemokine）是指能使细胞发生趋化运动，吸引白细胞移行到感染部位的小分子蛋白质，在炎症反应中具有重要作用，因其具有定向细胞趋化作用而得名。趋化因子可由白细胞和某些组织细胞分泌，是一个包括 60 多个成员的蛋白质家族，其结构和功能相似，分子量多在 8～12kDa。大部分趋化因子家族成员分子含 4 个保守的半胱氨酸（cysteine，C），根据其半胱氨酸的排列方式，可将趋化因子分为 4 类：CXC 家族，主要对中心粒细胞、T 细胞和非造血细胞具有趋化作用；CC 家族，可以趋化多种细胞，包括单核细胞、嗜酸性粒细胞、嗜碱性粒细胞、NK 细胞、DC 细胞和 T 细胞等，以单核细胞趋化蛋白-1（monocyte chemotactic protein-1，MCP-1）为代表；XC 家族，以淋巴细胞趋化蛋白（lymphotactin）为代表，能特异性趋化 NK 细胞和 T 淋巴细胞；CX3C 家族，其功能与 CC 类趋化因子相似，对 T 细胞、单核细胞等有趋化作用，但对中性粒细胞无趋化作用[1]。

　　研究表明，趋化因子与急、慢性炎症性疾病和自身免疫病密切相关。机体在病毒、细菌脂多糖等外源刺激或 IL-1、TNF、IFN 等内源性刺激作用下能产生大量的趋化因子，以趋化炎性细胞到炎症部位，并活化白细胞，增强炎症细胞的吞噬杀伤功能，促进其释放炎症蛋白和炎症介质，直接参与炎症的发生发展过程，除此以外，趋化因子还参与调解血细胞发育、胚胎期细胞发育、血管生成、细胞凋亡等，并参与肿瘤的发生、发展、转移、移植排斥反应等病理过程[2, 3]。

　　近年来，随着有关莱姆病和莱姆关节炎研究的深入，其中多项针对伯氏疏螺旋体诱导炎症反应的研究表明，趋化因子在莱姆关节炎中作用较为关键。动物实验中，Brow 等[4]通过螺旋体踝关节接种比较关节炎易感小鼠（C3 h 小鼠）和耐受小鼠（C56BL 小鼠）趋化因子的分泌水平，结果表明，伯氏疏螺旋体感染的 C3 h 小鼠关节中过度表达中性粒细胞趋化因子 KC（CXCL1）和单核细胞趋化因子 MCP-I（CCL2），引起单核细胞和中性粒细胞在关节组织浸润，而导致关节炎的发生；Wang[5]等的动物模型研究也表明，在感染伯氏疏螺旋体的 Toll 样受体 2（TLR2）缺陷的 C3 h 小鼠中，趋化因子 CXCL9、CXCL10 在小鼠关节中大量表达，诱导单核细胞及其他炎性细胞向关节处浸润，从而导致莱姆关节炎的发生。另外，Strle 等[6]对 49 名莱姆关节炎患者的关节液进行趋化因子含量水平分析，其中 33 名抗生素耐药患者关节液中趋化因子的水平显著升高；Shin 等[7]对莱姆关节炎患者外周血单核细胞（peripheral blood mononuclear cell，PBMC）和 PBMC 中 CD4+的单核/巨噬细胞进行体外培养及伯氏疏螺旋体刺激实验，结果显示经伯氏疏螺旋体刺激细胞可诱导产生趋化因子 CCL2、CCL4、CXCL9 和 CXCL10，与未刺激的细胞相比，差异有统计学意义，并且该研究表明伯氏疏螺旋体一方面可直接刺激单核/巨噬细胞分泌大量趋化因子，在早期和晚期莱姆病固有免疫应答中具有重要的作用，另一方面也可刺激其他细胞（如 NK 细胞）产生 IFN-α，并间接诱导效应 T 细胞在关节组织中聚集，引起机体适应性免疫应答。

综上所述，趋化因子与莱姆关节炎的发生有着密切关系，它们既可介导固有免疫应答，又可参与适应性免疫反应，因此，开展趋化因子与莱姆病尤其是莱姆关节炎相关性的研究，对阐述莱姆关节炎的致病机制有着至关重要的作用。

本课题组在前期研究中已经构建了 BmpA 蛋白的原核表达体系，优化表达、纯化条件，获得伯氏疏螺旋体重组膜蛋白 A（recombinant *Borrelia burgdorferi* membrane protein A，rBmpA）；用局部注射 rBmpA 方法成功建立 rBmpA 致昆明小鼠莱姆关节炎动物模型；通过 rBmpA 对小鼠脾脏淋巴细胞体外作用研究，结果证明 rBmpA 对小鼠淋巴细胞有一定的作用，可刺激细胞增殖并分泌 IL-6、IL-17 等细胞因子；另外，在前期的试验中也已成功掌握了小鼠巨噬细胞株 RAW264.7 细胞的体外培养方法，并开展了有关 rBmpA 对小鼠巨噬细胞株 RAW264.7 细胞刺激分泌炎性细胞因子体外作用的研究，结果显示，rBmpA 对小鼠巨噬细胞株 RAW264.7 细胞有一定的作用，可刺激细胞增殖并分泌 IL-6、TNF-α 等细胞因子，说明 rBmpA 可能与莱姆关节炎的发生相关。

本实验在前期研究的基础上，继续选择小鼠巨噬细胞株 RAW264.7 细胞为载体，尝试用不同浓度 rBmpA 刺激该小鼠巨噬细胞株 RAW264.7 细胞，以诱导其活化分泌释放趋化因子，应用蛋白芯片技术高通量化、集成化、特异性强、灵敏度高等优点，首先采用抗体蛋白芯片技术高通量检测 rBmpA 刺激后的小鼠巨噬细胞株 RAW264.7 细胞培养上清液中 25 种小鼠趋化因子的分泌水平，再根据芯片结果结合莱姆关节炎的病理表现及特点，筛选出其中分泌水平较高的有可能与莱姆关节炎关系密切的趋化因子做进一步的研究，再分别采用 ELISA 法检测相关趋化因子的分泌量，RT-PCR 法检测 RAW264.7 细胞中相关趋化因子基因的表达水平，来探讨 rBmpA 刺激 RAW264.7 细胞分泌趋化因子的体外作用，从细胞水平、基因水平对 rBmpA 与莱姆关节炎的关系进行研究，以进一步探讨莱姆关节炎的发病机制。

第二节　抗体蛋白芯片高通量检测 rBmpA 诱导小鼠巨噬细胞株 RAW264.7 细胞分泌趋化因子的水平

我们在前期的试验中已成功掌握了小鼠巨噬细胞株 RAW264.7 细胞的体外培养方法，并开展了有关 rBmpA 对小鼠巨噬细胞株 RAW264.7 细胞刺激分泌炎性细胞因子的体外作用研究，结果显示，小鼠巨噬细胞株 RAW264.7 细胞生长快、易培养、细胞间个体差异小，细胞稳定性好，可作为巨噬细胞研究的良好载体；同时通过不同剂量 rBmpA 刺激小鼠巨噬细胞株 RAW264.7 细胞分泌炎性细胞因子作用的研究，证明 rBmpA 可能与莱姆关节炎的发生有关系。

趋化因子作为参与炎症过程的重要细胞因子，可产生对白细胞的趋化和化学增活作用。为进一步研究莱姆关节炎的发病机制，本部分实验在本课题组前期研究的基础上，应用蛋白芯片技术高通量化、集成化、特异性强、灵敏度高等优点，首先采用抗体蛋白芯片技术高通量检测 rBmpA 刺激后的小鼠巨噬细胞株 RAW264.7 细胞培养上清液中 25 种小鼠趋化因子的分泌水平，再根据芯片结果结合莱姆关节炎的病理表现及特点，筛选出其中分泌水平较高的有可能与莱姆关节炎关系密切的趋化因子做进一步的研究，拟通过 rBmpA 对小鼠巨噬细胞株 RAW264.7 细胞刺激分泌趋化因子的体外作用研究，以探索 rBmpA 与莱姆关节炎发病的关系。

一、实 验 材 料

1. 主要仪器（表 9-1）

表 9-1　主要仪器

仪器	厂商
超净工作台（SW-CJ-2FD）	苏州净化设备有限公司
倒置显微镜（MI12）	广州明美科技有限公司
二氧化碳培养箱（HF90）	上海立申科学仪器有限公司
低速离心机（LC-4012）	科大创新股份有限公司中佳分公司
台式高速离心机（1-14）	德国 SIGMA 公司
电动移液控制器（V-2）	美国 Labnet 公司
Reagent Reservoirs/Tip-Tub	德国 Original Eppendorf 公司
手动可调移液器	百得实验室仪器（苏州）有限公司
HF Super NW 系列超纯水系统	上海康雷分析仪器有限公司
电子天平（AL204）	上海梅特勒-托利多仪器有限公司
Haier 冷藏柜（SC-316）	青岛海尔特种电冰柜有限公司
Haier 低温冷柜（DW 40W100）	青岛海尔医用低温科技有限公司
超低温冰箱（907）	Thermo Fisher Scientific
Countstar 自动细胞计数仪（IC1000）	上海睿钰生物科技有限公司
Microplate Reader（iMark）	美国 Bio-Rad 公司
血细胞计数板	上海市求精生化试剂仪器有限公司
高压蒸汽灭菌锅	上海博迅医疗生物仪器股份有限公司医疗设备厂
旋涡振荡器（QL-901）	海门市其林贝尔仪器制造有限公司
96 孔细胞培养板（TCP-011-096）	Guangzhou Jet Bio-Filtration Co. Ltd
不同规格细胞培养瓶	Corning Incorporated
不同容积离心管	KIRGEN Solutions For Science
不同容积移液枪	Corning Incorporated
不同规格移液器枪头	KIRGEN Solutions For Science
0.22μm 滤器	Merck Millipore Ltd
一次性无菌注射器	江西庐乐医疗器械集团有限公司
一次性口罩、帽子、手套	江西诚康医疗器械集团有限公司

2. 主要试剂（表 9-2）

表 9-2　主要试剂

试剂	厂商/来源
小鼠巨噬细胞株 RAW264.7	中国科学院昆明动物研究所赠
伯氏疏螺旋体重组膜蛋白 A	由本实验室纯化获得
DMEM（高糖）培养基（SH30243.01B）	北京赛默飞世尔生物化学制品有限公司
二甲基亚砜	西陇化工股份有限公司
磷酸盐缓冲液（PBS）（1×）	北京赛默飞世尔生物化学制品有限公司
脂多糖（LPS）（L-2880）	Sigma-Aldrich，Inc.
优级胎牛血清（BB008）	生工生物工程（上海）股份有限公司

试剂	厂商/来源
青霉素（10 000U/ml）/链霉素（10mg/ml）溶液（BS732）	生工生物工程（上海）股份有限公司
75%乙醇消毒液	昆明南天化工药业有限公司
锥虫蓝（TT1140）	生工生物工程（上海）股份有限公司
异丙醇	天津市风船化学试剂科技有限公司
Quantibody® Mouse Chemokine Array 1	RayBiotech, Inc.

3. 主要溶液试剂配制

（1）胎牛血清（FBS）：①将新购入 FBS 根据培养基需要的量进行大致分装，于 56℃水浴中灭活 30 min，以消除血清中补体活性，后置于-20℃保存；②使用前由-20℃取出所需用量，于 4℃条件下解冻；③经 0.22μm 滤器滤过除菌，于 4℃条件下保存、备用。

（2）10%FBS-DMEM（高糖）培养基：①DMEM（高糖）培养基 90 ml：经 0.22μm 滤器滤过除菌；②已备好的 FBS10 ml；③青霉素/链霉素溶液：1 ml；④将上述三种液体充分混匀，于 4℃条件下保存、备用；注意全程无菌操作。

（3）1μg/ml LPS 的配制：①称取 10mg LPS，加入 5 ml 1×PBS，充分混匀，得 2mg/ml LPS，将此 2 mg/ml LPS 液按每 50 μl 分装，于-20℃保存，备用；②使用前于-20℃取出已保存的 2mg/ml LPS 液一份（50 μl），于 4℃解冻，后 10 000 r/min 离心 1 min；③采用已配好的 10%FBS-DMEM（高糖）培养基作稀释，将 2mg/ml 的 LPS 液配制成 1μg/ml LPS 液，0.22μm 滤器滤过除菌；该液体为现用现配。

（4）10 μg/ml 及 20 μg/ml rBmpA 蛋白液的配制：①取出-20℃保存的本实验室纯化好已知浓度的 rBmpA 蛋白储存液一份，于 4℃解冻；②用已配制好的 10%FBS-DMEM（高糖）培养基作稀释，将其分别配制成浓度为 10 μg/ml 及 20 μg/ml 的 rBmpA 溶液，0.22μm 滤器滤过除菌；该液体为现用现配。

（5）0.2%锥虫蓝染液：①称取锥虫蓝 0.2g，加入 100 ml 1×PBS，搅拌充分溶解；②经 0.22μm 滤器滤过除菌，置于 4℃保存、备用。

二、实验方法

1. 小鼠巨噬细胞株 RAW264.7 细胞的培养及 rBmpA 刺激实验

将小鼠巨噬细胞株 RAW264.7 细胞复苏后经传代培养 1～2 次即可用 96 孔细胞培养板培养并进行 rBmpA 刺激实验。

（1）小鼠巨噬细胞株 RAW264.7 细胞的培养：传代培养后待细胞融合至 80%～90%时取出，弃去培养基，用 1×PBS 液洗去残留血清，加入 0.25%胰酶 3～5 ml 于 37℃的 CO_2 培养箱中消化数分钟至观察到细胞大部分变圆时即加入 10 ml 10%FBS-DMEM（高糖）培养基终止消化，轻拍细胞培养瓶至细胞呈悬浮状态，250×g 离心 5～10 min，弃上清液；用 10%FBS-DMEM（高糖）培养基洗涤细胞，250×g 离心 5～10 min，弃上清液；加入一定体积 10%FBS-DMEM（高糖）培养基悬浮细胞，彻底混匀。取 50 μl 细胞悬液按 1:1 加入 50 μl 0.2%锥虫蓝染液对细胞进行染色，混匀，取 20 μl 染色后细胞悬液，置于细胞计数板的加样池中，用 Countstar 自动细胞计数仪检测细胞浓度（个/ml）。根据细胞浓度检测结果，用 10%FBS-DMEM（高糖）培养基调整细胞浓度至 $8×10^4$～$1×10^5$/ml，100 μl/孔加入至 96

孔细胞培养板中，37℃、5%CO_2 培养 6～12 h 待其充分贴壁。

（2）小鼠巨噬细胞株 RAW264.7 细胞培养后的 rBmpA 刺激试验：待细胞完全贴壁后，弃上清液，进行 rBmpA 刺激实验。实验随机分 4 组（正常对照组、LPS 对照组、10 μg/ml rBmpA 实验组及 20 μg/ml rBmpA 实验组），每组设 3 个复孔。分别于各实验对应孔中加入不同刺激物以作用于细胞：正常对照组每孔加入 100 μl 10%FBS-DMEM（高糖）培养基；LPS 对照组每孔加入 100 μl 1μg/ml LPS；20 μg/ml 及 10 μg/ml rBmpA 实验组每孔分别加入 100 μl 20 μg/ml 和 10 μg/ml 的 rBmpA 液。分别在刺激 12 h、24 h 及 48 h 后收集各组细胞培养上清液，以用于实验上清液中趋化因子的检测。

2. 采用 RayBiotech 的 Quantibody®抗体芯片定量检测 rBmpA 刺激后小鼠巨噬细胞株 RAW264.7 细胞培养上清液中趋化因子的含量　定量抗体芯片是 RayBiotech 的 Quantibody® 系列芯片，它是利用多个夹心 ELISA 法的原理同时进行定量检测的系统。其方法是将梯度稀释的标准品和未知样品在一块玻片上一起处理，一条玻片芯片有 16 个孔，选取其中 8 个孔做标准曲线，剩下 8 个孔用于样品检测。将标准品蛋白进行梯度稀释后加入孔中，然后加入检测抗体混合液，通过已知浓度的标准品蛋白作出各个检测指标的标准曲线。使用 RayBiotech 分析软件，通过仪器读取各点荧光值，将数值导入分析软件，便可以直接得出标准曲线，利用荧光素作为检测信号，通过比较未知样品和标准曲线的信号，来确定样品中未知因子的浓度。定量抗体芯片检测法不仅综合了 ELISA 法高特异性、高灵敏度和芯片高通量的优势，使结果具有一致性和可靠性，而且可通过在玻璃片上固定多个特异性捕获抗体，一次实验可定量检测 280 多个蛋白，而检测样品体积仅需 50～100 μl，从而节省了时间和样品量。

从上述 rBmpA 刺激 12 h、24 h 及 48 h 后收集的用于实验的各组细胞培养上清液中，随机选取 12 h 和 24 h 的细胞培养上清液各一份，送至广州瑞博奥生物科技有限公司（RayBiotech, Inc.），采用 RayBiotech 小鼠趋化因子抗体芯片检测法进行小鼠 25 种趋化因子定量检测试验（Quantibody® Mouse Chemokine Array 1- Quantitative measurement of 25 mouse chemokine），操作步骤由该公司完成，分别获得 12 h 实验组和 24 h 实验组的细胞培养上清液中 25 种小鼠趋化因子的含量，将结果进行统计分析后，筛选出其中测出量相对较高，并与本实验研究方向有可能相关的两种趋化因子做进一步研究，对下一步实验方向给出参考。

三、实 验 结 果

RayBiotech 的 Quantibody®抗体芯片检测 rBmpA 诱导后小鼠巨噬细胞 RAW264.7 细胞活化分泌释放趋化因子的结果　该 RayBiotech 小鼠趋化因子抗体芯片检测法一共进行小鼠 25 种趋化因子的定量检测，根据所得结果分析，此次送检的小鼠巨噬细胞株 RAW264.7 细胞 12 h 和 24 h 细胞培养上清液中所测得的 25 种趋化因子中除 6 种因子外，其余 19 种趋化因子均出现在不同时间中的 LPS 对照组、10 μg/ml rBmpA 实验组及 20 μg/ml rBmpA 实验组中所测浓度高于相应时间正常对照组所测浓度的情况；且和 12 h 组相比，随着 rBmpA 刺激浓度和时间的延长，细胞培养上清液中各趋化因子所测浓度均有不同程度的变化（表 9-3）。

其中两种趋化因子：单核细胞趋化蛋白-5（MCP-5/CCL12）及巨噬细胞炎性蛋白-2

（MIP-2/CXCL2）在不同时间组中均表现出各实验组所测因子浓度明显高于相应时间正常对照组中所测浓度，且和 12 h 组相比，随着 rBmpA 刺激浓度和时间的延长，细胞培养上清液中各趋化因子所测浓度出现不同程度的升高（表 9-3）。

表 9-3　RAW264.7 细胞培养上清液 25 种小鼠趋化因子浓度检测结果　　单位：pg/ml

趋化因子		12 h 组				24 h 组			
标准名	曾用名	12 h-正常组	12 h-LPS 组	12 h-rBmpA 10 μg/ml 组	12 h-rBmpA 20 μg/ml 组	24 h-正常组	24 h-LPS 组	24 h-rBmpA 10 μg/ml 组	24 h-rBmpA 20 μg/ml 组
CCL1	TCA-3	0.4	1.4	0.8	1.0	0.2	1.0	0.9	0.8
CCL2	MCP-1	17.6	42.4	33.1	22.3	17.3	79.6	38.6	36.1
CCL3	MIP-1	401.7	10259.6	5368.2	8071.8	591.5	8707.8	10058.0	8409.3
CCL5	RANTES	16.7	788.3	379.2	463.1	20.2	921.8	419.4	546.5
CCL9	MIP-1	2176.6	5147.1	4068.9	4096.0	2091.8	5722.6	4137.5	4221.4
CCL11	Eotaxin	2.5	3.5	1.7	1.8	0.4	2.9	4.4	0.9
CCL12	MCP-5	3.9	803.4	145.6	257.4	4.2	1500.9	232.4	432.4
CCL17	TARC	25.9	26.6	36.5	19.7	7.2	33.8	28.9	29.4
CCL19	MIP-3	0.5	0.9	1.2	1.2	0.2	0.9	0.5	1.0
CCL20	MIP-3	0.0	3.6	0.8	0.0	0.0	1.7	3.8	0.0
CCL21	6Ckine	46.1	27.1	72.4	50.7	42.4	98.4	59.1	63.7
CCL22	MDC	40.2	339.4	104.6	129.9	27.3	500.3	111.4	96.8
CCL24	Eotaxin-2	4.0	10.5	7.2	5.9	2.1	5.8	2.1	7.8
CCL25	TECK	455.5	995.0	1065.4	301.6	306.0	918.9	567.9	608.4
CCL27	CTACK	484.1	3521.6	1318.4	1948.2	1630.9	2385.1	2328.2	3008.2
CXCL1	KC	0.0	0.7	0.0	0.0	0.0	0.0	0.0	0.0
CXCL2	MIP-2	23.7	3312.3	1115.6	1374.2	23.2	3463.1	1028.0	1466.7
CXCL4	PF4	0.0	41.3	6.2	24.4	8.1	18.0	44.5	12.4
CXCL5	LIX	5.9	10.9	8.9	6.8	0.0	13.5	7.7	3.0
CXCL9	MIG	55.7	72.2	43.6	53.0	26.2	54.1	105.7	32.2
CXCL11	I-TAC	97.3	80.3	111.5	80.0	21.5	113.8	87.3	65.0
CXCL12	SDF-1a	0.0	0.7	17.4	0.8	4.4	4.5	0.1	1.4
CXCL13	BLC	117.6	121.3	203.2	160.8	146.4	261.0	134.1	200.4
CXCL16	CXCL16	2.3	12.7	4.7	7.4	3.9	20.8	6.6	8.7
CX3CL1	Fractalkine	75.5	119.4	76.2	28.6	55.8	86.3	66.9	14.8

四、讨　论

莱姆病在全球流行，具有分布广、传播快、致残率高等特点，已成为全球性的卫生问题，引起了医学界的高度重视[8,9]，莱姆关节炎作为中、晚期莱姆病的主要表现形式，也是各型莱姆病中对人群健康危害最大的一种。BmpA 蛋白作为伯氏疏螺旋体基因 *BmpA* 的表达产物，是伯氏疏螺旋体的主要抗原，在莱姆关节炎中起关键作用。趋化因子是一类能定向趋化炎性细胞到炎性部位，并活化白细胞，增强炎症细胞的吞噬杀伤功能，促进其释放炎症蛋白和炎症介质，直接参与炎症的发生发展过程的小分子蛋白质，趋化因子的表达与急、慢性炎症性疾病和自身免疫病密切相关。近年来，随着有关莱姆病和莱姆关节炎研究的深入，其中多项针对伯氏疏螺旋体诱导炎症反应的研究表明，慢性关节炎的发生与致炎免疫细胞（包括单核/巨噬细胞、Th1 和 Th17 细胞）的活化及其相关趋化因子的表达有密切关系，趋化因子在莱姆关节炎中发挥了较为关键的作用。

本课题组在前期的试验中已成功掌握了小鼠巨噬细胞株 RAW264.7 细胞的体外培养方法，并开展了有关 rBmpA 对小鼠巨噬细胞株 RAW264.7 细胞刺激分泌炎性细胞因子的体外作用研究。结果显示，rBmpA 对小鼠巨噬细胞株 RAW264.7 细胞有一定的作用，可刺激细胞增殖并且分泌 IL-6、TNF-α 等细胞因子，说明 rBmpA 可能与莱姆关节炎的发生密切相关。在此基础上，本部分实验用不同浓度（10 μg/ml 和 20 μg/ml）rBmpA 作用于小鼠巨噬细胞株 RAW264.7 细胞，检测细胞培养上清液中趋化因子的含量，以研究 rBmpA 对 RAW264.7 细胞体外刺激分泌趋化因子的作用。LPS 是巨噬细胞的活化剂，可以诱导巨噬细胞活化分泌炎性细胞因子，在分子、细胞和机体水平上有多种活性[10, 11]。LPS 作为本实验的阳性对照，作用于 RAW264.7 细胞，作为本实验质控标准，作用浓度为 1μg/ml[12, 13]。

本部分实验在完成小鼠巨噬细胞株 RAW264.7 细胞的培养和不同浓度（10 μg/ml 和 20 μg/ml）rBmpA 对细胞的刺激作用后，首先选择 RayBiotech 小鼠趋化因子抗体芯片高通量检测法检测 rBmpA 作用后小鼠巨噬细胞株 RAW264.7 细胞分泌趋化因子的水平，以作为初筛，为下一步实验中所要研究的趋化因子类型的选择提供参考依据。

抗体芯片结果显示，此次送检的小鼠巨噬细胞株 RAW264.7 细胞 12 h 和 24 h 细胞培养上清液中所测得的 25 种趋化因子中除 6 种因子外，其余 19 种趋化因子均出现在不同时间中的 LPS 对照组、10 μg/ml rBmpA 实验组及 20 μg/ml rBmpA 实验组中所测浓度高于相应时间正常对照组所测浓度的情况；且和 12 h 组相比，随着 rBmpA 刺激浓度和时间的延长，细胞培养上清液中各趋化因子所测浓度均有不同程度的变化。

其中两种趋化因子：单核细胞趋化蛋白-5（MCP-5/CCL12）及巨噬细胞炎性蛋白-2（MIP-2/CXCL2）在不同时间点均表现出各实验组所测因子浓度明显高于相应时间正常对照组中所测浓度，且和 12 h 组相比，随着 rBmpA 刺激浓度和时间的延长，细胞培养上清液中各趋化因子所测浓度出现不同程度的升高。

趋化因子 MCP-5（CCL12）属于 CC 型趋化因子，来源于巨噬细胞、肥大细胞、成纤维细胞和内皮细胞，其对单核细胞、T 淋巴细胞、NK 细胞均有趋化作用，并可诱导粒细胞释放生物学活性介质。大量实验研究表明，CC 型趋化因子在类风湿关节炎、急性胰腺炎及自身免疫病等炎症相关性疾病中均有不同程度的表达。趋化因子 MIP-2（CXCL2）则属于 CXC 型趋化因子，它能趋化中性粒细胞向炎性组织部位聚集，同时 MIP-2 也是与急性胰腺炎等炎症性疾病关系密切的趋化因子之一[8, 9]。近年来，多项针对莱姆关节炎的研究也表明趋化因子在莱姆关节炎中发挥了较为关键的作用。

由于莱姆关节炎中病变关节病理表现为滑膜增生肥厚、血管扩张、单核细胞浸润等，而趋化因子 MCP-5 和 MIP-2 均可促使中性粒细胞、单核细胞等炎症细胞向感染部位移动，发挥生物学效应，因此，结合莱姆关节炎的特点及参照抗体芯片检测结果，为进一步探讨趋化因子在 rBmpA 致莱姆关节炎中的作用机制，我们选择了 MCP-5/CCL12 及 MIP-2/CXCL2 两个趋化因子作为后续实验进一步研究的因子，分别进行 ELISA 法检测细胞培养上清液中两种趋化因子的分泌水平；行 RT-PCR 法检测细胞中两种趋化因子基因的表达水平，拟从细胞水平、基因水平进一步探讨 rBmpA 致莱姆关节炎的机制。

五、结　论

本部分实验采用 RayBiotech 小鼠趋化因子抗体芯片高通量检测法对 rBmpA 作用后小鼠巨噬细胞株 RAW264.7 细胞 12 h 和 24 h 细胞培养上清液中 25 种趋化因子的分泌水平进行了检测。结果显示：25 种趋化因子中除 KC/CXCL1 和 Fractalkine/CX3CL1 两种因子外，其余 23 种趋化因子均出现在不同时间中的 LPS 对照组、10 μg/ml rBmpA 实验组及 20 μg/ml rBmpA 实验组中所测浓度高于相应时间正常对照组所测浓度的情况；且和 12 h 组相比，随着 rBmpA 刺激浓度和时间的延长，细胞培养上清液中各趋化因子所测浓度均有不同程度的变化；其中两种趋化因子：MCP-5/CCL12 及 MIP-2/CXCL2 在不同时间组中均表现出各实验组所测因子浓度明显高于相应时间正常对照组中所测浓度，且和 12 h 组相比，随着 rBmpA 刺激浓度和时间的延长，细胞培养上清液中各趋化因子所测浓度出现不同程度的升高（表 9-3）。

参照抗体芯片检测结果并结合莱姆关节炎的特点，为进一步探讨趋化因子在 rBmpA 致莱姆关节炎中的作用机制，我们选择了 MCP-5/CCL12 及 MIP-2/CXCL2 两个趋化因子作为后续实验进一步研究的因子。

第三节 ELISA 法检测 rBmpA 诱导小鼠巨噬细胞株 RAW264.7 细胞分泌趋化因子 MCP-5（CCL12）和趋化因子 MIP-2 （CXCL2）

在本章第二节实验中，应用蛋白芯片技术高通量化、集成化、特异性强、灵敏度高等优点，首先采用 RayBiotech 小鼠趋化因子抗体蛋白芯片技术高通量检测 rBmpA 刺激后的小鼠巨噬细胞株 RAW264.7 细胞培养上清液中 25 种小鼠趋化因子的分泌水平，参照抗体芯片检测结果并结合莱姆关节炎的特点，为进一步探讨趋化因子在 rBmpA 致莱姆关节炎中的作用机制，从中筛选出了两种分泌水平较高的有可能与莱姆关节炎关系密切的趋化因子：单核细胞趋化蛋白-5（MCP-5/CCL12）及巨噬细胞炎性蛋白-2（MIP-2/CXCL2）作为后续实验进一步研究的因子。

本部分实验即是在本章第二节实验的基础上，采用 ELISA 法检测 rBmpA 刺激后小鼠巨噬细胞株 RAW264.7 细胞培养上清液中两种趋化因子：MCP-5/CCL12 及 MIP-2/CXCL2 的分泌水平，拟通过 rBmpA 对小鼠巨噬细胞株 RAW264.7 细胞刺激分泌趋化因子的体外作用研究，以进一步探索 rBmpA 与莱姆关节炎发病的关系。

一、实验材料

1. 主要仪器（表 9-4）

表 9-4　主要仪器

仪器	厂商
超净工作台（SW-CJ-2FD）	苏州净化设备有限公司
倒置显微镜（MI12）	广州明美科技有限公司

续表

仪器	厂商
二氧化碳培养箱（HF90）	上海立申科学仪器有限公司
低速离心机（LC-4012）	科大创新股份有限公司中佳分公司
台式高速离心机（1-14）	德国 SIGMA 公司
电动移液控制器（V-2）	美国 Labnet 公司
Reagent Reservoirs/Tip-Tub	德国 Original Eppendorf 公司
手动可调移液器	百得实验室仪器（苏州）有限公司
HF Super NW 系列超纯水系统	上海康雷分析仪器有限公司
电子天平（AL204）	上海梅特勒-托利多仪器有限公司
Haier 冷藏柜（SC-316）	青岛海尔特种电冰柜有限公司
Haier 低温冷柜（DW 40W100）	青岛海尔医用低温科技有限公司
超低温冰箱（907）	Thermo Fisher Scientific
Countstar 自动细胞计数仪（IC1000）	上海睿钰生物科技有限公司
酶标仪	美国 Bio-Rad 公司
Microplate Reader（iMark）	美国 Bio-Rad 公司
血细胞计数板	上海市求精生化试剂仪器有限公司
高压蒸汽灭菌锅	上海博迅医疗生物仪器股份有限公司医疗设备厂
旋涡振荡器（QL-901）	海门市其林贝尔仪器制造有限公司
雪花制冰机（FM50）	北京长流科学仪器公司
96 孔细胞培养板（TCP-011-096）	Guangzhou Jet Bio-Filtration Co.Ltd
不同规格细胞培养瓶	Corning Incorporated
不同容积离心管	KIRGEN Solutions For Science
不同容积移液枪	Corning Incorporated
不同规格移液器枪头	KIRGEN Solutions For Science
0.22μm 滤器	Merck Millipore Ltd
8 联排枪	大龙医疗设备有限公司
一次性无菌注射器	江西庐乐医疗器械集团有限公司
一次性口罩、帽子、手套	江西诚康医疗器械集团有限公司

2. 主要试剂（表 9-5）

表 9-5 主要试剂

试剂	厂商/来源
小鼠巨噬细胞株 RAW264.7	中国科学院昆明动物研究所赠
伯氏疏螺旋体重组膜蛋白 A	由本实验室纯化获得
DMEM（高糖）培养基（SH30243.01B）	北京赛默飞世尔生物化学制品有限公司

试剂	厂商/来源
二甲基亚砜	西陇化工股份有限公司
磷酸盐缓冲液（PBS）（1×）	北京赛默飞世尔生物化学制品有限公司
脂多糖（LPS）（L-2880）	Sigma-Aldrich，Inc.
优级胎牛血清（BB008）	生工生物工程（上海）股份有限公司
青霉素（10 000U/ml）/链霉素（10mg/ml）溶液（BS732）	生工生物工程（上海）股份有限公司
75%乙醇消毒液	昆明南天化工药业有限公司
锥虫蓝（TT1140）	生工生物工程（上海）股份有限公司
异丙醇	天津市风船化学试剂科技有限公司
Mouse MCP-5 ELISA Kit	RayBiotech，Inc.
Mouse MIP-2 ELISA kit	RayBiotech，Inc.

3. 主要溶液试剂配制

（1）胎牛血清（FBS）：①将新购入 FBS 根据培养基需要的量进行大致分装，于 56℃水浴中灭活 30 min，以消除血清中补体活性，后于–20℃保存；②使用前由–20℃取出所需用量，于 4℃解冻；③经 0.22μm 滤器滤过除菌，于 4℃保存、备用。

（2）10%FBS-DMEM（高糖）培养基：①DMEM（高糖）培养基 90 ml：经 0.22μm 滤器滤过除菌；②已备好的 FBS10 ml；③青霉素/链霉素溶液：1 ml；④将上述三种液体充分混匀，于 4℃保存、备用；注意全程无菌操作。

（3）1μg/ml LPS 的配制：①称取 10mg LPS，加入 5 ml 1×PBS，充分混匀，得 2mg/ml LPS，将此 2 mg/ml LPS 液按每 50 μl 分装，置于–20℃保存，备用；②使用前于–20℃取出已保存的 2mg/ml LPS 液一份（50 μl），于 4℃解冻，后 10 000 r/min 离心 1 min；③采用已配好的 10%FBS-DMEM（高糖）培养基作稀释，将 2mg/ml 的 LPS 液配制成 1μg/ml LPS液，0.22μm 滤器滤过除菌，该液体为现用现配。

（4）10 μg/ml 及 20 μg/ml rBmpA 蛋白液的配制：①取出–20℃保存的本实验室纯化好已知浓度的 rBmpA 蛋白储存液一份，于 4℃解冻；②用已配制好的 10%FBS-DMEM（高糖）培养基作稀释，将其分别配制成浓度为 10 μg/ml 及 20 μg/ml 的 rBmpA 溶液，0.22μm滤器滤过除菌，该液体为现用现配。

（5）0.2%锥虫蓝染液：①称取锥虫蓝 0.2g，加入 100 ml 1×PBS，搅拌以充分溶解；②经 0.22μm 滤器滤过除菌，于 4℃保存、备用。

二、实 验 方 法

1. 小鼠巨噬细胞株 RAW264.7 细胞的培养及 rBmpA 刺激实验

将小鼠巨噬细胞株 RAW264.7细胞复苏后经传代培养 1～2 次即可用 96 孔细胞培养板培养并进行 rBmpA 刺激实验。

（1）小鼠巨噬细胞株 RAW264.7 细胞的培养：传代培养后待细胞融合至 80%～90%时

取出，弃去培养基，用 1×PBS 液洗去残留血清，加入 0.25%胰酶 3～5 ml 于 37℃的 CO_2 培养箱中消化数分钟至观察到细胞大部分变圆形时即加入 10 ml 10%FBS-DMEM（高糖）培养基终止消化，轻拍细胞培养瓶至细胞呈悬浮状态，250×g 离心 5～10 min，弃上清液；10%FBS-DMEM（高糖）培养基洗涤细胞，250×g 离心 5～10 min，弃上清液；加入一定体积 10%FBS-DMEM（高糖）培养基悬浮细胞，彻底混匀。取 50 μl 细胞悬液按 1:1 加入 50 μl 0.2%锥虫蓝染液对细胞进行染色，混匀，取 20 μl 染色后细胞悬液，置于细胞计数板的加样池中，用 Countstar 自动细胞计数仪检测细胞浓度（个/ml）。根据细胞浓度检测结果，用 10%FBS-DMEM（高糖）培养基调整细胞浓度至 $8×10^4$～$1×10^5$/ml，100 μl/孔加入至 96 孔细胞培养板中，37℃、5%CO_2 培养 6～12 h 待其充分贴壁。

（2）小鼠巨噬细胞株 RAW264.7 细胞培养后的 rBmpA 刺激试验：待细胞完全贴壁后，弃上清液，进行 rBmpA 刺激实验。实验随机分 4 组（正常对照组、LPS 对照组、10 μg/ml rBmpA 实验组及 20 μg/ml rBmpA 实验组），每组设 3 个复孔。分别于各实验对应孔中加入不同刺激物以作用于细胞：正常对照组每孔加入 100 μl 10%FBS-DMEM（高糖）培养基；LPS 对照组每孔加入 100 μl 1μg/ml LPS；20 μg/ml 及 10 μg/ml rBmpA 实验组每孔分别加入 100 μl 20 μg/ml 和 10 μg/ml 的 rBmpA 液；分别在刺激 12 h、24 h 及 48 h 后收集各组细胞培养上清液。

2. ELISA 法检测 rBmpA 刺激后小鼠巨噬细胞株 RAW264.7 细胞培养上清液中趋化因子的含量 上述 rBmpA 刺激 12 h、24 h 及 48 h 后收集的各组细胞培养上清液，参考抗体芯片的检测结果，选取其中 12 h 实验组和 24 h 实验组含量均较高的两种趋化因子：MCP-5/CCL12 及 MIP-2/CXCL2，用 ELISA 方法和相应试剂盒分别检测各刺激时间点的细胞培养上清液中上述两种趋化因子的含量。

操作步骤严格按照试剂盒说明书进行，每个样本均设复孔，用酶标仪读取 450nm 波长的吸光度值（OD_{450}），根据标准品的已知浓度及相应 OD_{450}，用 Curve Expert 1.3 软件制作标准曲线并计算样本中各趋化因子的浓度。

3. 统计学方法 采用 SPSS17.0 统计软件进行统计分析，各组数据均采用均数±标准差表示，两组间差异比较采用两独立样本 t 检验。设定 $P<0.05$ 时，表示差异有统计学意义。

三、实 验 结 果

1. rBmpA 诱导小鼠巨噬细胞株 RAW264.7 细胞活化分泌释放趋化因子 MCP-5（CCL12）的检测结果 分别在作用 12 h、24 h 及 48 h 后收集各组细胞培养上清液进行趋化因子 MCP-5 含量的 ELISA 检测。实验结果显示：三个时间点的 LPS 对照组、rBmpA 10 μg/ml 实验组和 rBmpA 20 μg/ml 实验组中所测得的趋化因子 MCP-5 含量与同一时间里的正常对照组比较明显增高，且差异均有统计学意义（$P<0.01$）。结果表明：1μg/ml LPS、10 μg/ml 及 20 μg/ml rBmpA 均可显著诱导小鼠巨噬细胞株 RAW264.7 细胞活化分泌释放趋化因子 MCP-5（CCL12）（表 9-6、图 9-1、图 9-2）。

另外，在 12 h、24 h 及 48 h 的各实验组中，随着 rBmpA 浓度的增加，RAW264.7 细胞培养上清液中趋化因子 MCP-5 的含量均呈浓度依赖性上调，且差异均具有统计学意义（$P<0.01$）；与 12 h-20 μg/ml rBmpA 实验组相比，随着相同剂量 rBmpA 作用时间的延长，

RAW264.7 细胞趋化因子 MCP-5 的表达水平呈时间依赖性上调，且差异具有统计学意义（$P<0.01$）。结果表明：随着 rBmpA 浓度的增加和刺激作用时间的延长，小鼠巨噬细胞株 RAW264.7 细胞活化分泌释放趋化因子 MCP-5 的量也会有不同程度的增加，尤其以 20 μg/ml rBmpA 刺激作用体现较为明显（表 9-6、图 9-1、图 9-2）。

表 9-6　RAW264.7 细胞培养上清液 MCP-5 浓度检测结果（均数±标准差）　单位：pg/ml

时间（h）	正常对照组	LPS 对照组	rBmpA 实验组	
			10 μg/ml	20 μg/ml
12	1.673±0.047	311.025±44.268[*]	58.660±4.569[*]	84.867±1.592[*/**]
24	1.678±0.016	1156.345±124.827[*]	54.556±8.426[*]	157.962±20.564[*/**/▲]
48	2.455±0.367	2706.576±586.054[*]	76.901±5.411[*]	168.014±22.489[*/**/▲]

注：[*]与相同时间的正常对照组相比 $P<0.01$，差异有统计学意义；[**]与相同时间的 10 μg/ml rBmpA 实验组相比 $P<0.01$，差异有统计学意义；[▲]与 12 h-20 μg/ml rBmpA 实验组相比 $P<0.01$，差异有统计学意义

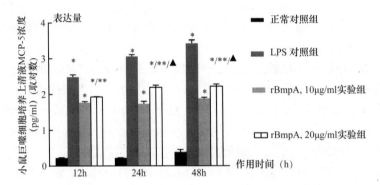

图 9-1　正常对照组与 LPS 组，rBmpA10 μg/ml、rBmpA20 μg/ml 实验组 MCP-5 浓度比较

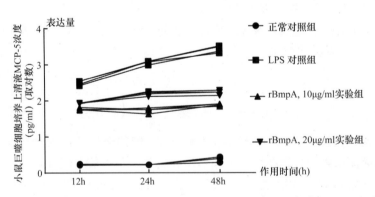

图 9-2　正常对照组与 LPS 组，rBmpA10 μg/ml、rBmpA20 μg/ml 实验组 MCP-5 浓度比较

2. rBmpA 诱导小鼠巨噬细胞株 RAW264.7 细胞活化分泌释放趋化因子 MIP-2（CXCL2）的检测结果　分别在作用 12 h、24 h 及 48 h 后收集各组细胞培养上清液，用 ELISA 法检测其中趋化因子 MIP-2 的含量。实验结果显示：三个时间里的 LPS 对照组、rBmpA 10 μg/ml 实验组和 rBmpA 20 μg/ml 实验组所测得的趋化因子 MIP-2 含量分别与同一时间里的正常对照组比较明显增高，且差异均有统计学意义（$p<0.001$）。结果表明：

1μg/ml LPS、10 μg/ml 及 20 μg/ml rBmpA 均可显著诱导小鼠巨噬细胞株 RAW264.7 细胞活化分泌释放趋化因子 MIP-2（表 9-7、图 9-3、图 9-4）。

另外，在 12 h、24 h 及 48 h 的各实验组中，在相同时间里，随着 rBmpA 浓度的增加，RAW264.7 细胞培养上清液中趋化因子 MIP-2 的含量均呈浓度依赖性上调，且差异具有统计学意义（$P<0.001$）；与 12 h-10 μg/ml rBmpA 实验组、12 h-20 μg/ml rBmpA 实验组相比，随着相同剂量 rBmpA 作用时间的延长，RAW264.7 细胞趋化因子 MIP-2 的表达水平呈时间依赖性上调，以 48 h rBmpA 实验组较为明显，且差异具有统计学意义（$P<0.001$）。结果表明：随着 rBmpA 浓度的增加和刺激作用时间的延长，小鼠巨噬细胞株 RAW264.7 细胞活化分泌释放趋化因子 MIP-2 的量也会有不同程度的增加，尤其以 rBmpA 刺激作用 48 h 组较为明显（表 9-7、图 9-3、图 9-4）。

表 9-7　RAW264.7 细胞培养上清液 MIP-2 浓度检测结果（均数±标准差）　单位：pg/ml

时间（h）	正常对照组	LPS 对照组	rBmpA 实验组	
			10 μg/ml	20 μg/ml
12	21.592±1.684	14863.7±214.531[*]	221.445±10.784[*]	451.215±9.483[*/**]
24	16.924±1.029	18219.0±334.34[*]	203.072±21.838[*]	422.085±13.84[*/**]
48	55.065±4.915	40314.0±383.946[*]	767.365±38.37[*/◆]	1453.125±101.02[*/**/▲]

注：[*]与相同时间的正常对照组相比 $P<0.001$，差异有统计学意义。[**]与相同时间的 10 μg/ml rBmpA 实验组相比 $P<0.001$，差异有统计学意义。[◆]与 12 h-10 μg/ml rBmpA 实验组相比 $P<0.001$，差异有统计学意义。[▲]与 12 h-20 μg/ml rBmpA 实验组相比 $P<0.001$，差异有统计学意义

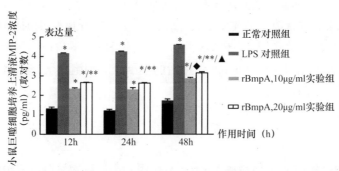

图 9-3　正常对照组与 LPS 组，rBmpA 10 μg/ml、rBmpA 20 μg/ml 实验组 MIP-2 浓度比较

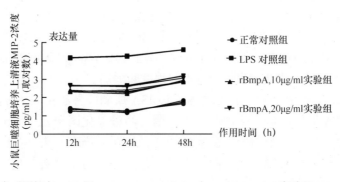

图 9-4　正常对照组与 LPS 组，rBmpA 10 μg/ml、rBmpA 20 μg/ml 实验组 MIP-2 浓度比较

四、讨　论

本部分实验即是在本章第二节实验的基础上，采用 ELISA 法分别检测了 rBmpA 刺激后小鼠巨噬细胞株 RAW264.7 细胞培养上清液中两种趋化因子：MCP-5/CCL12 及 MIP-2/CXCL2 的分泌水平。结果显示：12 h、24 h 和 48 h 三个时间点的 LPS 对照组、rBmpA 10 μg/ml 实验组和 rBmpA 20 μg/ml 实验组中所测得的趋化因子 MCP-5 含量与同一时间里的正常对照组比较明显增高，且差异均有统计学意义（$P<0.01$）。3 个时间里的 LPS 对照组、rBmpA 10 μg/ml 实验组和 rBmpA 20 μg/ml 实验组所测得的趋化因子 MIP-2 含量分别与同一时间里的正常对照组比较明显增高，且差异均有统计学意义（$P<0.001$）。结果表明：1μg/ml LPS、10 μg/ml 及 20 μg/ml rBmpA 均可显著诱导小鼠巨噬细胞株 RAW264.7 细胞活化分泌释放趋化因子 MCP-5 和趋化因子 MIP-2。

在 12 h、24 h 及 48 h 的各实验组中，随着 rBmpA 浓度的增加，RAW264.7 细胞培养上清液中趋化因子 MCP-5 和趋化因子 MIP-2 的表达水平均呈浓度依赖性上调，且差异具有统计学意义（$P<0.01$）。并且，与 12 h-20 μg/ml rBmpA 实验组相比，随着相同剂量 rBmpA 作用时间的延长，趋化因子 MCP-5 的含量呈时间依赖性上调，且差异具有统计学意义（$P<0.01$）。与 12 h-10 μg/ml rBmpA 实验组、12 h-20 μg/ml rBmpA 实验组相比，随着相同剂量 rBmpA 作用时间的延长，趋化因子 MIP-2 的含量呈时间依赖性上调，以 48 h rBmpA 实验组较为明显，且差异具有统计学意义（$P<0.001$）。结果表明：随着 rBmpA 浓度的增加和刺激作用时间的延长，小鼠巨噬细胞株 RAW264.7 细胞活化分泌释放趋化因子 MCP-5 和趋化因子 MIP-2 的量也会有不同程度的增加。

以上实验结果和本章第二节实验结果比较，ELISA 法所测小鼠巨噬细胞株 RAW264.7 细胞培养上清液中两种趋化因子 MCP-5 和 MIP-2 的分泌水平与抗体芯片初检结果具有相同的趋势，即两种趋化因子在 rBmpA 作用后的小鼠巨噬细胞株 RAW264.7 细胞培养上清液中的含量均明显增高。

五、结　论

本部分实验采用 ELISA 检测法对 rBmpA 作用后小鼠巨噬细胞株 RAW264.7 细胞趋化因子 MCP-5 和趋化因子 MIP-2 的分泌水平进行了检测。ELISA 法结果显示：1μg/ml LPS、10 μg/ml 及 20 μg/ml rBmpA 均可显著诱导小鼠巨噬细胞株 RAW264.7 细胞活化分泌释放趋化因子 MCP-5 和趋化因子 MIP-2，与正常对照组相比，差异均具有统计学意义（$P<0.01$）。并且随着 rBmpA 浓度的增加和刺激作用时间的延长，RAW264.7 细胞活化分泌释放趋化因子 MCP-5 和趋化因子 MIP-2 的量也会有不同程度的增加。

比较本章第二节检测方法的结果显示，ELISA 所测两种趋化因子分泌水平与抗体芯片初检结果具有相同的趋势，从细胞水平说明，两种趋化因子在 rBmpA 作用后的小鼠巨噬细胞株 RAW264.7 细胞培养上清液中的含量均明显增高，进一步说明 rBmpA 有可能与莱姆关节炎的发生机制有关，同时也说明趋化因子与莱姆关节炎密切相关。

第四节 实时定量 PCR 检测 rBmpA 刺激后小鼠巨噬细胞株 RAW264.7 细胞中趋化因子 MCP-5 基因 mRNA 和 MIP-2 基因 mRNA 的转录水平

实时定量 PCR（real-time quantitative PCR，RT-PCR）是一种新的核酸定量分析技术。该技术是将 PCR 技术和光谱检测技术结合在一起，在常规 PCR 反应体系中加入荧光基团，使 PCR 扩增产物的增加伴随荧光信号的积累，利用荧光信号的变化实时检测 PCR 扩增反应中每一个循环扩增产物量的变化，从而达到对起始模板进行定量分析的目的。常用的 RT-PCR 技术主要有荧光染料标记检测法（SYBR Green）和探针检测法（TaqMan）。

本部分 RT-PCR 实验采用荧光染料标记法，其原理是利用荧光染料 SYBR Green 能结合于所有双链 DNA 双螺旋小沟区域内而具有绿色激发波长的特点，在 PCR 反应体系中，加入 SYBR Green 荧光染料，可以与 PCR 扩增产生的双链 DNA 结合而发出荧光，通过检测 PCR 反应液中的荧光信号强度，从而对目的基因进行定量。其基本程序包括样本基因组总 RNA 的提取；mRNA 反转录获得 cDNA；然后以 cDNA 为模板，采用待测基因的引物和内对照基因（作为样品之间 RNA 总含量一致性参照）的引物进行 PCR 扩增，电泳分析待测基因的表达量。本实验采用相对定量法，是利用管家基因的扩增量对待测目的基因的扩增量进行校正，进而对目的基因的相对表达量进行分析。根据查找文献和前期预实验，本实验选择小鼠 3-磷酸甘油醛脱氢酶（GAPDH）基因作为内参基因。

在本章第二节中，应用蛋白芯片技术高通量化、集成化、特异性强、灵敏度高等优点，首先采用 RayBiotech 小鼠趋化因子抗体蛋白芯片技术高通量检测 rBmpA 刺激后的小鼠巨噬细胞株 RAW264.7 细胞培养上清液中 25 种小鼠趋化因子的分泌水平，参照抗体芯片检测结果并结合莱姆关节炎的特点，为进一步探讨趋化因子在 rBmpA 致莱姆关节炎中的作用机制，从中筛选出了两种分泌水平较高的有可能与莱姆关节炎关系密切的趋化因子：MCP-5/CCL12 及 MIP-2/CXCL2 作为后续实验进一步研究的因子。

参照本章第二节实验的结果，第三节实验则采用 ELISA 法检测 rBmpA 刺激后小鼠巨噬细胞株 RAW264.7 细胞培养上清液中两种趋化因子：MCP-5/CCL12 及 MIP-2/CXCL2 的分泌水平，拟从细胞水平研究 rBmpA 诱导 RAW264.7 细胞分泌趋化因子的变化，以探讨 rBmpA 和莱姆关节炎发生的关系。

本部分实验则是参考本章第二节实验结果，应用 RT-PCR 法检测 rBmpA 刺激后的小鼠巨噬细胞株 RAW264.7 细胞中趋化因子 *MCP-5* 基因和趋化因子 *MIP-2* 基因 mRNA 的表达水平，从基因层面研究 rBmpA 诱导细胞表达趋化因子的变化，同时比较三种检测方法所得实验结果，以进一步探讨 rBmpA 致莱姆关节炎的作用机制。

一、材　料

1. 主要仪器（表 9-8）

表 9-8　主要仪器

仪器	厂商
超净工作台（SW-CJ-2FD）	苏州净化设备有限公司

续表

仪器	厂商
倒置显微镜（MI12）	广州明美科技有限公司
二氧化碳培养箱（HF90）	上海立申科学仪器有限公司
低速离心机（LC-4012）	科大创新股份有限公司中佳分公司
台式高速离心机（1-14）	德国 SIGMA 公司
电动移液控制器（V-2）	美国 Labnet 公司
手动可调移液器	百得实验室仪器（苏州）有限公司
HF Super NW 系列超纯水系统	上海康雷分析仪器有限公司
电子天平（AL204）	上海梅特勒-托利多仪器有限公司
Haier 冷藏柜（SC-316）	青岛海尔特种电冰柜有限公司
Haier 低温冷柜（DW 40W100）	青岛海尔医用低温科技有限公司
超低温冰箱（907）	Thermo Fisher Scientific
Countstar 自动细胞计数仪（IC1000）	上海睿钰生物科技有限公司
CFX 96^{TM} Real-Time PCR 仪	美国 Bio-Rad 公司
核酸蛋白检测仪	美国 BDTND 公司
高压蒸汽灭菌锅	上海博迅医疗生物仪器股份有限公司医疗设备厂
旋涡振荡器（QL-901）	海门市其林贝尔仪器制造有限公司
雪花制冰机（FM50）	北京长流科学仪器有限公司
96 孔细胞培养板（TCP-011-096）	Guangzhou Jet Bio-Filtration Co.Ltd
不同规格细胞培养瓶	Corning Incorporated
不同容积离心管	KIRGEN Solutions For Science
不同容积移液枪	Corning Incorporated
不同规格移液器枪头	KIRGEN Solutions For Science
0.22μm 滤器	Merck Millipore Ltd
一次性无菌注射器	江西庐乐医疗器械集团有限公司
一次性使用口罩、医用帽、手套	江西诚康医疗器械集团有限公司

2. 主要试剂（表 9-9）

表 9-9　主要试剂

试剂	厂商
总 RNA 提取试剂盒（Trizol）	TaKaRa 大连宝生物公司
cDNA 合成试剂盒	TaKaRa 大连宝生物公司
SYBR 荧光定量 RT-PCR 反应试剂	TaKaRa 大连宝生物公司
氯仿	天津市化学试剂一厂
异丙醇	天津市博迪化工有限公司

续表

试剂	厂商
无水乙醇	天津市大茂化学试剂厂
RNase-free water	TaKaRa 大连宝生物公司
引物合成	生工生物工程（上海）股份有限公司
三羟甲基氨基甲烷（Tris）	北京鼎国生物技术有限责任公司
乙二胺四乙酸（EDTA）	广东汕头市西陇化工厂
氢氧化钠（NaOH）	广东汕头市西陇化工厂
溴酚蓝（Bromophenol Blue）	天津市标准科技有限公司
二甲苯青（Xylene Cyanol FF）	Amresco 公司

二、实 验 方 法

1. 小鼠巨噬细胞株 RAW264.7 细胞的培养及 rBmpA 刺激实验　将小鼠巨噬细胞株 RAW264.7 细胞复苏后经传代培养 1～2 次即可用 96 孔细胞培养板培养并进行 rBmpA 刺激实验。

传代培养后待细胞融合至 80%～90% 时取出，弃去培养基，用 1×PBS 液洗去残留血清，加入 0.25% 胰酶 3～5 ml 于 37℃ 的 CO_2 培养箱中消化数分钟至观察到细胞大部分变圆形时即加入 10 ml 10%FBS-DMEM（高糖）培养基终止消化，轻拍细胞培养瓶至细胞呈悬浮状态，250×g 离心 5～10 min，弃上清液；10%FBS-DMEM（高糖）培养基洗涤细胞，250×g 离心 5～10 min，弃上清液；加入一定体积 10%FBS-DMEM（高糖）培养基悬浮细胞，彻底混匀。取 50 μl 细胞悬液按 1∶1 加入 50 μl 0.2% 锥虫蓝染液对细胞进行染色，混匀，取 20 μl 染色后的细胞悬液，置于细胞计数板的加样池中，用 Countstar 自动细胞计数仪检测细胞浓度（个/ml）。根据细胞浓度检测结果，用 10%FBS-DMEM（高糖）培养基调整细胞浓度至 $8×10^4～1×10^5$/ml，100 μl/孔加入至 96 孔细胞培养板中，37℃、5%CO_2 培养 6～12 h 待其充分贴壁。

待细胞完全贴壁后，弃上清液，进行 rBmpA 刺激实验。实验分 4 组（正常对照组、LPS 对照组、10 μg/ml rBmpA 实验组及 20 μg/ml rBmpA 实验组），每组设 3 个复孔。分别于各实验对应孔中加入不同刺激物以作用于细胞：正常对照组每孔加入 100 μl 10%FBS-DMEM（高糖）培养基；LPS 对照组每孔加入 100 μl 1μg/ml LPS；20 μg/ml 及 10 μg/ml rBmpA 实验组每孔分别加入 100 μl 20 μg/ml 和 10 μg/ml 的 rBmpA 液；分别在刺激 12 h、24 h 及 48 h 后收集各组细胞培养上清液。

2. rBmpA 刺激后的小鼠巨噬细胞株 RAW264.7 细胞的处理和收集　对于上一部分中已经收集细胞培养上清液的培养各时段的 RAW264.7 细胞，于每孔中分别加入 150 μl Trizol 试剂，以裂解细胞，室温放置 10 min 后充分吹打细胞，之后将所有 Trizol-细胞裂解液吸出，按之前已随机分好的培养不同时间的实验分组（培养各时间点的正常对照组、LPS 对照组、10 μg/ml rBmpA 实验组及 20 μg/ml rBmpA 实验组），将其转移至已备好的 1.5 ml Ep 管中，后置于 -80℃ 冰箱保存备用。

3. rBmpA 刺激后的小鼠巨噬细胞株 RAW264.7 细胞基因组总 RNA 的提取及样本选择

（1）小鼠巨噬细胞株 RAW264.7 细胞基因组总 RNA 的提取方法

1）将已备好冻存的 Trizol-RAW264.7 细胞裂解液标本于−80℃冰箱中取出，置于 4℃冰箱解冻 20 min。

2）于 4℃，12 000 r/min 离心 10 min，后吸取上清液转移至新的 1.5 ml RNase-Free EP 管中。

3）按每 1 ml Trizol 试剂配以 200 μl 氯仿的比例，向管中加入 30 μl 氯仿，振荡混匀 15s，后室温放置 3 min。（注：禁用旋涡振荡器，以免基因组 DNA 断裂；若样品蛋白含量较高，可重复抽提一次）

4）于 4℃，12 000 r/min 离心 15 min。

5）吸取分层后的上层水相，转移至另一新的 1.5 ml RNase-Free EP 管中。（注：只吸取上层无色水相，避开中间层和下层液相）

6）加入和吸入量相同体积的异丙醇，混匀后室温放置 30 min。

7）于 4℃，12 000 r/min 离心 10 min，后轻缓弃上清液（RNA 沉于管底和管壁）。

8）按每 1 ml Trizol 试剂配以 1 ml 75%无水乙醇的比例，向其加入 75%无水乙醇 150 μl，温和混匀离心管，悬浮 RNA 沉淀。

9）于 4℃，5000 r/min 离心 5 min，温和弃上清液；室温放置晾干 5 min。

10）用 30 μl RNase-Free 双蒸水溶解 RNA 样品。

（2）提取后的基因组总 RNA 品质检测及样本选择：取已提取的基因组总 RNA 2μl 加至核酸蛋白检测仪检测孔中，测定其浓度与纯度。RNA 应在 OD_{260} 处有显著吸收峰，检测时使 OD_{260} 值在 0.1~1.0 数值较准确。RNA 浓度（ng/μl）=OD_{260}×40×稀释倍数；纯度为 OD_{260}/OD_{280} 的值，检测后选择纯度在 1.7~2.1 的 RNA 作为继续下一步实验的样本，将其反转录为 cDNA 后放入−80℃冰箱保存备用。

（3）cDNA 的合成：为了准确地进行基因表达量的分析，必须满足只有 cDNA 作为模板检出的先决条件，但一般情况下所提取的基因组总 RNA 常常混有基因组 DNA，并可直接作为 PCR 反应的模板进行扩增，因此会造成解析结果不准确。为了避免这种情况的发生，我们在进行 RNA 反转录为 cDNA 之前，常常需要对总 RNA 进行处理，以除去残存的基因组 DNA。因此 cDNA 的合成过程包括了去除基因组 DNA 的反应和反转录反应两个步骤。

本实验采用 TaKaRa 大连宝生物公司的 cDNA 合成试剂盒，在整个过程中，需要在冰上配制反应液和完成液体加样，并严格按照实验要求合成 cDNA，将其置于−20℃冰箱保存，以用于 RT-PCR 的实验检测。

步骤一：去除基因组 DNA 反应

gDNA Eraser	1μl
Total RNA	7μl
5×gDNA Eraser Buffer	2μl
Total	10μl

反应条件：42℃　　2 min

步骤二：反转录反应

PrimeScript RT Enzyme Mix I	1μl
RT Primer Mix	1μl
5×PrimeScript Buffer 2（for Real Time）	4μl
RNase Free dH$_2$O	4μl
步骤一所得的反应液	10μl
Total	20μl

反应条件：37℃　　15 min

　　　　　85℃　　5s

（4）RT-PCR 检测 RAW264.7 细胞中趋化因子 MCP-5（CCL12）和趋化因子 MIP-2（CXCL2）基因 mRNA 的表达水平

1）RT-PCR 测定 RAW264.7 细胞中 MCP-5 基因 mRNA 的表达水平

A. 参照文献，设计引物

a. 目的基因（小鼠 MCP-5）

上游引物 F：5′-TTC CAC ACT TCT ATG CCT CCT GC -3′

下游引物 R：5′- CTG GCT GCT TGT GAT TCT CCT GT -3′

b. 内参基因（小鼠 GAPDH）

上游引物 F：5′- TCC CAG AGC TGA ACG GGA AG-3′

下游引物 R：5′- TCA GTG GGC CCT CAG ATG C -3′

B. 设计好的引物序列送至生工生物工程（上海）股份有限公司进行引物合成，合成好的引物需按照说明书要求用 RNase-free dH$_2$O 将浓度稀释至 10 μmol/L。

C. RT-PCR 反应：本实验采用 TaKaRa 大连宝生物公司的 SYBR 荧光定量 RT-PCR 反应配套试剂，在整个过程中，需在冰上完成反应液的配制和液体加样，并严格按照实验要求进行 RT-PCR 反应。

在实验操作中，目的基因与内参基因除引物序列不同，其他反应体系和反应条件均相同。每个样本目的基因和内参基因均做 2 个复孔。

a. RT-PCR 反应体系（20 μl）

SYBR®*Premix Ex Taq* II（2×）	10μl
PCR 上游引物（10 μmol/L）	0.8μl
PCR 下游引物（10 μmol/L）	0.8μl
ROX 参比染料（50×）	0.4μl
DNA 模板	2μl
RNase-free dH$_2$O	6μl
Total	20μl

b. RT-PCR 反应条件：（两步法）

预变性	50℃	2 min
	95℃	10 min
PCR 反应	95℃	15s ⎫
	60℃	30s ⎭ 共50个循环

2）Q-RT-PCR 测定 RAW264.7 细胞中 MIP-2 基因 mRNA 的表达水平

A. 参照文献，设计引物

a. 目的基因（小鼠 MIP-2）

上游引物 F：5'- CAC TCT CAA GGG CGG TCA AA -3'

下游引物 R：5'- GCT CCT CCT TTC CAG GTC AGT TA -3'

b. 内参基因（小鼠 GAPDH）

上游引物 F：5'- TCC CAG AGC TGA ACG GGA AG-3'

下游引物 R：5'- TCA GTG GGC CCT CAG ATG C -3'

B. 设计好的引物序列送至生工生物工程（上海）股份有限公司进行引物合成，合成好的引物需按照说明书要求用 RNase-free dH$_2$O 将浓度稀释至 10 μmol/L。

C. RT-PCR 反应：本实验采用 TaKaRa 大连宝生物公司的 SYBR 荧光定量 RT-PCR 反应配套试剂，在整个过程中，需在冰上完成反应液的配制和液体加样，并严格按照实验要求进行 RT-PCR 反应。

在实验操作中，目的基因与内参基因除引物序列不同，其他反应体系和反应条件均相同。每个样本目的基因和内参基因均做 2 个复孔。

a. RT-PCR 反应体系（20 μl）

SYBR®*Premix Ex Taq*Ⅱ（2×）	10μl
PCR 上游引物（10 μmol/L）	0.8μl
PCR 下游引物（10 μmol/L）	0.8μl
ROX 参比染料（50×）	0.4μl
DNA 模板	2μl
RNase-free dH$_2$O	6μl
Total	20μl

b. RT-PCR 反应条件：（两步法）

预变性	50℃	2 min
	95℃	10 min
PCR 反应	95℃	15s ⎫
	60℃	30s ⎭ 共50个循环

4. 统计分析　采用 SPSS17.0 统计软件进行统计分析，各组数据均采用均数±标准差表示，两组间差异比较采用两独立样本 t 检验。设定 $P<0.05$ 时，表示差异有统计学意义。

三、结　果

1. 结果判断方法　荧光定量 PCR 可通过观察扩增产物的扩增曲线、溶解曲线及其单峰图来判定目的基因扩增的特异性。

（1）扩增曲线：在实时荧光定量 PCR 反应中，引入荧光染料后，随着 PCR 反应的进行，PCR 反应产物不断累积，荧光信号强度也等比例增加。每经过一个循环，即收集一个荧光强度信号，然后通过荧光强度变化监测产物量的变化，从而得到一条荧光扩增曲线。

通常荧光扩增曲线分三个阶段：荧光背景信号阶段（基线期）、荧光信号指数扩增阶段（指数期）和平台期。在基线期，扩增的荧光信号被荧光背景信号掩盖，无法判断产物量的变化。在平台期，扩增产物不呈指数级增加，其终产物量与起始模板量之间无线性关系，不能根据最终 PCR 产物量计算起始拷贝数。只有在指数期，PCR 产物量的对数值与起始模板量存在线性关系，可选择此阶段进行定量分析。

（2）熔解曲线：由于 SYBR Green 是一种双链 DNA 结合染料，能非特异地掺入到双链中去，如果反应体系中有非特异性扩增或引物二聚体的产生，也将会结合 SYBR Green 而同时被检测，导致假阳性出现，而影响定量结果。因此可通过扩增产物的熔解曲线观察有无特异性扩增，对 PCR 产物进行特异性检测，以区分由产物和本底造成的荧光信号。熔解曲线的设置是在整个 PCR 完成后进行，从 65℃ 升至 95℃，每升高单位温度，仪器会自动收集荧光信号，得到的熔解曲线随着温度的升高，双链 DNA 的解链，荧光信号不断降低，在 T_m 值（双链 DNA 解链 50%的温度）下降速度最快，将温度与荧光强度的变化求导，即得到单峰的熔解曲线。

熔解曲线不但可以评价反应的特异性，还可作为引物与模板匹配程度、引物设计评价等的参考，同时还可利用熔解曲线进行突变体的检测及 SNPs 分析等。如果熔解曲线呈单一锐利的峰则表示无非特异性荧光的特异性扩增，说明引物特异性好，扩增产物单一，定量准确；如果呈双峰或峰谱很宽，或出现杂峰时，说明引物中存在其他杂物，出现非特异性扩增，定量则不准确。

结果分析方法：在 RT-PCR 检测时，通过测定样品扩增 Ct 值来计算样品中的起始模板量。Ct 值是指 PCR 扩增过程中，扩增产物的荧光信号达到设定的检验阈值时所经过的扩增循环数。其中荧光阈值（threshold）为大于荧光本底信号（baseline）和阴性对照的荧光信号，PCR 进入指数期最初阶段的荧光强度值。每个模板的 Ct 值与该模板的起始拷贝数的对数存在线性关系，起始拷贝数越多，Ct 值越小，反之亦然。相同样品的模板进行多次扩增，终点处产物往往不恒定，Ct 值却极具重现性，所以 Ct 值能准确反映起始模板量。

本实验采用相对定量法，是利用内参照基因的扩增量对待测目的基因的扩增量进行校正，进而对目的基因的相对表达量进行分析。根据 Bio-Rad CFX96TM 软件得出 Ct 值，目的基因 Ct 值范围为 18～35，内参基因 Ct 值范围为 16～25。实验结果采用内参基因 Ct 值与目的基因 Ct 值的差值做相对定量，其公式为：

$$基因的相对表达量 = 2^{Ct\,内参基因 - Ct\,目的基因}$$

再将各实验组的目的基因相对表达量与正常对照组目的基因的相对表达量进行比较分析。

2. RT-PCR 测定 RAW264.7 细胞中 MCP-5 基因 mRNA 的表达水平

（1）扩增曲线：由 RT-PCR 的结果可见，实验所得扩增曲线拐点清楚，整体平行性好，基线平而无上扬现象；标准的基线平直或略微下降，无明显上扬趋势；表明各反应管的扩增效率相近。如图 9-5 所示，横坐标为循环数，纵坐标为反应过程中实时荧光强度。

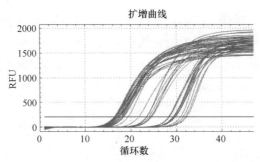

图 9-5　荧光定量 PCR 扩增曲线——MCP-5

（2）熔解曲线：由 RT-PCR 的结果可见，实验所得熔解曲线呈单一锐利的峰，未出现双峰、杂峰或峰谱很宽的现象，说明引物特异性好，扩增产物单一，无非特异性扩增，定量准确（图 9-6、图 9-7）。

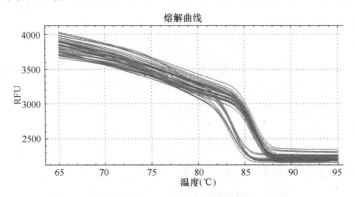

图 9-6　荧光定量 PCR 熔解曲线原始图——MCP-5

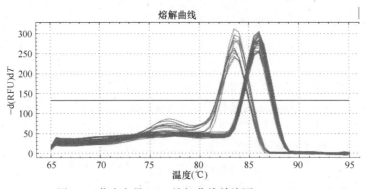

图 9-7　荧光定量 PCR 熔解曲线单峰图——MCP-5

（3）各实验组与正常对照组 MCP-5 基因 mRNA 表达水平比较：本实验采用内参基因 Ct 值与目的基因 Ct 值的差值做相对定量，再将各实验组的基因相对表达量与正常对照组基因相对表达量进行比较分析，结果显示：

1）各时间点的同一目的基因中的 PCR 扩增曲线显示，实验组和对照组的同一目的基因扩增呈现明显的先后顺序：最先出现的是内参组，其次是 LPS 组，然后是 rBmpA 20 μg/ml 实验组，紧接着是 rBmpA 10 μg/ml 实验组，最后是空白对照组（图 9-8）。

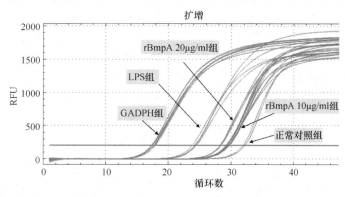

图 9-8　同一目的基因在相同时间组别的不同实验组中扩增出现的先后顺序图（MCP-5）

2）12 h 和 24 h 中 LPS 对照组、rBmpA 10 μg/ml 实验组和 rBmpA 20 μg/ml 实验组所测得的 RAW264.7 细胞中趋化因子 MCP-5 基因的相对表达量与同一时间里的正常对照组 MCP-5 基因的相对表达量比较明显增高，且差异均有统计学意义（$P < 0.001$）；而与 48 h-正常对照组相比，48 h-rBmpA 10 μg/ml 实验组和 48 h-rBmpA 20 μg/ml 实验组 RAW264.7 细胞中所测得的趋化因子 MCP-5 基因的相对表达量有所增高，但差异无统计学意义（$P > 0.05$）。结果表明：经 1μg/ml LPS、10 μg/ml 及 20 μg/ml rBmpA 刺激后的小鼠巨噬细胞株 RAW264.7 细胞，趋化因子 MCP-5 基因的相对表达量与正常对照组相比均有所增高。

3）在 12 h、24 h 的各实验组中，在相同时间里，随着 rBmpA 浓度的增加，RAW264.7 细胞趋化因子 MCP-5 基因的表达水平均呈浓度依赖性上调，12 h-rBmpA 20 μg/ml 实验组与 12 h-rBmpA 10 μg/ml 实验组比较，24 h-rBmpA 20 μg/ml 实验组与 24 h-rBmpA 10 μg/ml 实验组比较，差异均有统计学意义（$P = 0.0262, < 0.05$），但 48 h-rBmpA 20 μg/ml 实验组与 48 h-rBmpA 10 μg/ml 实验组比较，差异无统计学意义（$P > 0.05$）；但在相同剂量 rBmpA 的作用下，RAW264.7 细胞趋化因子 MCP-5 基因的表达水平在 12 h 组最高，而在 24 h 组和 48 h 组逐渐下降，同时，12 h-rBmpA 10 μg/ml 实验组、12 h-rBmpA 20 μg/ml 实验组分别与 24 h 和 48 h 同剂量 rBmpA 的实验组比较，差异均有统计学意义（$P < 0.001$），但 24 h 组与 48 h 组比较，无统计学差异。结果表明：在 12 h 组和 24 h 组，rBmpA 呈浓度依赖性上调小鼠巨噬细胞株 RAW264.7 细胞 MCP-5 基因的表达水平，但随着 rBmpA 的作用时间的延长，RAW264.7 细胞 MCP-5 基因的表达水平逐渐下降（表 9-10、图 9-9）。

表 9-10　RAW264.7 细胞中 MCP-5 基因的相对表达量（均数 ± 标准差）

时间（h）	正常对照组	LPS 对照组	rBmpA 实验组	
			10 μg/ml	20 μg/ml
12	0.0004356±0.0001000	0.0257700±0.0040000*	0.0032370±0.0010000*	0.0058700±0.0007000*/**
24	0.0001267±0.0000400	0.0143500±0.0020000*	0.0003500±0.0000900*/**	0.0009300±0.0004000*/▲

续表

时间（h）	正常对照组	LPS 对照组	rBmpA 实验组	
			10 μg/ml	20 μg/ml
48	0.0001910±0.0001000	0.0132700±0.0050000*	0.0001632±0.0000100**	0.0003190±0.0001000▲

注：*与相同时间的正常对照组相比 $P<0.001$，差异有统计学意义；**与 12 h-10 μg/ml rBmpA 实验组相比 $P<0.001$，差异有统计学意义；▲与 12 h-20 μg/ml rBmpA 实验组相比 $P<0.001$，差异有统计学意义

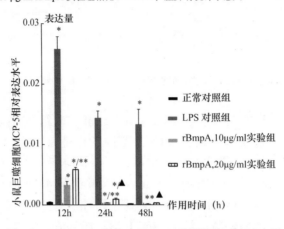

图 9-9　RAW264.7 细胞中 MCP-5 基因的相对表达水平

*与正常对照组相比，$P<0.05$，差异有统计学意义；**与正常对照组相比，$P<0.01$，差异有显著统计学意义；▲与 rBmpA 10μg/ml 相比，差异有统计学意义

3. RT-PCR 检测 rBmpA 刺激后小鼠巨噬细胞株 RAW264.7 细胞 MIP-2 基因 mRNA 表达水平

（1）扩增曲线：由 RT-PCR 的结果可见，实验所得扩增曲线拐点清楚，整体平行性好，基线平而无上扬现象；标准的基线平直或略微下降，无明显上扬趋势；表明各反应管的扩增效率相近。如图 9-10 所示，横坐标为循环数，纵坐标为反应过程中实时荧光强度。

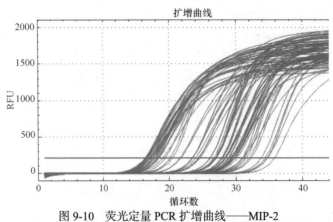

图 9-10　荧光定量 PCR 扩增曲线——MIP-2

（2）熔解曲线：由 RT-PCR 的结果可见，实验所得熔解曲线呈单一锐利的峰，未出现双峰、杂峰或峰谱很宽的现象，说明引物特异性好，扩增产物单一，无非特异性扩增，定量准确（图 9-11、图 9-12）。

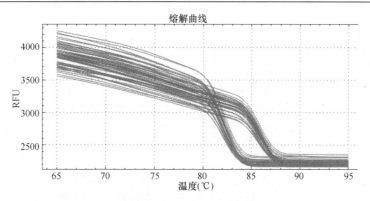

图 9-11　荧光定量 PCR 熔解曲线原始图——MIP-2

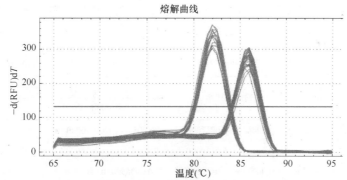

图 9-12　荧光定量 PCR 熔解曲线单峰图——MIP-2

（3）各实验组与空白对照组 MIP-2 基因 mRNA 表达水平比较：本实验采用内参基因 Ct 值与目的基因 Ct 值的差值做相对定量，再将各实验组的基因相对表达量与正常对照组基因相对表达量进行比较分析，结果显示：

1）各个时间点的同一目的基因中的 PCR 扩增曲线显示，实验组和对照组的同一目的基因扩增呈现明显的先后顺序：最先出现的是内参组，其次是 LPS 组，然后是 rBmpA 20 μg/ml 实验组，紧接着是 rBmpA 10 μg/ml 实验组，最后是空白对照组（图 9-13）。

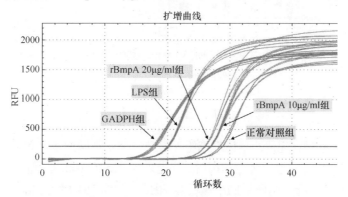

图 9-13　各组同一目的基因扩增出现的先后顺序图（MIP-2）

2）12 h 和 24 h LPS 对照组、rBmpA 10 μg/ml 实验组和 rBmpA 20 μg/ml 实验组所测得的 RAW264.7 细胞中趋化因子 MIP-2 基因的相对表达量与同一时间里的正常对照组 MIP-2 基因的相对表达量比较明显增高，且差异均有统计学意义（$P<0.01$）；48 h-LPS 对

照组、48 h-rBmpA 20 µg/ml 实验组与 48 h-正常对照组相比，差异也均有统计学意义（$P<$ 0.01）；而 48 h-rBmpA 10 µg/ml 实验组与 48 h-正常对照组比较，差异则无统计学意义（$P>0.05$）。结果表明：经 1µg/ml LPS、10 µg/ml 及 20 µg/ml rBmpA 刺激后的小鼠巨噬细胞株 RAW264.7 细胞，趋化因子 MIP-2 基因的相对表达量均有所增高。

3）在 12 h、24 h 及 48 h 的各实验组中，在相同时间里，随着 rBmpA 浓度的增加，RAW264.7 细胞趋化因子 MIP-2 基因的表达水平均呈浓度依赖性上调，但各实验组间均无统计学差异（$P>0.05$）；但在相同剂量 rBmpA 的作用下，RAW264.7 细胞趋化因子 MIP-2 基因的表达水平在 12 h 组最高，而在 24 h 组和 48 h 组逐渐下降，同时，12 h-rBmpA10 µg/ml 实验组、12 h-rBmpA20 µg/ml 实验组分别与 24 h 同剂量 rBmpA 的实验组比较，差异均有统计学意义（$P<0.01$），但其余各组间 MIP-2 基因的表达量和同剂量 rBmpA 作用时间的长短无明显相关性。结果表明：rBmpA 呈浓度依赖性上调小鼠巨噬细胞株 RAW264.7 细胞 MIP-2 基因的表达水平（表 9-11、图 9-14）。

表 9-11 RAW264.7 细胞中 MIP-2 基因的相对表达量（均数 ± 标准差）

时间（h）	正常对照组	LPS 对照组	rBmpA 实验组	
			10 µg/ml	20 µg/ml
12	0.0005343±0.0003000	0.0046298±0.0017000*	0.0018620±0.0010000*	0.0033500±0.0005000*
24	0.0001587±0.0001000	0.0015053±0.0130000*	0.0004230±0.0001600*/**	0.0010600±0.0005000*/▲
48	0.0005991±0.0003000	0.0021690±0.0460000*	0.0006500±0.0002100	0.0023600±0.0013000*

注：*与相同时间的正常对照组相比 $P<0.01$，差异有统计学意义；**与 12 h-10 µg/ml rBmpA 实验组相比 $P<0.001$，差异有统计学意义；▲与 12 h-20 µg/ml rBmpA 实验组相比 $P<0.001$，差异有统计学意义

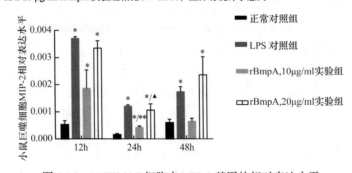

图 9-14 RAW264.7 细胞中 MIP-2 基因的相对表达水平

注：图中 LPS 组数据参照右 Y 轴；其余各组数据参照左 Y 轴

四、讨 论

本章第二节实验是在完成小鼠巨噬细胞株 RAW264.7 细胞的培养和不同浓度（10 µg/ml 和 20 µg/ml）rBmpA 对细胞的刺激作用后，首先采用 RayBiotech 小鼠趋化因子抗体蛋白芯片技术高通量检测 rBmpA 刺激后的小鼠巨噬细胞株 RAW264.7 细胞培养上清液中 25 种小鼠趋化因子的分泌水平，参照抗体芯片检测结果并结合莱姆关节炎的特点，从 25 种所测趋化因子中筛选出了两种分泌水平较高的有可能与莱姆关节炎关系密切的趋化因子：MCP-5/CCL12 及 MIP-2/CXCL2 作为后续实验进一步研究的因子。

本部分实验是参照本章第二节实验的高通量筛选结果，采用 RT-PCR 检测 rBmpA 作用

后小鼠巨噬细胞株 RAW264.7 细胞趋化因子：MCP-5/CCL12 及 MIP-2/CXCL2 基因的表达水平，拟从基因水平研究 rBmpA 刺激 RAW264.7 细胞表达趋化因子的水平，以进一步探讨 rBmpA 与莱姆关节炎发病机制的关系。

趋化因子 MCP-5 基因表达水平检测结果显示：12 h 和 24 h LPS 对照组、rBmpA 10 μg/ml 实验组和 rBmpA 20 μg/ml 实验组所测得的 RAW264.7 细胞中趋化因子 MCP-5 基因的相对表达量与同一时间里的正常对照组 MCP-5 基因的相对表达量比较明显增高，且差异均有统计学意义（$P<0.001$）；而与 48 h-正常对照组相比，48 h-rBmpA 10 μg/ml 实验组和 48 h-rBmpA 20 μg/ml 实验组所测得的 RAW264.7 细胞中趋化因子 MCP-5 基因的相对表达量有所增高，但差异无统计学意义（$P>0.05$）；在 12 h、24 h 的各实验组中，在相同时间里，随着 rBmpA 浓度的增加，RAW264.7 细胞趋化因子 MCP-5 基因的表达水平均呈浓度依赖性上调，12 h-rBmpA 20 μg/ml 实验组与 12 h-rBmpA 10 μg/ml 实验组比较，24 h-rBmpA 20 μg/ml 实验组与 24 h-rBmpA 10 μg/ml 实验组比较，差异均有统计学意义（$P<0.01$），但 48 h-rBmpA 20 μg/ml 实验组与 48 h-rBmpA 10 μg/ml 实验组比较，差异无统计学意义（$P>0.05$）。但在相同剂量 rBmpA 的作用下，RAW264.7 细胞趋化因子 MCP-5 基因的表达水平在 12 h 组最高，而在 24 h 组和 48 h 组逐渐下降，同时，12 h-rBmpA 10 μg/ml 实验组、12 h-rBmpA 20 μg/ml 实验组分别与 24 h 和 48 h 同剂量 rBmpA 的实验组比较，差异均有统计学意义（$P<0.001$），但 24 h 组与 48 h 组比较，无统计学差异。结果表明：经 1μg/ml LPS、10 μg/ml 及 20 μg/ml rBmpA 刺激后的小鼠巨噬细胞株 RAW264.7 细胞，趋化因子 MCP-5 基因的相对表达量均有所增高；在 12 h 组和 24 h 组，rBmpA 呈浓度依赖性上调小鼠巨噬细胞株 RAW264.7 细胞 MCP-5 基因的表达水平；随着 rBmpA 的作用时间的延长，RAW264.7 细胞 MCP-5 基因的表达水平逐渐下降。

趋化因子 MIP-2 基因表达水平检测结果显示：12 h 和 24 h LPS 对照组、rBmpA 10 μg/ml 实验组和 rBmpA 20 μg/ml 实验组所测得的 RAW264.7 细胞中趋化因子 MIP-2 基因的相对表达量与同一时间里的正常对照组 MIP-2 基因的相对表达量比较明显增高，且差异均有统计学意义（$P<0.01$）；48 h-LPS 对照组、48 h-rBmpA 20 μg/ml 实验组分别与 48 h-正常对照组相比，差异也均有统计学意义（$P<0.01$）；而 48 h-rBmpA 10 μg/ml 实验组与 48 h-正常对照组比较，差异则无统计学意义（$P>0.05$）；在 12 h、24 h 及 48 h 的各实验组中，在相同时间里，随着 rBmpA 浓度的增加，RAW264.7 细胞趋化因子 MIP-2 基因的表达水平均呈浓度依赖性上调，但各实验组间均无统计学差异（$P>0.05$）；在相同剂量 rBmpA 的作用下，RAW264.7 细胞趋化因子 MIP-2 基因的表达水平在 12 h 组最高，同时，12 h-rBmpA 10 μg/ml 实验组、12 h-rBmpA 20 μg/ml 实验组分别与 24 h 同剂量 rBmpA 的实验组比较，差异均有统计学意义（$P<0.01$），但其余各组间 MIP-2 基因的表达量和同剂量 rBmpA 作用时间的长短无明显相关性。结果表明：经 1μg/ml LPS、10 μg/ml 及 20 μg/ml rBmpA 刺激后的小鼠巨噬细胞株 RAW264.7 细胞，趋化因子 MIP-2 基因的相对表达量均有所增高；rBmpA 呈浓度依赖性上调小鼠巨噬细胞株 RAW264.7 细胞 MIP-2 基因的表达水平；但随着 rBmpA 的作用时间的延长，RAW264.7 细胞 MCP-5 基因的表达水平逐渐下降。

本部分实验结果所示：经 1μg/ml LPS、10 μg/ml 及 20 μg/ml rBmpA 刺激后的小鼠巨噬细胞株 RAW264.7 细胞，趋化因子 MCP-5 和趋化因子 MIP-2 基因的相对表达量与正常对照组相比均有所增高，并且 rBmpA 呈浓度依赖性上调小鼠巨噬细胞株 RAW264.7 细胞趋化因子 MCP-5 和趋化因子 MIP-2 基因的表达水平，该结果和本章第二节、第三节实验结果具有相同的变化趋势，从而从三种不同的实验检测方法证明了 rBmpA 能刺激小鼠巨噬细胞株 RAW264.7 细胞过分表达趋化因子 MCP-5 和趋化因子 MIP-2，并且其分泌表达水平和 rBmpA 的浓度呈正相关。但和本章第三节结果不同的是，RT-PCR 结果所示，RAW264.7 细胞中趋化因子 MCP-5 和趋化因子 MIP-2 基因的表达水平和 rBmpA 的作用时间无明显相关性。这可能是由于 rBmpA 对 RAW264.7 细胞促分泌的作用表现更为明显，另外，也有可能与 mRNA 半衰期较短暂，以及趋化因子在炎症早期的作用表达更为显著等有一定的关系。

五、结 论

本部分实验采用 RT-PCR 法检测 rBmpA 作用后小鼠巨噬细胞株 RAW264.7 细胞趋化因子 MCP-5 和趋化因子 MIP-2 基因的表达水平，结果显示：1μg/ml LPS、10 μg/ml 及 20 μg/ml rBmpA 刺激后的小鼠巨噬细胞株 RAW264.7 细胞中趋化因子 MCP-5 和趋化因子 MIP-2 基因的相对表达量与正常对照组相比均有所增高，并且 rBmpA 呈浓度依赖性上调小鼠巨噬细胞株 RAW264.7 细胞趋化因子 MCP-5 和趋化因子 MIP-2 基因的表达水平，该结果和本章第二节、第三节实验结果具有相同的趋势。另外 RT-PCR 结果所示，RAW264.7 细胞中趋化因子 MCP-5 和趋化因子 MIP-2 基因的表达水平和 rBmpA 的作用时间无明显相关性。

参 考 文 献

[1] Bryant VL, Slade CA. Chemokines, their receptors and human disease: the good, the bad and the itchy. Immunol Cell Biol, 2015, 93 (4): 364-371

[2] Viola A, Luster AD. Chemokines and their receptors: drug targets in immunity and inflammation. Annu Rev Pharmacol Toxicol, 2008, 48: 171-197

[3] Luster AD. The role of chemokines in linking innate and adaptive immunity. Curr Opin Immunol, 2002, 14 (1): 129-135

[4] Brow CR, Blaho VA, L oiacano CM. Susceptibility to experimental Lyme arthritis correlates with KC and monocyte chemoattractant protein-1 production in joints and requires neutrophil recruitment via CXCR2. J Immunol, 2003, 171(2): 893-901

[5] Wang X, Ma Y, Yoder A, et al. T cell infiltration is associced with increased Lyme arthritis in TLR2-/-mice. FEMS Immunol Med Microbiol, 2008, 52 (1): 124-133

[6] Strle K, Shin JJ, Glickstein LJ, et al. Association of a Toll-Like receptor 1 polymorphism with heightened Th1 inflammatory responses and antibiotic-refractory Lyme arthritis. Athritis Rheum, 2012, 64 (5): 1497-1507

[7] Shin JJ, Strle K, Glickstein LJ, et al. *Borrelia burgdorferi* stimulation of chemokine secretion by cells of monocyte lineage in patients with Lyme arthritis. Arthritis Res Ther, 2010, 12 (5): R168

[8] Christopherson K, Hromas R. Chimokine regulation of nomal and pathologic immune responses. Stem Cells, 2001, 19 (5): 388-396

[9] 吴爱荣，徐春芳，陈卫昌，等. 趋化因子 MCP-1 及 MIP-2 在实验性急性胰腺炎中的表达. 江苏医药，2007, 11 (33): 1132-1134

[10] 张萃. 中药对 LPS 诱导单核巨噬细胞增殖的抑制作用及其差异蛋白质分析. 广州：广州中医药大学，2006

[11] 张鹏宇，王世瑶，霍德胜，等. 激活素 A 对 RAW264.7 巨噬细胞活性的调节作用. 免疫学杂志，2006, 22 (2): 137-140

[12] Park EK, Shin YW, Lee HU, et al. Inhibitory effect of ginsenoside Rb1 and compound K on NO and prostaglandin E2 biosyntheses of RAW264. 7 cells induced by lipopolysaccharide. Biol Pharm Bull, 2005, 28 (4): 652-656

[13] Sohn KH, Jo MJ, Cho WJ, et al. Bojesodok-eum, a Herbal Prescription, Ameliorates Acute Inflammation in Association with the Inhibition of NF-KB-Mediated Nitric Oxide and Proinflammatory Cytokine Production. Evid-Based Complemen Alterna Med, 2012, 2012: 1-12